U0271667

中医排病论

蔡碧峰　李亚　吴云粒 — 著

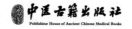

中医古籍出版社
Publishing House of Ancient Chinese Medical Books

图书在版编目（CIP）数据

中医排病论 / 蔡碧峰，李亚，吴云粒著. —北京：
中医古籍出版社有限公司，2020.1（2024.7重印）
ISBN 978-7-5152-1952-3

Ⅰ.①中…　Ⅱ.①蔡…②李…③吴…　Ⅲ.①中医治
疗学—研究　Ⅳ.①R242

中国版本图书馆CIP数据核字（2019）第230940号

中医排病论

蔡碧峰　李亚　吴云粒　著

责任编辑	杜杰慧　张雅娣	
封面设计	X BOOK·DESIGN QQ-191827505	
出版发行	中医古籍出版社有限公司	
社　　址	北京市东城区东直门内南小街16号（100700）	
电　　话	010-64089446（总编室）010-64002949（发行部）	
网　　址	www.zhongyiguji.com.cn	
印　　刷	北京市泰锐印刷有限责任公司	
开　　本	710mm×1000mm　1/16	
印　　张	20.5	
字　　数	280千字	
版　　次	2020年1月第1版　2024年7月第6次印刷	
书　　号	ISBN 978-7-5152-1952-3	
定　　价	79.00元	

前　言

所有医学，均源于人类对疾病、衰老、死亡的恐惧，以及由此而起的抗争。

中医学将人体当作自然的一部分，把人放入自然中，通过对自然生命的观察、思考、总结，在人体反复印证，最终得出修复人体问题的系统认知。在反复印证、思考、研究中，越来越接近生命的本质。

几千年来，中医学不仅没有被推翻，还不断得到完善、丰满，在于它与疾病抗争的有效性，以及将人体作为自然元素研究的正确性。

时间演进到现在，现代医学对人体的研究深入到了细胞层面，为我们带来各种快速解决人体症状的药物和治疗方法。在享受现代医学快速治愈症状的同时，人体也出现了新的状况，比如常见的高血压、糖尿病、痛风、类风湿等，它们被现代医学认为只能控制症状，难以根治。

难以根治的原因，在于直接导致症状的致病因素无法通过药物消除。比如直接导致痛风的尿酸盐无法通过药物消除，所以痛风很难治愈。

但是，临床上有很多现代医学认为难以治愈的症状，通过患者的锻炼、控制饮食、改变作息等努力痊愈了。他们的致病因素是依靠什么力量消除的？

本书提出的中医排理论，是从疾病的去路——怎样让致病因素排出体外的角度来解读中医。

疾病怎样离开人体——会以哪些方式离开——需要在什么样的条件下才能离开——要达成疾病离开的条件需要做什么——医者能做的是什么?

尽管每位患者的情况不同,但这样一步步推导,从这些不同中就发现一些相同的规律,对这些规律进行总结后再用来指导疾病的治疗,就有了可喜的收获。我们且将它称为中医排病理论。这一理论二十多年来已经治愈多例糖尿病、高血压、肝病、肾病等慢性病,它是这一理论提出者蔡医生在治愈这些慢性病过程中研究、证悟的结果。

这样的视角,古代医家并没有提出来,是因为排出致病因素只是一个结果,而医学更重要目标的在于探究疾病的原因及施治方案。但我们今天的患者,一方面因自然界的各种污染在体内蓄积了大量垃圾毒素需要排出;另一方面又尝惯了各种特效药立即减轻症状的甜头,总要求药到病除、立竿见影,而各种各样的垃圾毒素又哪里是某种医疗手段可以快速清除的?

《中医排病论》以现代疾病来重新认识中医,是中医顺应时代发展的必然,目的在于帮助患者建立正确的心态来对待自己的身体以及治病这件事,帮助患者回到对自己身体的正确认识上来,告诉你怎样当一个好病人。

这是我们认识中医的一个角度,它不是简单的方法论,而是看问题的视角。

中医学与所有自然科学一样,是在不断发展的,经过多代人的探索,中医学已经很接近真理,但绝非已经定论,每代人都有去完善它的空间,也都在从不同角度丰满这棵大树。在慢性病普遍的今天,在各种特效药只能止症难以治病的情况下,以生命为核心来看待医学与自然的关系,利用从自然万物中得到的认知来完善中医学,将自然科学研究成果引入到中医研究上,将大有可为。

目 录

排
病
論

第二章　排病反应

第三章　慢性病的排病治疗

第四章　影响人体排病的因素

第五章　排病视角

第六章　排病理论治疗病案

排
病
論

第一章

排病理论

什么是排病理论

先举例说明，比如我们肺部有痰、有湿、有异物，那人体就会做出咳嗽反应，将这些痰湿异物排出体外，这是人体的一种免疫反应。而我们往往会认为，这是人体生病了，咳嗽就是疾病本身，需要止咳治疗。而止咳之后，肺内的垃圾就难以排出，如此反复下去，人体排出痰湿等垃圾的能力就会变弱，这些垃圾堆积在肺内，化生毒素，危害脏器、污染血液，成为真正的致病因素，后果可想而知。因此，医生要做的不是止咳，而是帮助人体将这些致病因素通过咳嗽排出去。所以，这样的治疗，是一种排病治疗。

排病理论，是对人体在对抗致病因素侵犯过程中，依循自然之道，排出体内垃圾毒素所表现出的症状原理的阐述，它是一种对人体建立正确认知的思想理论，而不是某种具体的治病方法。

还可以再举例来认识，比如，打喷嚏、流清涕，大部分情况下是人体受寒后排出寒气的表现；腹泻，大部分情况下是排出肠道中脏东西的反应；发热，大部分情况下是人体调动气血能量对致病因素发起攻击的表现。

可以说，身体的大部分症状，我们认为是"生病"了的那些信号，其实都是人体为排出致病因素做功的表现。

《伤寒论》中论述的"汗、吐、下"治法，是帮助人体排出致病因素的手段。我们认为，汗、吐、下也是人体排出致病因素的表现（后面章节会详细论述）。

可以试想一下，如果没有内邪、外邪等致病因素的侵害，我们的身体就会像婴儿一样，处于阴阳相合、阴平阳秘的理想、自在状态。但有了各种邪气的侵害，阴阳相合的平衡状态就被打破了，人体就不自在了。

身体的利益受到侵害，只要有能力，任何生命都会做出反抗，将不利因素排出去，这是生命趋利避害的本能。因此，当身体受到致病因素侵害时，首先就会通过发热、咳嗽、腹泻等方式，做出排出这些致病因素的反应。只不过气血能量充足的人，反应会快一些，排出致病因素的过程会短一些，气血能量弱的人，反应会慢一些，排病的过程会长一些，还有的人体暂时没有能力排出致病因素，就只有先妥协，隐忍不发，等积攒够了能量，再发起反击。

《伤寒论·辨少阳病脉证并治》从发热这一症状给了我们更具体的辨证思路："邪气因入，与正气相搏，结于胁下，正邪分争，往来寒热。"因为邪气侵袭，才有了正气与邪气的相争搏斗，才会有往来寒热的发热症状，这是正气排出邪气的过程。《伤寒论》还进一步指出，恶寒是正不胜邪，发热是正气抗邪外出，寒热交替出现是正气与邪气互相争持不下。这就已经具体到相争的程度，是邪占上风还是正占上风，医生可以得出使用什么样的方法，帮助患者的机体在正邪相争中获胜。

排病理论的核心要素，是人体为了达到阴阳相合的自在状态，而调动正气与邪气抗争，试图将邪气排出体外的过程，以及在这个过程中反应出来的症状。

总结起来，排病理论可以用八个字来描述：正邪相争，阴阳相合！

排
病
論

很多身体的不适都是排病反应

很多我们认为是生病的症状，其实都是人体排病的表现，从感冒发热到糖尿病、高血压甚至癌症，在此先举例简要说明，后面的章节再详细论述。

咳嗽

肺内的寒、湿、痰，需要靠咳嗽排出，血液、脏腑中的寒湿邪气也需要通过咳嗽排出。咳嗽还可能是为了提升其他脏腑功能而作出的应激反应，比如咳嗽可能是为了提升心脏功能，可能是引肾水自救，也可能是为了促进大肠的蠕动等。

发热

人体的正气在与邪气抗争的过程中，或者用幼儿园普及的知识"好细胞在与坏细胞打战的过程中"，因为耗能做功，释放热量，而产生的反应。

腹泻

一方面，吃了不干净的东西肯定要排出去，不要让它留在身体里侵害我们的健康。另一方面，发热后，会产生大量代谢物，细胞内的毒素也会通过发热被透析出来进入排泄系统，这时候的腹泻就是排出垃圾废料的表现。

臭味

体内垃圾毒素通过孔窍、皮肤，以气态的方式排出。最常见的有臭屁、口臭、脐周臭、头臭、汗臭、大小便臭等。气态排病是最常见的排病反应，这是身体开窗散浊的方式。

疼痛

收引痛，比如胃痛，一般是寒湿重，寒性收引，机体气血能量无法正常输布，而与寒相争，这是一种正邪相争的表现；

修复痛，创伤后，想对机体伤口进行修复，产生的疼痛；

疏通痛，经络痹阻，气血想进去疏通它，而又受阻，产生抗争的疼痛；

争斗痛，比如胆囊炎、肾结石疼痛等，都是正邪争斗性疼痛。

痒

皮肤痒，毒素想通过皮肤透出的表现。抓挠后相当于对皮肤的一次小型刮痧，帮助毒素透皮而出。

分泌物

眼屎、流脓、头油等，是身体湿浊之气过重，通过这些突破口向外宣泄的表现。

老茧

身体某一部位，长期受外力摩擦，为了避免对皮肉造成损伤，而做出的角质层增生的保护性机制。

痔疮

多食辛辣、油腻之后形成的肠道燥热之气，通过痔这个口宣泄出来。

口腔溃疡

胃中的燥热之气通过这个口宣泄出来。

骨质增生

长期不良生活习惯造成的局部劳损，或某一脏腑功能失调，导致气血不能濡养经络、骨骼，迫使人体作出膨胀、增生的改变，以降低骨密度，让气血濡养更顺畅。

类风湿骨关节变形膨大

机体为了排出骨内毒素，不得不降低骨密度，扩大关节，便于毒素排出。

皮下脂肪瘤

身体垃圾太多，无法代谢出去的，在皮下形成包裹，表现为脂肪瘤，大多长在人体不重要的位置。

部分原发性高血压

人体垃圾产生的毒素导致血液黏稠、血管堵塞，血液流动性变差，进而造成微循环障碍，心脏原有的泵压无法将血液输布到全身，而不得不采取的加压代偿机制，以满足全身血液灌流的需要，这是人体的一种自救手段。

部分糖尿病

当人体长期处于不健康的生活状态，导致脾脏运化无力，人体机能受损，运化能力不足，无法运化出足够的能量供机体使用，只有通过增加糖的供给，才能满足身体所需的能量要求，这是身体的一种代偿反应。而很多糖无法转化为能量，留在血液中，表现为血糖浓度升高，过多的糖分在血液中无法被分解代谢，通过肾脏排出，产生了糖尿病。一方面，运化能力不足，导致产生的能量不够，需要合成大量的糖来进行弥补，另一方面，多余糖的代谢也需要运化能力来完成，而人体无法代谢运化的糖分又会对身体造成新的伤害，这种机体自主选择的代偿反应也维持不了多长时间。糖尿病看起来是糖过盛的实证，其实是人体运化能力不足导致能量不够用的虚证。此时的治疗不是要降血糖，而是要提升机体的运化能力。

排病理论是怎样来的？

万物有生长就有萧杀，生和杀，构成了自然的运动方式。

这是对立的两极，却又不可分离。在生长中蕴含着萧杀，在萧杀中也能看到生机。

植物到了春天生发，到了夏天茂盛，到了秋天落叶，到了冬天叶落尽却在生根，为春天的再次生发做准备。动物也一样，当生长到一定阶段后，就面临着生命力的逐渐衰弱，但在这样的衰弱过程中，又蕴含着新一轮的生命勃发，可以看到新生命的繁衍。

这样，生命就能生生不息，一直延续下去。

但是，当外来因素加速萧杀和死亡的进程时，所有生命也不会坐以待毙，为了更好地生，会努力去对抗杀、对抗死。哪怕是面对正常的衰老和死亡，所有生物也会汲取更大能量，增强生命力，延长生命。

这就是自然之道，它是向着生，与杀对抗的。老子总结为"反者，道之动。"也就是说，自然之道是反向抗争的。

"道"告诉我们的，是抗争，是繁衍，是生生不息，是生命的延续，而不是被动认命。

在这个过程中，需要排出所有不利于生存的因素。人类为了对抗寒冷、风雨、野兽，学会了使用火，学会了制造衣服、房子、工具；为了活得更舒服、更健康学会了吃熟食，发明了各种电器；为了对抗威胁生命的疾病，发现了药物，有了专业的医生；动物为了适应环境的变化，能够生存下来，有了本能的进化。

为了使机体本身保持活力，更加健康，我们的机体会不断与影响健康的因素进行抗争，努力排出这些致病因素。当机体力有不逮，无法排出众多致病因素时，就需要医药的协助。

而在协助身体排出这些危害健康的因素时，历代医家对人体就有了各种认识。这些认识，都是基于自然的运动及自然之道获得的。人体作为自然的一部分，也依循自然之道在变化。医家根据这些变化，提升机体能力，协助人体对抗杀，获得更强的生命力。

万物怎样才能繁衍，才能生生不息？

老子的《道德经》对此认知得比我们早，比我们彻底："**万物负阴而抱阳，冲气以为和。**"

先不去管这句话的注解是什么，先来分析怎样才能繁衍，生生不息。它的首要条件肯定是阴阳要能够交合。男人和女人交合生下孩子，雌蕊和雄蕊交合产生果实，大气的阴极和阳极交合产生气流、雨水……

万物的繁衍依靠的是个体与个体之间的阴阳相合。而具体到单一个体的生生不息，则是依靠生命内部的阴阳相合。

人是这个世界上得到"道"的信息最多的生物，人分男女，分出了大的阴阳，一个人体又包含了阴阳二性。单一的个体要生长，要让生命力持续旺盛下去，身体内的阴阳也要产生交合，才可能实现。

生命内部的阴阳相合是随时都在进行的，这样才能持续产生生命的动能，不断维持我们的生命。

到这里，来理解"万物负阴而抱阳"这句话就很简单了。

万物都有阴阳两面，只有扎实地根植于阴，积极趋向阳，追逐阳，才能获得自在的生命状态。这个观察植物的生长就可以知道，一棵大树，如果深深扎根于大地，从大地中汲取到的养分越多（阴越饱满），那它的枝干能吸取到的阳光就越多（阳也就越饱满），它能进行的光合作用就越多，生命力就越旺盛。

对于人体来说也是如此，我们把躯体理解为阴，把人体的功能理解为阳，我们越爱惜身体，拒绝不健康的生活方式，身体的功能就越好，疾病就少，人的状态就舒适自在。

阴阳相合，这是万物的一种本能，也是一种需求，是生命延续的基础。

但是，且慢，还有后面一句话呢，"冲气以为和"。

这里给出的是阴阳相合的充分必要条件——冲气以为和。可能理解起来有点困难，"冲气"，后世道家认为是八卦阴阳黑白交汇的那条线，双方都到达并越过这条线，阴阳就可以相合了。那怎样到达并越过呢？那就是阴阳都必须非常旺盛，"负阴"要"负"得好，"抱阳"也要"抱"得好，双方都处于饱满、平衡的生命状态，才可能越过这条线相合。所以，老子用了"以为"两个字，你可以翻译成"这样……才能做到……"。

如果阴阳双方有一方无法达到"冲气"的境界，那就会出现勉强相合而合不好的情况。这样也很好理解，如果阳的一方饱满，而阴的一方不足，那样阳就会去俯就阴，勉强与它相合，但这绝非长久之事，阳得不到阴的滋养，就会浮在面上；如果阴的一方饱满，而阳的一方不足，那阴就会越过这条线去欺负阳，我们叫做阴占阳位，慢慢消耗更多阳气，出现更大问题。

所以，万物负阴而抱阳，冲气以为和，这两句话其实是一个因果关系，讲述了道的本质是怎样的。

既然阴阳相合是"道"的本质，那努力消除不能相合的因素——抗争，也就是"道"的本质了。

到这里，排病理论已经呼之欲出了。

排病論

毕竟这个世界上，很多事物要获得完美的大结局，还是需要克服很多困难，战胜很多挫折的。

人体的阴阳要相合也不是那么容易的，自然界有风寒暑湿燥火会侵袭我们，我们内心的喜怒哀乐忧思惊恐悲也会扰乱我们，吃五谷杂粮无法代谢而产生的毒素也会伤害我们，还有大气污染、水污染，各种添加剂、塑化剂、重金属等，都会损伤我们的躯体，消耗我们脏腑的功能，造成人体的阴阳无法相合，或者勉强相合了而合不好的因素。

而为了努力相合，人体就会与这些影响相合的致病因素进行抗争，努力想要把它们驱逐出去，哪怕无法完全驱逐出去，也不会任由它长驱直入，会边打边退，或退一截，蓄积一定的能量后再打，实在已经无能为力了，为了保存实力活下去，最终才会妥协，找一个对人体来说相对伤害较小的地方或方式，把致病因素堆积在体内，当然，也可能作最后一搏，期待否极泰来，逆转局势。

这样，以"阴阳相合"为目的的"正邪相争"就经常会在我们人体内上演。我们经常遇到的腹泻，大多是人体想把影响相合的脏东西排出去；我们表现出的咳嗽，大多是肺部排出粉尘、痰等异物的表现；我们的发热，大多是人体正气对外邪发起的一场攻击战。

这样的相争—相合—相争—相合—相争的过程，伴随着我们的一生。

而我们根据"道"给出的信息，遵循"道"的规律，帮助人体在正邪相争中补足正气，协助人体将影响相合的因素排出去，让阴阳相合合好，就是医生所能做的。

排病治疗，总结起来就是：协助正邪相争争赢，帮助阴阳相合合好。

排病这回事

不管是怎样"得道"、为什么"得道"的，人体作为宇宙万物在自然中最典型的映像，是地球上"得道"最完整的生物。我们在不自觉的状态下吸纳着宇宙的能量精华，吸纳着自然的精气，吸纳水谷精微，最终变成一个血肉丰满、思维健全的智慧生物。

但是，老子还告诉了我们"道"的另一面，叫做"道不欲盈"。

也就是不想让你圆满。因此，自然中也会有风寒暑湿燥火六邪来侵袭人的机体，生活中会产生喜怒哀乐忧思惊恐悲等情绪来扰乱我们的心智，自体脏器机能也会经历逐渐衰竭的过程。

因此，很多情况下，我们的身体都处于与外邪、内邪抗争的状态；处于阴阳想要相合而合不好的状态。并且，这样的状况伴随着我们的时间是终其一生。

但是，人体的意愿是要让自己自在、愉悦，用道家的术语就是要达到阴平阳秘的最佳状态。什么是阴平阳秘，并不是为了保存实力，阳隐藏在阴中，而是阴阳自然交合，紧密交融为一体，阴中有阳，阳中有阴。所以，一旦有阴阳失和或外邪入侵时，只要人体的气血能量尚能调动，都会调集人体气血，努力排出阻碍阴阳相合的因素，让阴阳能够相合，将邪气驱逐出去。

而生命的意义，就在于与阻碍相合的因素抗争。一旦抗争停止，也就意味着生命走向衰亡。

我们很多时候都误读了身体的反应。

比如，当我们受寒时，人体会作出打喷嚏、流清鼻涕等感冒反应，目的是要将寒气驱逐出去，七天左右，打完、流完就好了。稍有经验的人都会喝点姜汤之类的协助人体加快排出寒邪。此时是正与邪相争的表现，我们应该给身体一个鼓励，"你很棒！有能力抗击外来侵略。"但是，我们往往会作出错误的认识，认为是寒邪裹挟着细菌、病毒对我们的身体造成了伤害，必须马上终止伤害，把细菌、病毒杀灭掉，于是，急不可耐地上抗生素。绝大多数抗生素都不针对某一个部位特定的细菌，跟随寒邪进入体内的细菌可能被杀灭了，身体必须的好细菌也可能被杀灭了。而寒气、细菌的代谢物等都被留在了体内，就会继续伤害我们的身体。

用抗生素解决了上游的感冒问题，却将损伤人体的毒素流向了下游。

细菌被抗生素杀灭了，但致病因素却没有被清除干净，不仅如此，杀灭细菌的过程还终止或打乱了人体的排病努力，这些留存下来的问题，无法预知会找到怎样契合的时机，与哪些新入侵的细菌或毒素叠加，损伤我们的哪一个部位。

我们只知道感冒了要治疗，却不知道治疗的方向，我们要做的不是止咳，不是降热，而是帮助人体尽快排出致病因素，尽快完成这个排病反应的过程。

人体在排出外邪或内伤毒素的过程中，会表现出各种症状：比如打喷嚏，可能是人体调集气血在排寒湿；咳嗽可能是调集气血在排寒邪或燥邪，或者是为了救其他脏器的应急反应；发热可能是人体调动正气驱赶外邪的表现；出疹子，可能是人体内某些毒素，不能通过脏腑排出去的，通过皮肤排出来了；腹泻则可能是排出肠道毒素及身体细胞代谢垃圾的表现等，这些症状后面还会详细讲述，这里只是先给个正确认识的引导。

排病論

类风湿的疼痛、痔疮、癌症、高血压、糖尿病等，无不是人体排出致病因素做出的努力，只是这样的努力可能力不从心，而表现出不得不妥协的症状。

类风湿、痔疮的排病原理很好理解，身体内毒素的危害达到一定量的积累后，就必须寻找一个通道排出去。不然就会危害人体更重要的脏腑功能，因此，类风湿会寻找关节作为突破口排出寒湿毒素，痔疮则更简单，直接以创口的方式排出肠道毒素。

高血压、糖尿病，则可以理解为人体的应激性代偿功能，是组织功能受损时不得已而做出的自救手段。这两种疾病，我们在后面慢性病的排病治疗中还会专门论述，这里只是举个例子。

以上列举的各种症状，都是机体排病的一种方式，只是能起到多大的作用，取决于人体能量的储备是否足够，以及人体代谢通道是否顺畅，机体的运行是否条达有序等。

癌症的排病原理则相对要复杂得多，在后面的章节中会专门论述。

《伤寒论》大部分讲的是正邪相争的表现、程度、传变，绝大多数疾病都是正邪相争的反映。

学过《伤寒论》的人，几乎都会背这一条"太阳之为病，脉浮、头项强痛而恶寒。"这里可以看出正邪相争的症状，邪气侵犯了太阳所主的肌表，人体调动正气去肌表抵抗，所以表现脉浮；邪气侵犯太阳肌表，正邪相争激烈，太阳经又上达头颈，所以表现出头项强痛；正气抗邪，大部分能量被集中起来对抗邪气，内部脏腑组织能量不够用，所以感觉恶寒。

"伤寒一日，太阳受之。脉若静者，为不传；颇欲吐，若躁烦，脉数急者，为传也。"张仲景只告诉了我们怎样预见传变，没有讲为什么传变，因为这其实是常识问题。人体受邪气侵袭后，是否向里传导，取决于正气能否抵抗住邪气。如果正气能阻挡住邪气，将邪气阻断在人体的某一防线之外，但又不能立即把邪气赶出去，相持不下，脉象就平稳，静。如果邪气太盛，进攻的势头很猛，机体已经感到不安，就会躁动，表现为想吐、躁烦、脉数急，那就是正气即将抵挡不住，邪气将要往里面传了。

历代医家也从不同角度对人体尤其是服药后的排病现象进行过不同论述，因时代因素和医疗环境、患者的依从性等因素不同，遗憾未成体系。

其实排病理论，说的就是人体正邪相争、阴阳相合的原理，在相争、相合过程中表现出来的症状，以及怎样帮助身体相争、相合。

排病理论将治病这回事"胜算于庙堂"

先来读《孙子兵法》。

现代人读《孙子兵法》，都将它当作一本指导战术，怎样运用"诡道"的工具书来读，却忽略了《孙子兵法》最重要的部分在于"庙算"，这是一种不战而胜的智慧。

什么是"庙算"？就是在发动战争之前，在庙堂之上对战争的预见，周密详细地计算双方的实力对比、天时地利人和的因素、有可能遇到的问题等，做足准备，得出对这场战争的定见。所以说，算得多，准备工作做得充分，胜算的把握就大。

什么是不战而胜，在这个问题上，孙子和历代兵家都得出一致的意见，那是政治、经济、外交的综合因素，总结起来就是国家富强，政治清明，君得民心，民得宽惠，整体和谐。

因此，当我们得意洋洋地背诵"兵者，诡道也"的时候，孙子毫不客气地教训我们："上兵伐谋，其次伐交，其次伐兵，其下攻城。"当一个国家在政治、军事、经济上足够强盛的时候，如果宣布要打谁，那它宣布要打的对象就已经败了。

攻城是兵家的下下策。

治病也是这样的，不要那么激动，不要一来就打打杀杀的，都不知道内邪外邪的虚实，都不知道自己身体的气血能量水平，刚学会了开方，有了"三板斧"就急着往外冲，是要付出代价的。

战争的事讲完，该讲排病理论了。

无论如何，排病理论，最重要的作用都是发挥在治病上，就像《孙子兵法》最重要的作用是发挥在战争中一样。

把致病因素，把影响我们健康的毒素排出来是没有错，但这个只是结果，而不是方法。

排病治疗，是补足身体的气血能量，打开人体的代谢通道，调整人体的运行秩序，调动机体的免疫功能，将影响健康的毒素排出去，而不是依靠医生的各种秘方，直接驱走毒素。

当然，要到"伐谋"的层次，那就是攻心，改变患者的认知，进而改变其不良生活习性，同时不要把人体的排病当病治。

而在身体排出毒素之前，医生所做的所有努力，都是打基础，属于"庙算"之后弥补不足的内容。

在蔡医生的实践中，补足人体气血，调理脾胃的运化功能，疏通代谢通道，帮助病人改变认知，改变不良生活和饮食习惯恢复机体的有序状态，都非常重要。除非是单纯的感冒等小病症，没有任何一个患者可以越过这个阶段而直接进入排病阶段的。

由于蔡医生接诊的患者大多患的都是被现代医学判定只能"终身服药"的特慢病，所以，这个"庙算"的阶段少则一两个月，多则两三年。

准备工作就是庙算的过程，这个工作做足了，对毒素发起攻击和清扫就容易多了。

算得越多，准备越充足，排出毒素的胜算就越大。

比如一个癌症患者，看上去最急的是消除肿瘤，软坚散结排出毒素。但是且慢，知道你很着急，但着急是没有用的。软坚散结也好，放疗化疗也好，评估过患者的免疫能力足够强大吗？这些散出来的毒素，身体有能力代谢出去吗？盲目乱用虎狼之药，反而会加快癌症的扩散，是非常危险的做法。

再比如，一个类风湿患者，可能寒湿毒素已经深入患者的骨髓，导致四肢关节严重变形了，不排出来，患者会面临瘫痪的危险，因此，排出骨髓内的毒素迫在眉睫。但服用众多迫使毒素外出的药物进去，毒素倒是蠢蠢欲动了，想通过关节排出来，但我们都知道，骨的密度是全身最大的，毒素要透出来，没有强大的推动力谈何容易？因此，毒素到了骨关节这儿，就像翻一座山，怎么都翻不过去。

俗话说杀敌三千自损八百。关键是，你是否有八百可损？如果你只有五百呢？不仅杀不了敌人，还会让自己全军覆没。

例子可以一直举下去，但要说明的问题只有一个，你的战术再高明，前期准备工作做得不好，国力不够强大（气血水平差），内部运行不够有序（脏腑、经络的运转不协调），交通不畅（代谢通道被堵塞），越努力攻伐只会越加重对身体的损耗。

国强则"虽远必诛"，体壮则小病必排。

我们都知道，当一个国家的国力强盛时，边境上有任何的异动，都会引起整个国家的高度警觉，并能很快做出反应，将外敌排出去。当一个国家的国力衰弱时，内忧外患往往伴随而至，对边境上的一些小打小闹就只有睁一只眼闭一只眼，等到它酿成大患，再来想办法解决，而那时是否解决得了，完全看这中间是否蓄积了足够的抗击侵略的能力。

人体也是这样，当气血能量充足的时候，受一点寒，身体马上就会做出反应，调集能量用打喷嚏、流鼻涕等方式迅速将它排出去。随便吸入的一点粉尘异物，都会引起剧烈咳嗽，非把它咳出去不可。而当气血能量不足的时候，寒湿等外邪就可能不受阻拦地长驱直入，潜伏在人体内。此时，我们的身体并不是不知道受到了侵犯，只是没有能力去排除邪气，只能妥协。当积累到一定程度，由量变发生质变的时候，就会对我们的健康

排病論

造成严重的损伤，此时要将这些邪气产生的毒素排出去，不依靠外力，或者不养精蓄锐，几乎就是不可能的了。

有没有可能不战而胜呢？

先听个故事。公元前661年，七国争雄，大家都虎视眈眈，想找到对手的弱点一口将对方吞掉。这一年，很不幸的是，鲁国发生了庆父之乱，统治阶层内讧争权。而它的对手齐桓公则在管仲的辅助下将国家治理得井井有条，开始称霸天下了。面对这样的绝好机会，齐国怎么会甘心放过，打算趁鲁国内乱一举吞并了它。

但齐桓公也不是个热血上涌的草包，他派出卧底去鲁国探听情报。各路的卧底都回来了，报告的内容惊人一致——鲁国动不得。为什么？因为他们看到，尽管上层动荡，但鲁国整个国家秩序井然，人民同心同德，应战准备充分。齐桓公是个善于听取别人意见的人，便取消了攻打鲁国的计划。鲁国因此躲过了一场可怕的战争。

这就是不战而胜最好的方式——威慑住对方。

身体也是这样的，要想不战而胜，首先正气要足。我们说，"正气存内，邪不可干。"不用解释也知道，你的气血能量充足了，正气足了，免疫力强大了，外邪怎么可能侵犯得了呢？

并且，如果我们身体的气血充足到一定地步，宣布要打谁，那一定是会赢的，这就是胜算于庙堂之上。所以，**气血能量充足、经络调畅、能量使用得当，排病就是一个自然的结果。哪怕不用攻伐的药物，单单只依靠气血能量的推动力，也是可以将毒素代谢出去的。**

蔡医生有个常用的治疗方案，那就是补足气血——疏通代谢通道——清理垃圾。一般来说，气血补足了，代谢通道顺畅了，垃圾也就顺理成章地清理出去了。

很多中西医都误将排病当病治

要说明这个问题，先讲一个案例。

这是我们采访过程中一个症状较轻的案例，但用来说明这个问题很有典型性。

罗某某，女，35岁，鼻炎15年，治疗历史15年。之前一直被告知自己的鼻炎是由于过敏引起，吃过各种抗过敏的药，国产的、进口的，试过各种偏方，比如盐水洗鼻，吃过半年以上的醋泡大蒜，但无论什么方法，均管用不到一星期，之后再继续服药，便失灵了。春秋季节严重时，整晚鼻塞，只能半坐着睡觉，感觉心慌胸闷，需要张口呼吸，鼻塞扯着太阳穴痛、耳痛，随时想用棉签掏耳朵，基本没办法入眠，有时还会有呼吸中断的感觉。

2015年底，在朋友的介绍下，罗某某开始接受蔡医生的排病治疗，接受采访时服药四个多月。蔡医生告诉她，她的鼻炎是因为肺部受寒太重，长期郁结，寒气欲通过鼻腔排出所致，其实是一种人体排出寒气的排病反应。回想自身的生活习惯及极度怕冷的体质，罗某某感觉找到了病因所在，决心坚持服药接受排病治疗。

开始服补气血的药一段时间后，睡眠状况立即改善了，人很有精神，尽管还会因为鼻塞而醒，但醒了之后又能很快接着睡。刚吃药那段时间，一直不停地打喷嚏、流鼻涕。罗某某记得，有一天，流鼻涕流了一整天，到晚上突然停了，人一下子就感觉舒服了，头脑清爽了。期间，她还发过两次热，发热过后腹泻。每次发热完，也会感觉身体又松活轻快了一些。服药两个多月的时候，头发间长了很多疹子，之后是大腿外侧也起了大颗的疹子。蔡医生告诉她，这些都是身体在排病的好现象。治疗才进行到四个多月，罗某某的鼻炎已经好了大半，有时候生意太忙或去外地出差，也会中断服药，但对生活已经影响不大了。

在中医的辨证论治中，其实鼻炎不是病，它可能是排出体内寒湿邪气的症状。把症状当做疾病的根源来治，那就已经是南辕北辙了。

鼻腔作为排出寒湿邪气的通道，如果肺部郁结有寒湿没有排干净，鼻腔就很难干爽。其中，春季人体阳气升发，就会来处理冬天所受的寒湿气，为夏天的生长打好基础。因此，春季会出现鼻炎比其他季节更严重的现象，因为寒气排出加速，加上粉尘等物质的刺激，感觉是疾病恶化了，但这恰恰是协助寒湿之邪外出的关键时期。

在治疗中，如果不是找到它的根源，而仅仅只是止住打喷嚏、流鼻涕的症状，进行简单的止敏抗敏治疗，要根除病因那就已经是不可能的事情了。所以，一个小小的鼻炎，也成了难以治愈的疾病。

将排病当病治，这是现代中西医都常犯的一个错误。

一个人咳嗽了，给他止咳；一个人发热了，给他降体温；一个人得了糖尿病，给他注射胰岛素让他的血糖恢复到正常值；一个人血压高了，给他服用降压药；得了肿瘤，就将瘤体甚至周围组织全部切除。

初中的哲学课本里就嘲笑过头痛医头、脚痛医脚，割裂事物联系统一的医生。到了现在，这个辩证统一的哲学思想也还是没有对我们产生多少指导，头痛还是医头，脚痛还是医脚。

中医最基本的二元思维是表里关系，比如肝胆互为表里，因此说肝胆相照，肝脏有病了，最起码会追溯到胆囊的疏泄通道是否有问题；比如肺与大肠相表里，大肠有问题，便秘了，会追溯是不是肺气不足，无力推动大肠的蠕动；比如脾胃互为表里，胃出了问题了，会追溯是否是脾脏的运化功能不足，给胃造成了负担。

再往前进一步就是五行的相生相克关系，这就已经超出二元思维了，是一个统一的整体，因为五行中的每一行，都连接着一个相生和相克。比如，肝属于木，脾属土，肺属金，肾属水，心属火。如果是一个肝病，要怎样用五行来理清几者的关系呢？首先：水生木，肾脏肯定要考虑进来；木生火，心脏也得考虑吧；金克木，肺脏也进来了；木克土，脾脏会不会受影响呢？好了，所有脏器都有关联了，五脏都联系在了一起，如果加上表里关系，六腑也可能牵扯进来了。至于到底是相生还是相克或是反克，就得依靠医生的辨证能力了。

人体是一个整体的系统。

本来是一个肝病，但要考虑的因素就很多了，因为疾病不会只侵犯你的某一个脏器，而绕过其他的，也不会只停留在某一脏器上，只要有机会，它就会攻城略地，看似只是一个肝病，但可能已经累及全身。大风起于青萍之末，万事都没有那么单一。

五行只是诊断疾病的一种方式，还有经络的关联关系，比如足太阳膀胱经的经络不通畅，那这条经络连接着的脏腑都可能受影响。而人体的各条经络又会有交汇，相互影响。

再推演，就是脏腑之间的关联关系。中医认为脾胃为中土，是吸纳人体所需水谷精微，并把它们转运到全身的核心脏器，脾胃的运化能力关系着所有脏器是否能得到足够供养，功能是否正常。因此，如果脾胃的功能失调，可能导致其他脏器的重大疾病，医生对此要有预见性。

这里只是举例说明人体的辩证统一关系，人体具体如何统一关联，在后面的章节中会列出图文详细说明。

所以，头痛医头、脚痛医脚的对症治症治疗方案，仅仅只满足了病人

立即减轻病痛的诉求，而很难真正追溯这些症状产生的原因。治标不治本，甚至还可能加重疾病，或导致其他并发症。

不只西医经常将"对症治疗"挂在嘴边，中医也是这样，很多中医过分迷信某种方药治某种疾病，忽视了人体的关联性和统一性，无法从根源上做出判断，走入钻研方剂的"死胡同"，而忘了基本的"辨证论治"思想，这与西医的"对症治疗"一样，是非常狭隘的。

基本上，所谓的病只是一种症状，而并非疾病本身，所谓的治病只是在消除症状，而没有治疗促使症状产生的根源。消除症状这个治病思路是无利而有害的，往往埋下更大的祸根。

排
病
論

建立排病观非常重要

人体排病只是大自然排病反应的一个表现。

地球在不停地运转，大陆板块不断受推挤，加上人为开采，让地表变得脆弱，当地球的内部力量达到一定极限，不可能再承受的时候，必然发生地震、岩浆喷发等自然现象。这些我们视为灾难的自然现象，其实是地球找到一个突破口，排出疾病的反应，如果这些疾病得不到排出，很难想象它们积累而成的爆发力会对地球造成什么样的后果。自然界中还有很多例子可举，比如阴阳气流交融，必然会刮大风；寒热气流交融，必然会下雨等。

道法自然。人体也是这样的，众多的致病因素堆积在体内，如果得不到宣泄，无法找到突破口排出，势必酿成大病。

大自然的反应我们不可能制止，人体只是大自然的一部分，人体的"火山喷发"如痔疮、口腔溃疡、长痘、过敏等我们也不能将它止住；人体的"污水"如头油、蛋白尿、流脓水等，也不能简单粗暴地将它止住。采用止住症状的方法治疗，人体排出毒素的能力就会被减弱、节奏被打乱，排病反应自然被终止，垃圾毒素就只能继续堆积在体内，留下更大的隐患。

当然，大自然排病，是为了更有序地运转，人体的排病也是这样，正邪相争，是为了阴阳能够相合，为了人体达到更自在的状态，达到人体内在系统更有序地运转。

我们所看到的大部分疾病，都不是疾病，而是人体在表达致病因素对其造成困扰，是身体向我们发出的求救信号。

因此，建立排病观非常重要。否则，将排病当病治，将身体的症状当病因治，将结果当问题治，只会导致更多更严重的问题。

建立排病观的两个重要认知：

一、人体的绝大部分表现是症而不是病，是果，而不是因，这样才不会本末倒置。

比如高血压的表现，也许是告诉我们，必须赶快关注微循环问题了。但我们只知道，哎呀，血压升高了，头好晕啊，赶快吃降压药把它降下来吧。再比如糖尿病，身体也许是告诉我们，脾脏的运化功能障碍，已经累及胰腺了。我们只知道，哎呀，血糖升高了，赶快服用降糖药把血糖降下来。把症状当病治，怎么可能治愈？

我们看到高血压，至少要认识到可能是微循环的问题；看到糖尿病，至少要认识到可能是脾的运化问题，这样才不会离疾病的治疗太远。

二、医生要做的是消除病因，而不是止住症状。

比如一个最简单的发热，它可能是人体在正邪相争的过程中，调集气血想要争赢，排出致病因素的一个表现。大部分情况下，人体要将细胞内的毒素透析出来，代谢出去，只有通过发热增加细胞的渗透功能才可能实现，此时如果用抗生素降温，只会终止致病因素的排出，那就是助纣为虐了。

排病是人体的一种能力，人体会调用所有的系统性手段努力让自己少受伤害。

比如受寒了，寒气进入皮毛，人体会打喷嚏、流清鼻涕排出寒气；如果进入人体的寒气无法及时排出体外，郁结在体内形成垃圾毒素，这些垃坂毒素就会侵犯人体的各个脏器，而为了避免它们伤及脏器，人体又会做出努力，比如让它们堆积在不重要的肩背等地方；如果这些垃圾毒素堆积太多，已经进入血液循环，威胁到脏器，人体又会启动大量血脂，去打捞、包裹这些垃圾毒素，将它们送到肝脏解毒；而如果肝脏超负荷运转，无法降解这么多毒素，或者有的毒素毒性太强，肝脏分解不了，就只能采取妥协措施，用脂类将其包裹起来，形成脂肪肝；这些被包裹起来的毒素如果越来越多，已经影响到其他脏腑的功能，人体就会用类似于皮肤的致密结缔组织将这些毒素包裹起来，防止它们到处乱窜，损伤机体众多脏器，形成肿瘤……

寒气进入——伤害人体，产生垃圾毒素堆积——进入血液——送到肝脏——肝脏代谢不了，搁置起来——形成包块。

在整个过程中，从寒气从进入机体到最后形成癌症，无论处于哪个阶段，人体都不会坐视不理，而会调用所有系统性手段努力排出致病因素，让自己少受伤害。无非是这个正邪相争的过程中，正是否能胜邪的问题，但绝不会不争，任由人体受伤害。

排病是人体自带的一种能力，只是帮助我们认识人体的一种思维方式，而不是医生的一种治疗手段，医生只能顺应身体的反应，判断身体所处的排病阶段，帮助它将致病因素排出。

排病不是病，是人体智能反应的结果

人体是一个非常完整智能的系统。

不仅各个器官、血管、神经、经络、穴位、细胞的构造非常精密，缺一不可；且人体的运行机制也会选择最能够趋利避害的方式进行；人体还自带一套完整的气血能量损伤修复与再生的系统，这个比计算机的查毒杀毒软件精准和厉害多了。

人体何以如此完整精密，高度智能？到底是什么样的神奇力量构造了它？它的各个部件和功能，以及整体协作、有序运行的系统，确实精密得令进化论鼻祖达尔文也会因为无法解释而"直打冷颤"。到目前为止，人体的智能系统，用人类的智慧仍是无法认知的，人类最高端的发明，也是围绕模仿人体智能进行的。

既然我们已经自带如此完整、精密的智能系统，不去研究它，帮助它有效启动、运行、修复，而一味依靠所谓的高科技、现代化、科学理论来管理我们的身体，就显得有些可笑了。就好比一个人已经怀有很高的武功了，用来防身绰绰有余，却还喜欢将各种各样的武器带在身上，随时感觉会有重大危险袭来，因为太过关注武器带来的安全感，慢慢忘了自己会武功这回事了。

读懂人体的智能反应，顺应它，协助它，才是最重要的管理人体的方式。

当然，也不是所有的排病修复都是顺利的，人体有时也会很无奈。

大部分成年人的经验是，30岁以前，伤口能够快速修复，摔一跤站起来过几天就没事了，淋一场雨打几个喷嚏很快就好了，但随着年龄增长或受病邪所困时日太长，人体的自我修复过程越来越慢，甚至各种致病因素可能在体内积累起来，耗损气血能量，导致小伤口形成了大疤痕，寒湿气由肌肤侵犯无力阻挡进入骨骼，形成风湿痹痛等。

　　人体的排病，也会表现出力不从心，有时也是很无奈的。这种无力排出致病因素的无奈，要么形成身体的代偿反应，比如高血压、糖尿病（我们后面还会详细论述）；要么堆积在体内，形成妥协。很多人体无力排出的寒湿毒素会堆在对脏腑损伤不大的地方，比如肩背部，而后可能进一步影响经络的通畅，最后伤及骨骼、脏腑。

　　这也是人体在力不从心的状态下采取的与外邪边打边退，边打边妥协的不得已的策略。

　　当人体气血旺盛、能量充足时，人体受到外界的伤害能够迅速自动排出或修复，如受到外伤，人体能够迅速调集气血于受伤部位，集中力量对伤口进行修复，这就是小时候的伤口很少留下疤痕的原因。当人体气血水平较弱、能量不足时，便会选择先将伤口覆盖，以免继续出血或受外部感染，对疤痕则采取妥协的策略，在不影响健康的情况下，先这样摆着，等气血足够旺盛、能量足够充足时，再来解决这个问题。

　　这些留给时间去解决的问题，也需要遇到能量充足的契机。因此，排病治疗，其实是帮患者去创造这样的契机。

　　采访中，不止一位患者提到，吃药一段时间后，伤口恢复得更快了。如我们后面的案例将要讲述的王某某，之前因为骑摩托被排气管烫伤，留下半个巴掌大的疤痕，这块疤痕在他的小腿上十多年，服药两年后，疤痕一层层蜕皮、颜色变浅，现在已经与正常皮肤融为一体了。

　　这样的经历，很多没有接受过排病治疗的人也会有，比如一个爱美的姑娘脸上长斑，她就会很关注自己的这个问题，就会发现，在睡眠充足，生活规律、精力旺盛的时候，这些斑可能若隐若现，几乎看不到，而在相反的情况下，则可能非常突出。

当气血能量不足的时候，你再着急的肌肤问题，身体也急不了，只能搁置不管，当气血能量充足的时候，才有能力去解决这些问题。

医生的作用，就是帮助你提升解决身体问题的能力。

人体对于致病因素（比如毒素）的排出，也比我们想象的要智能得多。

人体往往也会选择对自己伤害最小的方式排出毒素。比如类风湿，一般都是手指小关节最先变形，这是因为人体会选择将进入骨骼的寒湿毒素从小关节作为排病通道排出来。之所以做出这样的选择，是因为小关节的变形损伤对人体的影响和伤害最小，而损伤大关节则可能造成瘫痪。比如头脑是人体最重要的器官，我们称为清阳之府，任何浊气上扰它，都会让人的指挥中枢受到影响，因此，人体的浊气大多是从脚底排出去的，一般体味重的人，脚底容易开裂、起泡等，就是排出浊气的反应，这是为了防止浊气乱窜上行，扰乱大脑的工作。

所有中医都熟悉"汗、吐、下"，是身体排出垃圾毒素的方式，那既然要排出致病因素，是不是选择这三种方法就能达到目的呢？

无论是通过皮肤出汗、出疹子、散臭味，还是通过胃的反呕，或是通过大小便排出毒素，抑或是咳嗽等别的排病反应排出毒素，都只是人体有了能力排出毒素后，做出的自主选择，至于选择何种方式，身体会根据自身情况和致病因素情况而定。

医生只能顺应它，而无法决定它，更不能去打断它。哪怕是使用这三种方法，也是顺应身体的变化，随证治之的结果，如果不会倾听身体的声音，无法顺应它，就会出现各种误治的情况。

排病治疗不是一种有统一标准的方法，只有理解了身体才能给出治疗

方案。

很多接受排病治疗的人会问蔡医生，为什么别人排病会发烧，而我的发烧症状不明显？或者问，为什么别人的皮肤反应是在背部起疹子，而我是脚底起水泡？还有人问，为什么都是高血压，他吃药的过程中没有眩晕的反应，我的反应却是这样大……

作为医生，只能告诉你，这是你的身体选择的结果，至于为什么这样，没法做出精密的分析，也许与你熬了多少个夜的累加有关，也许与你吃进去的众多不健康食品的累加有关，也许与你所受的风寒暑湿燥火等邪气的累加有关，也许与你生了多少次气的累加有关。

医生只是根据你的身体状况帮助你把体内的毒素排出来，帮助你的身体在正邪相争中争赢，帮助你的身体排除阴阳不能相合的障碍。

比如，气血能量不足的时候，要帮助你补足气血能量；代谢通道不通畅的时候，要疏通代谢通道；至于帮了你之后，**你的身体会选择以怎样的方式排出毒素，以多少量排出，这也是身体做出选择的结果。毕竟我们对人体大数据的管理，还无法精确。**

排病不是病，什么才是病？

　　既然我们得出了排病是正邪相争、阴阳相合的结果，得出了排病不是病的结论。

　　那么，什么才是病？

　　我们已经知道，相争—相合—相争—相合—相争的过程将伴随我们的一生，正邪相争是为了排出影响阴阳相合的因素，是为了阴阳相合创造条件，只有阴阳相合了，合好了，身体才能处于安逸自在的健康状态。

　　正邪相争只是手段，阴阳相合才是目的。

　　那么，如果正邪相争的过程中，正气争不赢，争失败了，或者阴阳勉强相合，合不好，那会怎么样呢？

　　这个时候，疾病就产生了。

　　所以，正邪相争争不赢，阴阳相合合不好，就是病！

　　讲述疾病之前，先来认识什么才是人体的最佳状态。

　　阴阳相合则产生生命，则万物生生不息，道的本质是为了阴阳相合，是为了繁衍生息，这是我们身体外的阴阳相合。而我们人体内的阴阳相合，则是为了让生命力持续。

　　终其一生，我们的生命都是一个持续消耗的过程，需要依靠不断地阴阳相合不断创造消耗的基础。因此，我们总是重复着阴阳相合—消耗使用—阴阳相合—消耗使用的循环，人体只有阴阳相合合好了，才有更强的生命力，才有得消耗使用，才能生生不息。阴阳相合合不好，生命力就下降。这是人体的运化循环。

如果用《易经》的卦象来表示，人体就是一个从合到用再到合的循环，合是坎卦，是阳潜入阴中，与阴交合产生生命力，提供给人体使用；用就是阳气被耗散出去，处于与阴相离的状况，在卦象中为离卦。从总体来看完整的八卦，一边就是在由用到藏的路上，直到到达坎卦，阴阳相合产生生命力为止；一边就是在由藏到用的路上，直到离卦，然后阴阳再次慢慢聚拢，最终交合。如此循环往复，生命生生不息。只要阴阳尚能相合，生命就不会终结。

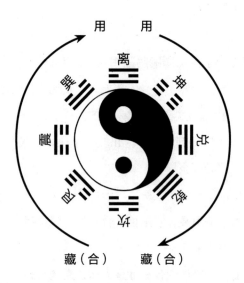

阴阳相合的最佳境界是中医传统论述的阴平阳秘。

就是阳妥妥地包裹于阴中，是一种水火既济，水乳交融的状态，是因为交合而产生生命力的结果。用卦象来表示，这就是一个坎卦，阳夹于阴中。

正邪相争，争不赢就是病

人体要对任何一个病灶发起攻击，都需要蓄积能量，一般情况下，如果这个病灶的危害大，身体会蓄积一点能量就发起一次进攻，然后再蓄积再进攻，期望用持续不断的攻击，将其消灭。

这个过程，完全看人体气血的强弱，有可能是边打边进，此时，因为病灶的毒素不断被排出，会表现出排病的反应。如果我们不清楚这是正气在战胜邪气，排出致病因素的反应，反而认为是生病了，是人体被细菌病毒攻击了，止住了这些排病反应，会让我们的身体受到更深的伤害，不仅排病过程被打断，今后要再发起攻击就会更费力。

当然，也有可能是正不胜邪，边打边退。此时身体也不会放弃抵抗，一边退一边打，它是节节败退，而不是一下子就垮掉，比如它可能是由太阳经退到少阳经，再退到阳明经，继而太阴—少阴—厥阴，身体退到每一个节点上，如果正气不足，都很难发生逆转。身体每退守一步，都是被病程欺负一步，疾病就会加深一步。

这个过程中，因为身体没有放弃抵抗，也会表现出排病症状。这个时候，人体因为疲于应付毒素的攻击已经生病了，继续下去将危及生命。此时如果能得到外援的支持，补足气血，或者人体能够停止所有耗损气血的活动，让身体专注在抵抗上，也许还有反败为胜的机会。但如果只是终止了排病症状，则会让疾病再往里传导。

在身体节节败退的过程中，如何截断扭转，反败为胜，这是《伤寒论》研究的核心内容，张仲景给出了六经辨证的思想，记录了疾病传导到每一经医生所能做的事情。将《伤寒论》读懂，几乎就可以治天下的病了。

当然，也不是思想正确了，方法对了，就可以救天下的命。

身体在节节败退过程中，如果已经退无可退了，此时哪怕得到外援的支持，医生能够作出正确的判断，帮助身体补足气血去抗争，内部能够停止一切损耗气血的行为，专注于抵抗，那也还要看这场战争的恶化程度，要看身体原来的能量是否能够支撑到新能量的补充到位。如果身体没有给医生或自己留足这个时间，那么，也是无力回天的。

我们总是说性命攸关，性和命是连在一起的，"性"就是你种的因，就是你平时的行为习惯，你对身体的耗损程度，你的性格；"命"只是果，是所有的"性"加起来的综合结果。

能否救命，要看"性"是否给"命"留有余地。

还有一种情况，就是最后的抵抗，眼看身体就要被完全打败，不如破釜沉舟，背水一战。

此时，身体会调集所有气血能量，对致命的致病因素发起全面反攻，一般来说，胜败在此一举，要么否极泰来，出现逆转，要么耗尽气血能量，无力回天，生命回光返照，但转瞬就被吞噬，彻底消亡。

最后的抵抗是人体最后逆转的希望，此时，"泰"会不会来，要看身体的阴阳是否能交合，医生也难以判断，身体的气血能量只是一个方面的考核指标，还有很多影响逆转的因素，很难作出预判。

我们说大实之人有大虚之象，大虚之人有大实之象，看上去身体壮实、红光满面、声如洪钟的人，也许潜藏着极大的危险；看上去瘦弱无力、面色不佳的人，也许是为了护住身体的真气不外泄而表现出的假象。这两种现象，在武侠小说中最容易看到，比如外强中干的鸠摩智，比如瘦弱无为的扫地僧。

对人体和疾病的认知，永远都是一个辩证统一的哲学思想，没有非此即彼的绝对。

阴阳相合，合不好也是病

既然正邪相争争不赢了，不用说，阴阳相合必然合不好。

举个人体阴阳交合的典型例子：在传统医学看来，肾是两阴，心是一阳，心火一定要下降，心的推动力一定要达到两肾之间的命门，人体的阴阳才能相合。也就是水火既济，火是心火，水是肾水，水火既济后，才能产生能量，再推动这些能量输布到全身。

这里的命门，也许有些人理解不了，它不是一个解剖部位，甚至也只能说是相对固定于两肾之间，我们可以理解为是一个能量交换的场所，心火与肾水在这里交换后交合，发生反应，产生维续生命所必需的生命力。

蔡医生提出，命门的位置会随着阴阳相合的状况而变化，阴阳相合合得好，命门就会下移，阴阳相合合不好，命门就会上移。

这个其实不难理解，当我们心火的推动力不够的时候，命门就会上移，去将就心火；或者，肾寒太重，使肾阳不温，命门为了更方便去"抱阳"也会上移，随着年龄增长，心肾功能衰退，命门也会上移。当命门上移，阴阳水火的交合就只能浅尝辄止，无法做到深度交合，生命力便不旺盛。这类人都有一个共同特点，怕冷，腰腹部、臀部、大腿、四肢一般情况下都是凉的。

很多练内丹的人，练的就是命门。用炼内丹的方式，调整身体气血流动，引导阳气下沉，我们叫"导龙入海"，慢慢将命门下移，让人体的阴阳深度交合，产生旺盛的生命力，且让能量从低处蒸腾上来，能温煦到全身。

为了达到水火既济的状态，人体会排出影响相合的因素，与外邪内邪抗争，如果影响阴阳相合的外邪排出不了，那阴阳就很难相合。比如一个人忧虑过重，就会耗伤心神，使心火不能下降，无法完成水火既济，造成失眠。或者，心火下降不到位，肾水为了与它相合就会勉强来将就心火，致使命门提高，阴阳勉强相合，生命状态不佳，会表现出睡眠浅的症状。

何为阴？何为阳？

撇开清晰可划分的阴阳不谈，比如树叶的正面为阳背面为阴，男人为阳女人为阴，太阳为阳月亮为阴，人体的火为阳津液为阴等，具体到对事物的认识上，每一个事物也可分阴阳。

事物的本体为阴，功能为阳。比如一只烧水壶，如果我们不去用它的时候，就发挥不了它的功能，它就是静态的，以阴的一极呈现。当我们用它来装水、烧水的时候，这只壶就发挥功能了，开始动起来了，以阳的一极呈现。因此，烧水壶本身的本体为阴，烧水的功能为阳。

在人体上也可以得出一致的认识，具体到某个脏器，比如心脏，心脏本身的组织结构为阴，它的泵血功能为阳。也就是说，当心脏工作的时候，才是它的阳的一极发挥作用的时候，也才是阴阳相合可能的时候；如果心脏停止了工作，则阴阳离决，本身的脏器也就失去了存在的意义。

这样放大到整个人体，阴阳的认识就会更加清晰，我们的皮囊躯体为阴，推动我们生命活动的气血、热量为阳，当气血耗损、脏腑功能衰竭、热量下降，人体也就阴阳离决而死亡了。我们的津液，如果没有火，没有阳气的蒸腾运化，就无法濡养我们的全身，无法代谢人体垃圾，反而会成为一种负担。

在求医过程中，你一定听过阴虚、阳虚的概念。所谓的阴虚，就是指人体的器质性障碍，好比烧水壶结了水垢。所谓的阳虚，就是人体的功能性障碍，好比烧水壶烧水能力下降了。而这两者又会相互影响，功能影响器质，器质影响功能。

阴阳相争——相合——相争——相合，为何会占据我们生命的始终。

这就要回到对"道"的规律的认识上。再用一壶烧开的水进行比喻，这壶水烧开之后，它的规律是不断散热，最后冷却，由阳转阴。再去观察自然中的万物，发现都是这样一个规律，比如地球，它的规律是不断被耗损资源，最终耗尽，由阳转阴的过程；比如太阳，不断地散发热量，也许几十亿年或更久的时间之后，也会耗散完热量变冷由阳转阴，变成另一个月球；人体也一样，从出生之后开始，生长到约25岁左右，生命便开始走下坡路，体能及脏器功能逐步衰退，最后走向死亡，彻底变为阴性尸体；再比如影响两性相吸的荷尔蒙变化，会经历一个从升温到峰值再到降温的抛物线。再举一个静态的例子，比如，你买了一件新衣服，你很喜欢它，希望它永远那么崭新、平整、鲜艳、漂亮，但哪怕不穿它，时间长了，它也会褪色，会氧化，最终消失，这就是道的规律，它让事物一直处于耗散状态，处于由阳转阴的状态。

"夫道不欲盈"，"道"的规律是不想让你圆满的，最后都要尘归尘、土归土。

所以，万物才会"负阴而抱阳"，处在阴的体质中，积极追寻阳，让生命一直处在阳的高点状态，这个高点也就是快乐、欢喜、自在的状态。

具体到身体，就要与各种内邪、外邪进行抗争，与损耗身体的因素进行抗争，才可能让身体处于相合、自在的状态。所以，我们从生下来开始，就要与各种影响阴阳相合的因素进行抗争，以维持机体更长久的生命力。让生命由盛转衰的过程尽量延长，尽量保持自在的健康状态。如果正邪相争争不赢，阴阳相合就合不好，人体就处于疾病状态，生命力就不强。

阴阳相合合不好的表现：

阴阳相合而合不好的表现，最典型的就是失眠。白天阳气亢奋，夜间则需要休息，叫做潜阳入阴，阳潜藏得好了，与阴交融得好，就不会躁动，不会焦虑，不会亢奋，就能安静入眠。失眠的人，都是阴阳未能交合，要么阳气被情绪、运动等因素躁动跑出来了，要么气血不足，无法固摄住阳气，让它待在该待的地方，到处乱窜。这是阴阳相合合不好的典型。

临床上有一类病人，中医称为戴阳症。从字面可以理解，戴阳，就是阳气"戴"在外面了，阳气因下焦虚寒而浮越于上，出现下真寒上假热的症状，足冷、小便清、大便稀溏，但面色浮红，常流鼻血。他们可能会告诉你，他经常睡不着，看他的手掌，要么鲜红，要么紫红。这类患者，时间长了，往往伴随着严重的内脏功能的损伤。最严重的表现，就是我们上面所说的回光返照。

阳气都是守在体内的，有序地推动气血精液输布到全身，温暖全身，夜间睡觉的时候，气血能量会收起来，潜藏起来，等第二天蓄势待发。此时，体表的气血供应减少，我们就会感觉冷，所以我们睡觉需要盖被子，以免受寒。冬天也是这样，气血能量会潜藏起来，蓄势等第二年春天升发。但这类戴阳症患者，无论白天黑夜，无论春夏秋冬，他们的气血能量都是浮在体表的，他们中的很多人手心发热，尤其是睡觉的时候更热，气血能量随时处于耗散状态，就好比往水池里取水，进的少，出的多，任凭怎样大的水池，也禁不住瓢舀。时间一长，气血能量被耗散的太多，就无力推动身体的气血津液正常运行，使脏器得不到濡养，并且心脏、肾脏产生的先天之火也会被耗损，还影响了脾胃生成后天之火的能力（关于人体的几种火，我们后面会进行专门论述，这里只了解个大概），人体不病都不可能了。

这样长期的阴阳相合合不好，一步步导致阳浮于表面，无法潜藏入阴，与阴交融相合。阴阳不能很好地相合，无法产生更多更好的生命能量，等脏腑气血精气耗尽，生命也就阴阳离决而死亡了。阴阳相合合不好，进一步就会发展到阴阳相离的地步。

还有一类是阴阳不够饱满，无法相合。

"万物负阴而抱阳，冲气以为合。"阴阳交合是一种负阴而抱阳的结果，我们之前将大树扎根土壤中，获取养分比作"负阴"，"负阴"负得好，就能够更充分地去抱阳，双方都能以饱满的状态相合，进行光合作用，产生旺盛的生命力。人的躯体皮囊为阴，人的气血能量为阳，我们对这具皮囊越爱护，恶习越少，"负阴"就负得越好，那么气血能量就会越充足，运转就会越有序，躯体的滋养就会越充分，产生的新能量就会越多，生命力就越旺盛。

阴阳相合而合不好的情况，还有一种可能是阴不足或阳不足，也就是"冲气"不够，双方或有一方没有达到饱满圆润的状态，勉强相合而合不好。比如阴云和阳云在相合的过程中，如果阴云不够饱满，则阳云就会放电，天空中光打雷不下雨，如果阳云不够饱满，则会出现阴天不下雨。

在人体中的表现也是这样，如果阴阳不够饱满勉强相合，人体则会疲倦，甚至烦躁。

阴阳合不好的两种情况：一种是阳气亢进；另一种是阴太重，阴占阳位。

需要说的是阳气的亢进。我们说人体的阳气"烦劳则张"，遇到烦劳的情况，就会亢进，此时，阳气外浮，无法很好地潜藏入阴中，导致合不好。这往往是虚证的表现，表面上看是阳气亢进，但大部分情况下，是为了补偿烦劳带来的损耗，不得不采取的代偿措施。如果阳气非常圆润饱

排病論

满，就不会被烦劳所扰或所耗。

阴阳在相合中，双方太过饱满，也会出现争斗，但这只是暂时的。

当阴阳双方都很饱满，"冲气"很足的时候，猛然交合，双方也有一个交斗到交合的过程。就像冷水突然遇到沸水，会有短时的反应；水汽含量充沛的阴云遇到饱满的阳云，会突然电闪雷鸣，大雨倾盆，慢慢才会变成温和的雨水。因此，雨水又叫坎水，是阴阳交合的产物，是一种包含了生命力的水，万物如得不到雨水的滋养就无法生长。

在阴阳二气充足饱满的情况下，人体的阴阳相合也会出现排病的反应，此时，我们也会出现突然高热、咳嗽等不适症状，但很快会过渡到自在的状态，这是人体最好的排病反应。这个过程中表现出来的表象是病，但其实不是病，不可乱治。

阴阳相合，无论双方不足勉强相合，还是双方太过饱满的相合都会表现出排病反应，帮助阴阳相合合好，排除影响相合的因素，才是医生应该做的。

怎样才能使阴阳处于相合的状态，而不被各种因素耗损最终离决？

老子说："反者，道之动"。这里的道，蔡医生给出的解释是道的修行方式。基本可以用一个等式概括：

道的修行=反动。

而反动，又是抗争的意思。也就是说，只有不断抗争，反其道而行之，才能保持自在的状态。反动，是为了生命力更健旺。

自在，就是身体处于有序的状态，就要反对耗散，反对无序，我们的生活要有节制，要不断与耗损无序斗争才能有序自在。

要保持一壶热水不变冷，可以不断地适当加热，以达到阴阳相合的最佳饮用状态；要保持地球资源不衰竭，就要保护自然，让地球的本体与它的功能相合，以图可持续发展；要保持人体阴平阳秘的最佳状态，就要远离耗损人体的各种生活习惯和饮食，还要反向修行，比如，人体都觉得懒着舒服、吃大鱼大肉舒服、用空调舒服，但要去奋斗，控制饮食、少用空调，才是对人体有益的；要保持一段感情不降温，就要不断寻找双方的共鸣点。

用在人体的管理上，人体的意愿是对能量的耗散、使用、混乱，就像花钱一样，花得越多越乱花越爽，而抗争与反动就是要节制、安静、有序，因为无论是乱用能量还是乱花钱肯定都是不对的。

首先，远离一切损伤气血能量的"伤寒"因素，它包括所有耗散气血能量、让气血能量的运行处于无序和混乱状态的因素，比如熬夜、抽烟、喝酒、吃肉、乱用抗生素、自然界的风寒暑湿燥火、忧思惊恐悲等。其次，提升人体气血能量，提升阳的热能，帮助人体排出已经进入身体的毒素。最后，只要这些毒素未对我们的身体造成大的损伤，我们的身体就会一直在寻找"冲气以为和"的这样阴阳相合的契机，所谓的"冲气以为和"，就是阴阳二气在不断的相互冲突、交融的过程中相合，医生的作用就是帮助缩短冲突的过程，消除相合的障碍，帮助阴阳尽快交融，达到相合的最佳状态，要对身体给予正确的帮助。

哪怕人体不能始终保持在最佳的自在状态，也要尽量接近这种状态，保持身体和心情的愉悦。

至此，什么是病，怎样与病对抗都应该比较清楚了。

排病反应有没有规律可循?

既然排病反应是身体智能选择的结果，那么，排病反应有没有规律可循也基本清楚了。这里再拿出来讨论，是因为在貌似没有规律的排病过程中，总又表现出若隐若现的规律，而在貌似的规律中，又实难有规律可循。为了不纠结于其中，不如说得彻底一些。

正常情况下，顺向排病的路径一般是这样的。

1.脏——腑，也就是遵循从脏到腑的顺序，这样的排病路径一般是两个互为表里的脏腑之间的顺向排病。比如肾病通过膀胱排出，肾结石从尿路排出；肺病通过大肠排出；心脏的疾病通过小肠排出。

2.脏——经络，脏上的疾病通过相关经络排出，比如脾脏的疾病通过足太阴脾经排出；肝脏的疾病通过足厥阴肝经排出，而这些经络上的腧穴位，就是排病口。

3.腑——经络，与第二种类型相似，都是靠相关穴位排出疾病。

这就是顺向排病，如果出现这样的排病表现，医生采取顺治，是帮助人体顺畅排出致病因素的方法。

还有一些是逆向排病的，需要逆治：

1.腑——脏或脏——脏，比如胃热往肺走，通过咳嗽来散胃中的燥热；比如心火、肝火往肺走，通过咳嗽散这些脏器的离经之火，也就是我们常说的肝火犯肺、心火犯肺；比如脾湿往肺排，通过咳嗽咯痰排出脾中痰湿。可见，肺朝百脉，大家都把肺当作了排病通道。此时开提肺气，补足肺气，疏通排病通道，是治疗的入手，而不是盯着患病的脏腑治疗。

2.经——脏，比如膀胱经的毒素，会循经往上往下排出，往上通过肺脏咳嗽咯痰排出；向下往肾脏泌尿系统排出。如果肾功能下降，膀胱经的毒素往下排出困难，毒素会往上走，通过肺脏排出。

这些都是逆向排病的典型，在治疗思路上要逆治，而不是顺治。

还有些排病路径是这样的。

1.通过皮肤排出，比如太强的毒素，如果往肝肾排出会对肝肾造成损伤的，一般会通过皮肤排出来。还有，身体的湿腻之气，会通过头油、分泌渗出液等方式排出，这是身体排出湿浊之气的正路。因此，有些洗发水一味强调控油就是粉饰太平的错误方法。

2.通过孔窍排出，眼、耳、口、鼻等孔窍都可以成为排出致病因素的通道和路径。比如胃中的寒湿毒素通过耳道分泌物排出；比如肺部受寒，膀胱经受寒，可以通过流清鼻涕的方式排出。

3.通过散气味的方式排出，比如臭屁、脚臭、身体臭等，都是致病因素通过气态的方式排出来的表现，皮肤的毛孔、七窍、穴位等都是散臭味的通道，其中，肚脐是穴位中散气味最明显的通道。

4.此外，妥协和代偿也是排病的一种手段，是身体与致病因素抗争无力的情况下，而不得不采取的自保方式，我们接下来还会详细论述。

排病没有量化标准，这是肯定的。

因为我们面对的是一个人体，而不是一个量产的机器。

这个很好理解，有的人在母体里先天得到的气血能量就要多一些，有的人则要少一些；有些人的生活、饮食习惯好一些，有些人则要差一些，

排病論

因此他们的体质是完全不同的；有的人生活在北方，可能受寒严重一些，有的人生活在潮湿的南方，可能受湿严重一些；有的人性格开朗乐观，什么事都不滞留于胸中，身体运行的气机会顺畅一些，有的人欲求不满，忧虑太过，容易导致气血流转不畅，郁结而生病；有的人生病了相信"挨几天"就过去了，有的人一点小感冒就要输几天抗生素……这样列举下去，似乎没有尽头。

因此，排病的路径、方式、持续时间、严重程度等都不可能一样。

具体到某一个人，他的排病症状，哪种会典型，能不能知道呢？

医生只能知道这个人大概的情况，比如他可能寒湿重，脾胃的运化功能也不好，膀胱经的代谢也不太好。医生可以得出治病的思路，先从哪儿下手，再理顺哪儿的问题，最终解决哪个问题。至于排病的典型症状会以呕吐为主，还是以咳嗽发热为主，或者以皮肤的表现为主，这些都是未知数，都可能出现，每一种症状都可能让患者感觉"痛并快乐着"，但很难预判哪种会来得最猛烈。

还是那句话，这是人体对自身整体大数据分析后做出的决定，而不是医药决定的。

排病的症状哪天会出现？也不能完全知道。一般来说，气血功能强的，排病反应会来得快一些，气血水平弱的，排病反应会来得慢一些。但这也不是绝对的。

蔡医生认为，排病症状出现的时间，由以下三个方面决定：

1.气血水平的强弱，如前所述。

2.问题的紧迫性。

3.问题的难易程度。

还是老生常谈，治病如治国，一个国家，如果国力强盛，经济、文化、民主、法制等各项建设领先，一方面外敌很难侵犯，另一方面，如有试探性的侵犯，也必然会反弹。一个人也是这样，如果气血旺盛，一方面外邪难以侵犯，另一方面，一旦入侵，身体也能快速作出反应，调集能量将它们排出去，因此，有的人几副药下去排病反应就会出现。蔡医生曾分享过一位痛风患者的案例，二十多付药下去，他的痛风症状就完全消失了，之后四年多都未复发过，这与他的气血水平有极大关系。

医生治病与治理国家一样，也分个轻重缓急，因此说急则治标，缓则治本，但这样的轻重缓急也必须是与能力对等的。气血能量强、身体运行有序的病人，小问题也急，需要马上处理掉；气血能量弱的病人，有时再急也没办法。并且，有些急的标也是病人急的，比如感冒，病人觉得流鼻涕打喷嚏很难受，希望马上止住，医生却不能"急病人所急"，要知道这是由本引发的标，只有将本治好了，这个"急"才能缓解。

问题的难易程度就更好理解了。比如癌症病人，要马上排出毒素，治愈疾病是不可能的，对此患者应该有清醒的认识。疾病与治疗其实也是一个因果关系，种的因太深，就不要指望有特效药吃一两次就药到病除。基本上，毒素是怎样一点点进入你身体的，还得怎样一点点排出来，医生能做的，只是尽可能加快这个过程而已。

所以，当医生的不要以为可以左右病程，也不要以为可以左右排病；当病人的，不要以为找到了好医生，就是遇到了手到病除的神话。二者的配合不好，或者患者种的病因太深，神医也是无能为力的。

毒素从哪儿进去，就往哪儿出来，这是一厢情愿的理想。

也有对中医颇有认知的人，经常会跟蔡医生讨论排病的路径规律，是否会遵循经络的路径和传导规律，也就是毒素从哪条经络进去的，就从哪条经络排出来。

疾病侵袭的是一个人体，不是一台机器，毒素进入人体后，会到哪个部位很难预判。会与体内的其他毒素发生哪些综合反应也很难预判。出来的时候，人体会让它"从哪儿来往哪儿去"吗？除非这是最佳的代谢渠道。

在蔡医生多年的排病治疗实践中，循经排病的情况只占很小一部分，循经排病只是一种单一状态，经络只是排病的渠道之一。

毒素会从哪些地方排出来，并不由它入侵的部位或经络决定，而是由人体做出最能接受的，伤害最小的选择。

比如，如果某条经络的代谢通道不顺畅，毒素就只能寻找其他的代谢路径排出；如果患者的肺脏功能较强，排出致病因素比较有把握，那身体就可能选择通过咳嗽排出；如果摄入的毒素太强，通过脏器排出可能损伤脏器，那人体就可能选择通过皮肤的通道代谢等。人体对自身的把握，远远超过仪器或医生的认知。

也许在某一次排病中，通过经络排病是主要通道，但大部分情况下都不是。比如人体因受寒严重，毒素堆积在肩背部的，开始接受排病治疗后，大部分毒素会通过足太阳膀胱经代谢出去，但也有一部分会通过咳嗽咳出去，也可能通过其他方式代谢出去。

因此，排病不像我们想象的那样，是有严格的规律可循，能够听医生调遣的。它的规律，完全由身体的综合因素决定，听身体的调遣。

人体是一个整体的系统，排病也是一个整体的系统工程，纠结于它的形式而忘了整体的判断和对大方向的把握，将得不偿失。

从足太阳膀胱经这条人体"下水道"的代谢来感知排病。

这里插播一个知识，贯穿我们背部的足太阳膀胱经上有很多俞穴，如肺俞、肝俞、肾俞、脾俞、胃俞……它们都对应着一个相应的脏腑。而足太阳膀胱经，听名字也可以知道，是连着膀胱的，通过肾和膀胱将毒素排出的经络，并向下、向足部代谢。也就是说，这些穴位对应的脏腑的毒素，都可以通过这条经络，从膀胱、足部代谢出去。

可以把足太阳膀胱经比喻为人体的"下水道"，而这些俞穴就是一个个的排污口，脏腑的毒素大多会通过这些排污口，汇入下水道排出。

当人体的毒素太多，这条经络不堪重负发生堵塞的时候，这些俞穴也会堵塞，不断涌出的毒素堆积在这些排污口周围，日积月累就会成为垃圾堆。很多有胃病的患者，背部胃的反射区，也就是胃俞的位置会高出一块，且此处的脊椎容易变形。我们以为背部突出的一块是脊椎变形所致，其实恰恰相反，是垃圾堆积太多，导致的脊椎变形。

此处垃圾堆积太多，产生痹阻，会导致气血无法进去濡养这个地方，造成血不养筋，筋没有得到濡养，拉伸能力就会降低，同时，拉伸的力量就会不均衡，这个地方的脊椎就没有力量来拉伸、支撑它，久而久之，导致脊椎变形。脊椎变形又阻碍了骨骼的气血供养，加上垃圾的压力，慢慢骨质发生改变，出现骨质增生、骨关节错位等病变就很正常了。简单说来就是垃圾毒素的堆积产生痹阻，导致骨质气血濡养不好，形成骨病。

我们治疗这样一个脊椎变形的病人，如果只想着这是个经络或骨骼问题的话，很容易走入单一疏通足太阳膀胱经，或矫正骨骼，甚至用各种技术消溶增生的骨骼这样的误区，而忽视了它真正的原因是胃部的问题。

用排病理论治疗起来的话，它的排病规律就很难捉摸了，胃排出寒湿毒素的通道有很多，可以向上排出，比如通过口疮、耳朵流出黄色的液体；也可以向下排出，比如通过大小便；可以通过皮肤排出，比如胃俞附近的皮肤出疹子；也可以通过肺部的咳嗽排出等。

医生只能根据这些排病的症状，来推断你胃部的问题，究竟是吃生冷太多伤了胃阳；还是喝酒太多，让胃长期处于炎症状态；再或者是别的原因。**这就是以症见病，而不能见症状治疗症状。要知道，这些只是疾病的出口，而不是疾病本身。**

排病反应是排病的结果，而不是疾病本身。对症治疗，只治疗症状的

排病論

思路是有问题的。

我们将各种疾病进行分类，根据症状给出相应的治疗方法，看似科学合理，其实很容易让我们只盯着症状，而忽略了生病的这个人。

比如同为糖尿病，有的人可能是由于生活不规律，脾胃运化乏力，无法运化出人体所需的能量，人体不得不合成大量糖分满足自身需求，长期下去，这些糖分又造成代谢负担，最终酿成糖尿病；而有的人则可能因为供养胰脏的气血不足，脏器功能减弱，人体采取妥协措施，暂时减少或停止胰岛素为主的复合酶分泌，让胰脏处于低代谢状态，以便调整蓄积能量。

面对这两种完全不同的病因，如果我们只有一种治疗手段，效果可想而知。所以，众多慢性病才被现代医学列为不可治愈的疾病。

哪怕是同一类疾病，在接受排病治疗过程中，所表现出的排病反应也肯定不同。我们只能把握一个大的治疗方向，比如脾胃功能不足的先提升脾胃的运化能力，体内垃圾太多的先补足能量清理垃圾，让身体自己动起来，一环接一环地去解决内部的问题。

这样，再去纠结排病都有些什么规律、标准就没有太大意义了。

哪怕是相同的排病反应，比如咳嗽，产生这个反应的原因也千差万别，可能是肺部排出痰湿异物，可能是为了救大肠、救心脏，也可能为了救肾脏。（关于咳嗽的原因，接下来的章节中我们会详细讲述）

我们一定要把握一个大的治疗方向，才不至于秉烛夜行，只能看见脚尖的一小块地方。

如何区分排病反应和服药的不良反应？

在排病理论的临床应用中，很多患者初期会把排病反应误认为是药物的不良反应。有必要进行区分：排病反应是机体的良性调整反应，无论反应如何强烈，大多数时候感觉还是很舒服的，比如排病反应的腹泻之后，患者的精神和身体状态良好。而药物的不良反应或多或少都会对机体造成伤害甚至引起死亡，所以出现药物不良反应时患者的精神或身体会产生诸多不适，比如属于药物不良反应的腹泻，在泄后患者会出现疲乏无力，精神萎靡，食欲不振等。其次，排病反应通常在机体排出邪气以后会停止，即使在服药期间也是如此，而药物不良反应只要药物不中断，情况就会一直持续。

中医临床上，鉴于排病反应和药物不良反应有时难以区分，我们要注意：首先，如果患者在治疗期间出现了反应，要密切观察监测，如果确认是排病反应的话，不能中断用药，应当因势利导，协助机体排出病邪；如果是药物不良反应，需要停药，并对出现的不良反应给予治疗。其次，有的患者由于体内气血虚弱，在治疗期间出现的排病反应无法耐受，可以采用一些中西医结合的对症支持治疗方法让患者顺利渡过排病反应期。

人体排病的三种物质形态

确切来说，这里要表述的应该是病理产物的三种物质形态，为便于理解及表述，且称之为排病的三种物质形态。

当人体的正气与邪气产生抗争时，身体就是一个正邪相争的战场，这个战争的过程中，身体会出现各种反应，比如发热、咳嗽、肌肉酸痛、骨骼痛等。战争会产生大量代谢物，也会推动原来积存在体内的垃圾动起来，想要代谢出去，它们都需要通道排出来。因此，这个过程中，经常会伴随咯痰、打喷嚏、流鼻涕、腹泻、出疹、呕吐、身体排出臭味等，它们都是正邪争战排出的病理产物，在正向的排病过程中，这些产物排出的越多，证明相争越厉害，正气发起攻击或反击的力度越强。正邪相争的目的是为了阴阳相合，这种相争，就是为了排出影响相合的各种因素，使人体的生命力更健旺。而这些被排出的物质，就是病理产物。

人体是自然界中"得道"最完整的生物，人体表现出的状态，往往是"道"在自然界现象的缩影。**身体因正邪交战而出现的病理产物，也脱离不开物质世界的三种基本形态：固态、液态和气态。**

固态：无法流动、密度较高的病理产物。比如皮肤的痘、疹、风团、大便等。

身体最毒的毒素，几乎都会以固态的方式排出。一般来说，无法往肝肾走的毒素，身体会做出智能选择，通过皮肤代谢出去。临床上可以观察，肝脏手术后的病人，背部肝的反射区往往会出现红疹，我们推测这是手术中使用的麻药、抗生素等，不能通过肝肾代谢出去，只有通过皮肤通道排出。

很多人将皮肤的众多反应当作皮肤病，这其实是割裂了人体的整体性和系统性，身体起皮疹、过敏、长痘等，大多是人体表达内脏或血液毒素的一个方式。此时，如果我们迫不及待地制止这些皮肤症状，就阻断了毒素排泄的通道，这些毒素无法通过皮肤排出来，会继续堆积在脏腑组织或血液中，对人体的危害可想而知。并且，因为患者对外在皮肤问题的在意，总想尽快得到解决，促生了市场上的很多外用药膏，为了达到快速消除症状的目的，这些药膏大多含有激素和抗生素，容易对皮肤造成外在伤害。这样会导致皮肤的排毒能力下降，抗御外邪的能力下降。

液态：可以流动的，密度较低的病理产物。比如痰、汗液、鼻涕、尿液、稀便、呕吐物等，它们并不纯是液态，往往是固液混合的。

如果身体受寒，首先启动的防御机制就是打喷嚏、流清鼻涕，试图将寒气出排去；很多人也会选择喝一碗姜汤，或泡泡脚，通过出汗将寒气排出去；如果有异物进入呼吸道，机体也会马上作出咳嗽反应，试图将异物咳出去；吃了不干净的东西，人体作出的最快反应是呕吐出去，其次是腹泻排出去……这是人体的正气与外邪相争，以液态形式排出致病因素最典型的表现。

而一些无法及时排出的毒素会积存在体内，比如，众多的寒湿毒素会堆积在肩背膀胱经，或直接进入脏腑骨骼；很多农残垃圾、塑化垃圾、重金属垃圾等会堆积在脏器周围、血管、腺体组织等部位，人体无力代谢它们，只能暂时妥协，任由它先堆积着，侵蚀着机体的健康，等待身体正气充足，有能力对这些毒素发起攻击时，再将它们代谢出去。

这样的时机一旦到来，身体又会发起一场正邪交争的战争，此时，积

排病論

存在肩背膀胱经的寒湿邪气会通过咯痰、流清鼻涕等方式被代谢出去；难以代谢的重金属及无机类垃圾，则需要更激烈的交争才可能代谢出去，一部分毒素的代谢通过发热的方式，伴随发热的汗液代谢出去，更多地则通过发热后腹泻、排黄色小便、出黏汗等方式排出去。

在排病治疗过程中，只要不进行人为地退热，发热后必然伴随腹泻的症状，这是人体以液态或固液混合的方式排出正邪交争后的病理产物的表现。

气态：排病的气态表现，也就是人散发出的异味。比如体臭、口臭、脚臭、屁臭等；也会气液混合，比如长水泡、小便臭等。

中医的"望闻问切"四诊合参中，"闻"的地位仅次于"望"。闻有两个意思，一个是听，包括听声音，听患者描述病情等；一个是闻气味。一个好的医生，可以从病人的体味判断出他大致的问题。这个体味，我们又叫"病气"，它其实是一种病理产物。

临床上，很多糖尿病患者会散发出烂苹果味；很多严重的胃病患者都有口臭；很多自诉脚不臭的患者，头部的味道特别难闻；很多小便一开始很臭，慢慢不臭了的患者，肾脏的功能大部分情况下已经严重受损。

人体的臭味，也是人排病的一种方式。人体体内垃圾堆积太多，必然会散发异味，因为气态是较小的分子态，可以通过毛孔、七窍、穴位等通道散发出来。当人体正气充足，能够对体内垃圾发起进攻，试图瓦解代谢这些垃圾的时候，人体排出的臭味就会更严重。我们采访的所有病人，在接受排病治疗后，都描述有屁特别臭、大小便特别臭的反应，有的甚至能明显闻到自己的肚脐、耳朵在散发腥臭味。当体内垃圾分解代谢得差不多了，这些臭味才会慢慢消失。

这里需要特别强调一下脚臭，脚底其实是我们排出身体浊气的通道，正常健康的人，一天不洗脚，脚底都会有臭味，但如果这个通道被堵塞，或者人体气机逆乱，那浊气就无法从脚底排出去，而会反过来上行，从头部找排泄通道，因此，有的人描述脚不臭，几天都不用洗袜子，但头顶却长疮。而我们说过，头是清阳之府，是最需要清爽的地方，一旦浊气上行，大脑必然不好使，头晕、烦闷、感觉混沌不开就是正常的了。而如果脚太臭，出现我们说的"香港脚"，那是体内毒素堆积太多，浊气急需排出的表现，通过喷涂激素止臭，又会中断身体的排病反应，堵塞浊气的排出通道。此时，我们要做的是提升人体的气血能量，对抗毒素，加快浊气从脚底排出，这个过程可能伴随长水泡等反应，这都是浊气为了快速排出寻找的突破口。

再说长水泡，这看似是液态的排病方式，但其实是气态和液态相合的结果。人体原本打算通过气态排出垃圾毒素，但这样的毒素太多了，不能及时排出，便气态合并液态发作。

排
病
論

排病的无奈与妥协

绝大部分人都是非健康人群，都处于对致病因素的妥协状态。

据世界卫生组织调查，健康人仅占人群总数的5%，被确诊患有各种疾病的，占人群总数的20%，处于健康与疾病之间的亚健康人群约占人群总数的75%。

无论对健康、亚健康、疾病的概念如何认定，无法否认的是，绝大部分人都是不健康的，处于想排出体内的致病因素而又无力排出的无奈状态，这种无奈之后，就是只能"任由它这样吧"的妥协。

自然界的风寒暑湿燥火，我们从食物中摄入的添加剂、农药、重金属、塑化剂等，被乱用而进入我们身体的抗生素、激素、保健品中无法代谢的物质等，熬夜、抽烟、喝酒、嗜肉、嗜生冷等不良生活习惯，算计、郁闷、烦躁等不良情绪，这些因素在我们体内都会形成垃圾毒素，导致脏腑器官功能障碍或不足，如果我们的气血能量不足以顺畅地将它们代谢出去，人体就只能作出妥协，各种垃圾堆积在体内，它们会慢慢发酵变成毒素，吞噬我们的健康，构成致病因素，人体必然健康不了。

既然绝大部分人都是不健康的，那么，绝大部分人的身体对这些垃圾毒素都存在妥协。只不过是大妥协的小妥协。

如果一个人的肩背变厚、变硬、变紧、变凉，我们以为他只是正常的胖了，甚至结实了，或者认为他只是食量太大了，吃肉多了。当然，这些都可能是原因，是造成他肩背变硬变紧的源头之一，但还有一个重要原因是身体代谢垃圾的通道堵塞了。

其中最重要的代谢通道就是人体的"下水道"——足太阳膀胱经，它从头循行到脚底，是人体最大的一条交通要道。向上，它可以将垃圾毒素通过肺部的痰液、头部的头油等排出体外；向下，它可以通过尿道将垃圾毒素排出体外，还可以到达足底，通过脚汗、脚气等方式将这些垃圾毒素排出体外。这条膀胱经经过肩背部，贯穿了人体的五脏六腑，每个脏腑都有一个对应的俞穴作为排泄口，将本脏器的垃圾毒素排泄到这个"下水道"中，比如肺俞、胃俞、肝俞、肾俞等，它们都是对应脏腑的排污口。

当足太阳膀胱经堵塞之后，大量垃圾毒素就会堆积在它循行经过的，最方便堆积垃圾的肩背部。人体对这些垃圾不会坐视不管，会反复调动气血对这些垃圾发起攻击，想将它们代谢出去，因此常会有肩背疼、酸胀等感觉。但如果人体的气血能量不足以与这些垃圾毒素抗衡，反复发起攻击都失败了，就只能任由它这样堆着，等蓄积起能量再发动攻击。

如果只是堆积垃圾，顶多也就是体型不那么好，肩背隔三差五地疼一下，不至于给身体带来大问题，也没有太多痛苦，也许有一天改变生活恶习了，气血能量充足了，还能努力疏通"下水道"，将这些堆积的垃圾代谢出去，把难看的身材校正过来。这就是小妥协。大部分人都处于小妥协的状况，如果用世界卫生组织的说法，就是亚健康状况。

但是，这只是身体想要排病又无力排出之后，不得不退而求其次，将损伤减到最低的状态。身体是否能守住这个小妥协的"底线"，一是看人的生活状态，不良习惯能否改变，是否能尽量少摄入垃圾毒素，同时改变让毒素内生的情志因素和生活状态；二是看人体是否能蓄积起充足的气血，将堆积在体内的垃圾毒素逐步代谢出去，或者说在摄入、产生垃圾毒素的同时，也有能力将其中的大部分代谢出去，不至于越积越多。

具体到膀胱经，如果生活的恶习继续，毒素越堆越多，上下交通都出了问题，就会引起这条经络更严重的问题，小妥协变成大妥协，用世界卫生组织的说法就是发展成了疾病。

由于脊椎两旁的毒素太多，慢慢变硬，经络痹阻不通，脊椎两旁的经络就渐渐得不到气血的濡养，导致经筋无法牵拉支撑骨骼，骨骼失去支撑和濡养而变形，这就是肩背厚的人很多都有胸椎、腰椎变形、坐骨神经痛等情况的原因。

此外，这些垃圾毒素代谢不了，气血流通不畅，会导致整条膀胱经得到的气血能量不足，产生伤寒，进而造成各个脏器排出垃圾毒素到膀胱经的障碍，毒素堆积在各个俞穴的周围无法排出，导致各个脏器被垃圾毒素侵蚀损伤。比如胃俞被堵塞，最先导致的就是胃寒，胃为中土，各个脏器都要依靠它转运的水谷精微提供能量，胃出了问题，又会导致一系列的脏腑问题。有些不能从膀胱经排出的毒素，会选择通过胃经排出，如果胃经又发生了堵塞，就会堆积在子宫或子宫周围，形成子宫肌瘤、卵巢囊肿等。膀胱经的毒素如果向下蔓延，又会导致肾寒，肾阳不温，寒气凝结形成肾结石，血脉不通郁结则形成肾囊肿。这些脏腑毒素如果仍然得不到处理越堆越多，人体就会越来越没有能力处理，越来越妥协，最终导致癌症等更大的疾病。

膀胱经的垃圾毒素形成的浊气向上蔓延，扰乱大脑所在的清阳之府，则会引起头昏、头痛等。

从囊肿到癌变，是从小妥协到大妥协的过程。

比如部分甲状腺囊肿，是因为人体摄入的重金属、无机类毒素（主要是指农药和抗生素）过多，这些无法代谢出去的毒素就会伴随血流经过甲状腺，粘附在甲状腺的腺体组织上，或者这些毒素与甲状腺中的碘发生络合反应，附着在甲状腺腺体上。此时，人体很想将这些附着物代谢出去，但又难以代谢掉，反复抗争中，人体耗损了过多气血，不得不放弃反复发起攻击的尝试，只能采取妥协的方式，将它们包裹起来，不让它们再进一步污染血液和其他脏器。这样，就形成了甲状腺囊肿，这是人体的小妥协。

如果人体继续不断地摄入这些重金属、无机类毒素，而自身的气血水平又不足以与新进入的垃圾毒素对抗，这个小妥协的产物——囊肿就会越变越大，各种毒素之间发生反应，产生异化，形成更强的毒素，人体不得不启动最后的防线，用致密结缔组织将这些毒素层层包裹起来，不让它们伤害更多的脏器或组织，形成恶性肿瘤。恶性肿瘤，仍是人体的一种防御手段，是为了自保不得不采取的方式。此时，人体如果不能补足气血，或者得不到正确的帮助，就更没有能力代谢它了，只有形成更严密的层层包裹，防止这些毒素跑出来扩散出去。这就是人体的大妥协。

外源性侵犯，最容易侵犯身体有妥协症状的人。

这个非常好理解，比如一个人肺内有大量的痰湿，这些痰湿都是身体妥协的产物，大部分是因为肺气不足无法将它们排出去，人体只能任由它们存在在肺内，形成小妥协。而这些痰湿都是富营养化的物质，细菌、病毒容易寄生、繁殖，因此，当瘟疫来临或者病毒性、细菌性感冒流行的时候，这类人最容易被感染。

大家都吸入了一样的空气，这些空气中都含有很多致病菌或病毒，但并不是每个人都会被感染的，这不是幸不幸运的问题，而是这些致病菌或病毒在体内能否找到寄生的介质，找到繁殖的温床。

再比如，一个人胃寒很重，脾胃运化能力弱。此时，如果吃了变质食物，一般人可能就是感觉有点轻微的头晕眼花症状，或者干脆将吃进去的脏东西呕吐出来，很快就过去了。但胃寒重的人，胃黏膜分清避浊的屏障作用就会出问题，对毒素的过滤能力差，将不该吸收的毒素也吸收进去了，而该排出的又排出不了，这些摄入的毒素就会随血液侵犯各个脏器，严重者会损伤脏器。

并不一定是中毒症状严重的人比别人多吃或多摄入了毒素，而是这个人的胃对寒邪做出了妥协，寒邪盘踞在胃内，影响了胃的功能，对外来侵犯的毒素不能发挥屏障作用，将其屏蔽在外，甚至对毒素没有辨识能力，因无法辨识无法被胃黏膜屏蔽，导致身体被侵犯的程度更严重。

历代医家都认为，不治已病治未病的医生才是高手中的高手。

在人体小妥协的时候来处理问题，不要拖到大妥协了，到了疾病的地步再出手。

当人体处于小妥协，也就是亚健康状况时，我们总会感觉各种不舒服，疼痛、头昏、动不动感冒发热。这是因为此时，人体还能调动气血能量与体内的致病因素抗争。

医生必须能够听懂患者身体发出的声音，要能够判断患者的气血是否充裕、流畅，经络是否通畅，脏腑的协同作用是否发挥得好、机体运行是否有序等，才能对患者的治疗方案做到心中有数，梳理出治疗的先后顺序。是该先帮助患者补足气血，再针对脏腑功能状况作出气血运转输布的调整，使之有序；或者是先帮助患者疏通经络，再清理垃圾，排出致病因素；还是先帮助患者改善不良生活习性，再帮助他扶助正气，为排出致病因素给予最大的推动力等。

如果小妥协已经拖成了大妥协，正邪相争失败，疾病已经酿成，此时医生再来出手，对于身体状况的扭转来说就会困难很多。因为此时，身体抗争无力，只能任由致病因素坐大，啃噬健康，身体能做的就是希望它停留保持在这个状态，不要继续恶化下去，人体会越来越妥协。

此时，要去调动人体气血能量与致病因素抗争一是很困难，二是很危险，因为人体的气血能量根本无力与之抗争，硬性发起进攻，就会耗用本该滋养脏腑的能量，造成脏器损伤。要补足能量，理顺能量的枢转一是需要很长时间，二是此时身体的情况会很复杂，可能是多脏器、多经络受损，对于判断病情，找到切入点，制定治疗方案来说都很考验医生的能力。

对于排出致病因素来说，有三个关键：一是补足气血，二是疏通阻滞，三是调整身体的无序状态。三者往往需要同时或交叉进行。

可以说，治相争相对容易，治妥协更难。而相争又分主动相争和被动相争，治疗主动相争又比治疗被动相争更容易。无论是哪种相争，相争了就证明身体有主动抗争的意识和能够调动气血的能力了，医生需要做的是帮助身体补足气血，增加相争的推动力，就会取得效果；而治疗妥协则是一个相对要漫长得多的过程，这个过程中需要不断去试探身体的反应，探知身体作出的排病选择，才能最终决定怎样尽快帮助身体排出致病因素。

人体在对致病因素妥协之前，都有一个抗争想排出致病因素而又争不赢排不出的无奈。

这是因为人体正气不足，但又没有完全妥协，眼看着外敌入侵，总想发动进攻将它们排出去，但自身能力又不是对手，因此，表现出打一阵停一阵，致病因素的排出也是断断续续的状况。

比如我们很多女性都会反应有月经不净，一直淋漓漏下出血的症状，有些是因为子宫内有了垃圾毒素，人体希望通过排经将这些垃圾毒素排干净，但人体本身的气血又不足以推动这些垃圾毒素排出，而人体又不甘心，总想努力，因此才表现出淋漓不尽的症状。这是人体不想妥协，但又处理不好的无奈。

比如我们总听到有些人描述，最近鼻炎又发了，胃又疼了，肩背又疼了等。这些表现的背后，大部分有两个相反的原因，一是导致这些症状的致病因素进入得更多了，人体被动起来抗争；二是人体气血能量蓄积起来了，有了抗争的资本，又可以与这些致病因素对抗一阵子了。

人体与致病因素抗争的过程是很耗费气血能量的，我们要帮助人体去争赢，而不是变成无奈的妥协，就要改变生活恶习，去除不健康的心理因素，不然人体一边抗争，一边摄入和内生垃圾毒素，旧的垃圾毒素还没有排出干净，新的又源源不断地进来，人体为了保证脏腑等各个器官功能的正常运转，不可能一直处于调用气血、耗费气血对抗致病因素的状况，最终只能无奈地妥协。

最无奈的，是人为因素造成的无奈。

在治疗过程中，很多人在出现排病症状后，突然感到很害怕，无论怎样解释都听不进去，停止了治疗，也就终止了致病因素的排出。还有一部分人，出现排病反应后，自己觉得难受，擅自吃退烧药、止咳药、止泻药，甚至用抗生素、激素等中止阻断了排病反应。这些原本应该被排出的致病因素继续待在身体里，继续吞噬人体的健康，最后人体因为无法排出它们而不得不妥协，任由它们侵犯脏器。

还有的人觉得自己身体很好，很耐寒，不注意保暖，穿的少，嗜食寒凉食品，把身体的能量用来抵抗寒冷和运化寒凉食物，用在了不该用的地方，在真的需要调用这些气血能量对抗致病因素的时候，出现抵抗乏力，不得不妥协的状况。而经常性的受寒，也为身体积存了大量寒邪，造成对气血能量的损伤，并且这种损伤持续存在，让人体无能为力，不得不妥协，任由它损伤机体。

此外，不健康的生活饮食习惯会直接损伤脏器，比如，经常性地喝酒，损伤胃和肝脏，经常性地算计、忧虑太过，损伤心神，让心火不能下降，无法与肾水完成水火既济，无法提供更多的神识能量，影响心脏功能。

错误的观念、错误的治疗，是人体排病过程中最无奈的无奈。

排病论

代偿也是人体排病过程中的妥协症状

先举个例子感受一下。

一个患者，因为他的血管垃圾太多，血管发生部分堵塞，微循环发生障碍，心脏原有的泵压不足以使血液灌流到全身血管，为了维持器官、组织、细胞的血液供应，人体不得不做出增加心脏泵压的改变，以达成将血液输布到全身血管的目的，这样，就出现了高血压。这是人体为了满足自身的需求做出的代偿反应。加压后，会增加心脏的负荷，让心脏感到劳累，但全身组织器官灌流的需求又让心脏无法休息，便只能加快心跳的节律，导致心动过速，这就好比用小步跑来代替大步走，这又导致了新的代偿。而心脏长期加压代偿，又会导致各种心脏病，毕竟心脏不是机器，哪怕是机器，这样长期超负荷运转下去，仍然会出现各种问题。从高血压到高血压性心脏病的出现，可能逐步导致心衰，而心衰则会让心火不能下降温煦肾脏，导致肾衰，西医临床形容为心衰合并肾衰，称为心肾综合征。一步一步，都是为了维持身体需求不得不采取的一种代偿机制，代偿时间长了，对脏器功能、对人体来说，就是一种损耗。这种代偿机制，对人体来说短期内有效，长期是有害的。

可见，这类高血压表现出的血压升高，只是人体不得不采取的一种代偿机制，在某些机能减退的情况下，为了满足身体的需求采取的方式。

如果将高血压当病治，将维持血压在稳定值作为治疗目标，将降压作为手段，这只是针对症状的治疗，现代医学叫对症支持。血管垃圾得不到清理，病因得不到解决，血压降下来势必还会升上去，并且可能血压越来越高，症状越来越严重。

高血压的代偿也只是暂时的，是人体不得不采取的妥协措施，人体出现高血压，是在提醒我们身体出了问题，血管输布血液的功能已经不再那么顺畅，微循环可能出问题了，必须采取措施解决了。如果病因不除，则可能发生代偿失调，长期下去会发生脏器衰竭。

什么是代偿？

现代医学对代偿的解释是：某些器官因疾病受损后，机体调动未受损部分和有关的器官、组织或细胞来替代或补偿其代谢和功能，使体内建立新的平衡的过程。

人体在面对疾病时，如果想要与之抗争而又无力争赢，往往使用的就是这种互补代偿机制。比如我们发生慢性肾小球肾炎时，一些肾单位会被损伤破坏，致使这些被破坏的肾小球发生纤维化，导致相关肾小管萎缩、消失。这时肾脏的功能严重受损，为了满足身体的需求，另外一些健康的肾单位就会被逼释放能量，增强功能，出现细胞增生、肥大的临床表现。临床上还可以观察到，单侧肾脏被切除的患者，剩下的一侧肾脏会肥大，甚至可能增大一倍以代偿人体缺失一侧肾脏后的需求。临床还可以观察到，胃切除患者，小肠会异常增粗，以代偿胃的功能。

再比如部分糖尿病患者，因多种原因导致胰脏功能受损，处于低代谢状态，无法正常足量分泌以胰岛素为主的复合酶，机体生成的糖又无法完全转化为能量，这样就需要更多的糖来产生足够的能量，就像运化能力差的人需要大量食物来获取能量一样，这样就导致血糖浓度升高，过多的糖在血液中无法被分解代谢，通过肾脏排出，产生了糖尿病。（关于糖尿病的代偿机制，我们后面的文章中将会进行详细论述，在此只是简单举例。）

因此，代偿是人体在无力与致病因素抗争之后，在妥协状态下，为了保证机体的正常运转不得不采取的措施，也是机体的一种排病表现。

代偿不止针对人体，它是普遍的自然法则。

从自然界到人体，代偿无处不在。

一棵树，如果受了伤，无论是外伤还是内伤，营养输布的筛管被破坏，为了尽快修复受到的损伤，众多营养成分会输送到受伤部位，促使细胞无性繁殖，覆盖受伤部位而形成树瘤，这是一种代偿性的自愈手段，因此，我们又称树瘤为愈伤组织。一株草，被石块压住后无法正常生长，为了对抗外力压迫带来的阻碍，会选择弯曲身体，从旁边长出来，我们称之为代偿性生长。不止生物有代偿，自然界中，矿物质也有代偿现象，比如一块铁，被氧化后，为了防止整块铁都受到氧化，会在表面形成铁锈，保护里面的元素不被氧化；我们还可以看到铝被氧化后，会在表面形成氧化铝，以保护里面的元素不被氧化。

人体是很智能的系统，代偿是人天生具有的应变能力。比如我们的右手受伤时，左手就会更灵活更有力气以弥补右手的不足；先天眼盲的人，听力总是特别灵敏，以弥补眼睛的缺陷等。人体会加强某些能力，以适应和平衡某些不足。在人体的构造上也是这样，比如天生有两只眼、两个鼻孔、两个肾脏等，用对称的方法，来满足身体出现问题时代偿的需求，从构造上就为自己准备了退路。

所以，人体的代偿是自然法则的一部分，这就是以盈补亏的道理。

此外，当我们受到冷空气侵犯时，全身毛孔会收缩，这是为了避免寒气入侵的代偿妥协。当我们跑步时，心跳会加速，这是为了应对激烈运动所需血氧量的代偿反应。当我们爬楼时，会喘、呼吸加快，这是为了适应这一运动，增加肺换气而进行的代偿反应。当气温高的时候，人体会打开毛孔排汗，这是为了应对高温，不至于使人中暑而进行的代偿反应。

排病論

人体出现代偿妥协之后，是提示我们尽快找到病因，消除病因。

短时间内，代偿对机体是有利的，可以弥补组织器官已失去的功能，但这只是人体不得已而为之的妥协方案。代偿，说到底还是对健康组织器官功能的一种透支，在面对致病因素的时候，机体不可能永远代偿下去。只要病因不消除，长期代偿势必伤及组织器官，造成新的功能性，甚至器质性病变。

在治疗判断人体的健康状况时，要注意观察判断病人处于何种代偿状况，才能给出治疗方案。但是，我们往往只能看到人体出现代偿反应后的症状，将这些症状当病治，去消除症状，却忽略了病因，将治疗疾病变成一种粉饰太平的行为。结果就是降压药越服剂量越大，并发症越多；对抗肾小球增生肥大的抗生素用的越多，肾脏损伤的速度越快。

代偿其实也是一种排病反应。人体的这种妥协，比一般意义上的妥协，比如垃圾堆积、脊椎变形等更无奈，身体修复的需求也更紧迫，针对症状的治疗一方面会破坏人体的智能选择，另一方面拖延了身体修复的时间。如果病情发展到脏器损伤的地步，治疗起来胜算的机率就已经变小了，如果拖延到脏器衰竭甚至死亡，那就几乎没有了修复的可能性。

节节败退过程中的排病

　　人体的正气在与邪气抗争过程中，如果因为正气不足，无力争赢，就会表现出节节败退的症状。这个过程是《伤寒论》中所述从三阳到三阴的节节溃败，而不会一溃千里。这个过程中，人体仍然是边打边退，在退的过程中也有抵抗，并且一路都在寻求可以据守的节点，期待可以找到时机发生扭转，再将致病因素一步步驱逐出去。

造成人体正邪相争节节败退的原因。

　　1.正气太虚，被病所欺，抵抗乏力，只能节节败退；

　　2.敌人太强，正气不足以抗敌，也会先退一段，等人体正气能阻截住疾病了，才开始抗争；

　　3.疾病被误治使正气节节败退，因误治，正气被耗损，导致门户大开，敌人长驱直入，身体节节败退。

在每个败退过程中，都有一个截断扭转的机会。

　　所谓的截断扭转，就是截断敌人继续深入的动作，扭转战争的局面，反败为胜。人体正邪抗争的原理与打仗差不多，在败退的过程中，一边打一边寻求可以据守的节点，希望能够重新调整作战部署，整和战斗力，发起反攻。

　　具体到人体体质和单一疾病的撤退路线，基本遵循的是《伤寒论》

中从三阳到三阴的路线，也就是太阳——少阳——阳明——太阴——少阴——厥阴。太阳守不住了，只有向下撤退到少阳，企图在少阳这个节点发起反攻，截断扭转。如果少阳也守不住了，那就只有撤退到阳明，不行就撤退到太阴、少阴，期待在下一个节点能够获得截断扭转的机会。

因此，医生对患者体质和病程的判断非常重要，病程到底是在阳明往太阴转变的过程，还是在太阳往少阴转变的过程等，只有判断清楚了，才能根据身体正气的盛衰和病程所处的节点，决定怎样帮助身体争赢。

一般来说，如果正气不足，就要以补足正气为主，攻伐的药剂量不能太大，甚至都不能先攻伐，而要先补足正气，等正气能够阻截住疾病了，才开始发起进攻。这些属于具体的战术，以守为攻，目的是为了更有力的攻。

当然，医学不是绝对的，每个具体的患者都有标本缓急，如果患者表现出的症状，也就是标已经严重威胁到机体健康了，那肯定要先处理症状。

更需要说明的是，这个截断扭转的六经传导只针对患者的体质和单一疾病的传导，人体是个复杂的系统，有可能六经中的数条防线都表现出症状，这就是一个综合的系统工程。好比解答一个复杂的数学应用题，张仲景的六经辨证及上百种治疗方法就好比给出了我们解答数学应用题的公理、定理，但具体运用哪些，怎么运用，完全靠医生的知识和知觉能力。

在妥协的过程中，人体的体质会出现从三阳体到三阴体的转变。

人体分为三阳体和三阴体，从太阳——少阳——阳明——太阴——少阴——厥阴体质状况是递减的。三阳体和三阴体，更像是人体能量级别的一种状态。

如果人体对致病因素不断妥协，就会出现人体体质从三阳体到三阴体的转变。体质越来越差，人体对致病因素的妥协越来越严重，治疗越来越困难，排病反应和排病症状也会相应不一样。

一般来说，三阳体的人处于比较健康的状态，一般出现的病证也是三阳病，但中间如果出现误治，导致疾病节节退守，也会将三阳病拖成三阴病，将三阳体拖成三阴体。

此外，不良生活习惯的积累对身体产生伤害，人体也会对摄入体内的垃圾毒素不断妥协，小妥协逐渐变成大妥协，三阳体变成三阴体。

三阴体的人大多看上去脸色灰暗，手脚冰凉，相当于亚健康状态。这类人一旦得病，很容易得三阴病，外邪容易直中三阴，人体的抵抗表现出无力的状态，比如发热一直是低热，咳嗽咳痰无力等。

需要指出的是，这里的三阳三阴是体质，三阳体的人也会得三阴病，三阴体的人也会有三阳症状，不能以病症来对应体质。

病程退到最后，退无可退，还有一次逆转的机会。

六经传变可以看作是一个六边形的闭环，位于最底面的厥阴经和位于最表面的太阳经是相连的，厥阴体质和厥阴病如果出现逆转，可以直接翻转到太阳经（见下图），所以这样的逆转，也可以称为厥转。

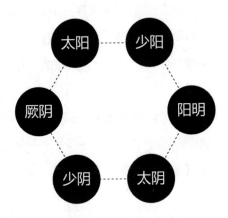

但是，身体退到最后，退无可退，已经不讲究战争的策略了，能否厥转过来，一是看身体是否还有最后一搏的能力，二是看抢救是否及时得当。如果过了厥阴这一关，就会进入下一个轮回，但这一次的奋力一搏，

已经导致正气衰减，如果调养不好，那么下一次的轮回就会走得很快，可能刚刚厥转到了太阳，马上就又回复到少阴，临近厥阴，又面临生死一搏的问题了。

这样的厥转轮回，有的人身体"本钱"可能只够经历一次，有的人可以多经历几次，但每一次厥转，势必让机体元气大伤，让生命力下降。因为在厥转的过程中，尽管正气争赢，阴阳得以相合，但因元气大耗，阴阳相合合不深，不能创造更强的生命力，不足以支撑身体的正常运转，因此，从太阳到少阴的过程就会走得很快，几乎是下滑式的。

我们现在用的激素，其实就是把生命的能量聚合起来，激发起来，去抵抗疾病。上学的时候，老师经常说的一句话是，"激素是医生手里的一张王牌，今后你们当了医生，不可随便乱用"。无论大毛病小毛病都动用激素，到生命需要逆转必须依靠激素的时候，这张王牌就基本失去效用了。

在人体节节败退过程中也会出现排病，如何判断人体是战胜疾病的正向排病还是败退的逆向排病？

边打边退的排病与边打边进的排病有什么不一样？如何判断？

很多患者在接受采访的过程中，描述正向排病是个"痛并快乐着"的过程，一边体验排病的痛苦，一边体验身体随之而来的轻快、清爽感。

这是患者基于自身体验，自身知觉得出的判断。医生没有患者的体验感，如何才能判断病程的正逆？这是所有人都想弄明白的问题。但我们只能再次强调知觉能力的重要性，因为人体是个无限的变量，没有统一的公式可以套用，也许你需要动用数诊合参的知识，也许连知识也解决不了问题，必须动用我们的感知能力，才能感知到发生在患者体内的变化。

比如我们前面所讲的节节败退原因的第二种情况：敌人太强，疾病治疗过程中，因为正气不足，也会先退一段，等人体正气能阻截住疾病了，才开始抗争。这样的退其实是为了进，如何判断，考验的就是医生的知觉能力和定见。还有的情况是慢慢退然后猛进；或者进两步退一步；又或者退一步再进两步；还有可能是在少阳抵抗不了了，猛退到阳明，在阳明僵持，稳住之后蓄积能量再进。

这是个介于道与术之间的问题，需要具备对道的认知能力，和对术的掌握能力。我们要做的是遵循自然之道，学会倾听身体的声音，用知识配合知觉做出正确判断。

排病論

排病理论是一种因果哲学

许多人都有一个疑问：能否不经过排病的痛苦，就将病治好？

我们采访的每个病人都经历了排病的痛苦，有的人经历的痛苦可以说是刻骨铭心的，比如最后一章记录的病案一的孙某某，类风湿的毒素从骨头里透出的时候，脚曾经像踩在刀尖上那样疼；以及病案四的易某，在排出肺部的死痰之前，曾经历了15天的发热胸闷、咳嗽；比如我的女儿，排病过程中时常需要忍受难耐的腹痛，疼起来整个人没有一点力气。每个人都经历过痛苦的排病过程，症状最轻的也是感冒发热。

这些痛苦谁都不想经历，不愿意忍受。那么，能不能不经历它们就将致病因素排出去，将病治好呢？

蔡医生的答案是，如果只是为了止住某一个症状，或者患者只是患了某一个单一的疾病，可以不经历排病的痛苦。比如，简单单一的感冒咳嗽，要消除症状很简单，可以不经历痛苦，快速就可以将病治好。但是，如果你这个感冒咳嗽的背后，是整条膀胱经的受寒堵塞，或者是因为肾气不足、肾水不济引水自救的方式（后面的章节会详细论述，这里只是举例，做个大概了解），那么，不经历痛苦就是不可能的。无论是疏通堵塞的膀胱经，还是肾气不足需要补足肾气，都不是一朝一夕可以解决的问题，这个过程中，身体需要多长时间、以哪种方式排出毒素，需要清除哪些毒素后才能补足肾气，都是由你的身体决定的。如果你日常亏欠身体太多，生活恶习严重，或身体向你呼救而不自知，继续耗费身体储备的气血能量，这个过程，就是身体跟你讨回亏欠的过程，排病的痛苦程度就会强，过程就会漫长一些，不经历痛苦是不可能的。

排病就一定会有痛苦，只是有些痛苦非常轻微，被我们忽略了。相应的，排病越深痛苦越重。

香港电影中非常流行的一句话："出来混，迟早要还"，用在身体上最贴切。

我们此时该庆幸的是，排病过程所经历的痛苦，是身体排出致病因素、祛除疾病的痛苦，而不是大病酿成后被疾病折磨的痛苦。很多患者形容这样的过程是一种"痛并快乐着"的体验。

你吃的每一支冰激淋，每一顿烧烤，每一次喝醉，受的每一次寒，生的每一次气，每一个欲求不满的贪念，身体都帮你记得一清二楚，在合适的时候，都会还给你。如果身体还能聚集起气血能量，又或者，有幸遇到医术好的医生，能帮助你培养正气，身体能将这些因素造成的毒素排出去，你经历的至多就是排病的痛苦；如果你很不幸，以上两方面都没有占据，那么要还的痛苦，除了身体的痛苦，还有眼睁睁看着它一天天差下去，忍受"终生服药"的痛苦。比起后者来，排病的痛苦反倒成了一种幸福快乐的体验。

所以，那些因为受寒感冒发热就觉得受不了，要忙着去输抗生素立即缓解症状，获得暂时快乐的人，今后要忍受的，就不是感冒发热这样的小痛苦了。我们前面说过，抗生素把感冒的问题解决了，却将更大的问题推到了下游，而这些问题，迟早都是要做出"交代"的。

我的女儿两岁多的时候经常发热感冒，一次去医院，呼吸科的医生问我要不要输抗生素，我一时有些慌张，这不是医生该决定的问题吗？那位医生解释，不输抗生素主要是怕你们家长心急扛不住。也就是说，是可以不输的，或者根本是没必要输抗生素的，但为了迎合患者及家属急功近利

排病論

的心理，也可以输三天（输抗生素一般是三天，这个大家都应该懂的）。可惜那时候自己学医不精，对排病理论还没有了解，加上希望女儿马上好起来的功利心理作怪，错误地给女儿用了多次抗生素，这或许是后来接受排病治疗后，周期较长，女儿忍受的排病痛苦也较严重的原因。

女儿受的这个罪，因是由我这个做母亲的无知种下的，却只能由她来还。所以，建立排病观，形成正确的对疾病的认知很重要。

排病经历的痛苦，是一种生命的因果哲学。是你对身体种下的因必须承担的果，不可能有一种特效药，能一次解决你的所有问题，也不可能不经历这个痛苦。

排病理论是指导"治人"的理论。

我们采访的很多患者，接受排病治疗后，整个人的观念都慢慢发生了改变。有的人不希望别人再遭受同类的痛苦，主动建群，与同病者分享自己的治疗经历，不希望他们走弯路；有人见到陌生人有不好的生活习惯，不管别人接不接受都要去纠正，就是不忍心看别人再经历痛苦；有的之前爱玩，爱喝酒，爱熬夜，接受排病治疗后发现自己安静下来了，能够在家静静地看书，做事情，思考；有的人由原来的"肉食动物"变成了素食主义者，并积极站桩、打坐，之前暴戾的脾气完全不见了，像变了个人……如果没有经历过排病的痛苦，没有体会到身体的一步步好转，他们是很难形成这些改变的。

经过排病治疗后，很多患者不仅排出了体内的毒素和疾病，也排除了生活中的恶习，排除了性格中的弱点。

"上医治国，中医治人，下医治病"。所谓"治人"，不仅是对个体的人从整体上进行辨证论治，更是在治病的过程中对患者产生潜移默化的影响，帮助患者形成正确的认知。

这也是我们写作本书的目的，帮助大家树立正确的排病观，从而形成正确的生命观。

排病論

是不是非得吃药才能排病？

排病理论要告诉我们的，是对身体、对生命建立正确的认知。如果认知正确了，不吃药也可以排病，也可以排出身体和思想上的众多毒素。

这就是为什么很多晚期癌症患者，放弃放疗化疗后，回家规律作息，积极健身，保持阳光的心态生活，几年后发现肿瘤消失了的原因。在这个过程中，因为人体和思想都得到了调整，终止了耗费气血这个"伤寒"的行为（这个后面会另立章节专门论述，此处只需了解），身体有了蓄积能量排出肿瘤内毒素的可能。

这里，我个人体会最深的是，不吃药也可以排病。在认识蔡医生之前，我也有众多生活恶习，熬夜、吃肉、不注意保暖、运动量非常少……几乎现代人有的恶习都有，自己都可以感觉肩背硬邦邦的，手臂慢慢变成我最怕的蝴蝶袖，慢性胃炎困扰我很多年。认识蔡医生之后，跟他学习站桩，他说，我的问题是胃和膀胱经的寒气太重，只要改变生活方式，并坚持站桩，身体的问题就会得到解决。坚持站桩两年多，我至少经历了七八次排病，最典型的是咳嗽和出皮疹。大约站桩三个月左右，周围的人都明显感觉我瘦了，一年以后，我的形体几乎就要恢复到"纸片人"的时代了，胃病发作过几次，现在已经很少疼了。原来背部胃俞的位置高出一块，站桩半年后彻底不见了。

所以，很多人讨论，只有"扶阳"、用温阳的药，身体才会出现排病反应，用滋阴的药则不会。**我们认为这又掉进了"以药论病"，而不是"以人论病"的误区内。医生最重要的是建立正确的"治人"而不是"治病"的观念。**排病只是一个结果，人体出现排病的原因有几种，一种是被动挨打的排病，比如细菌、病毒的入侵，人体奋起反抗，一种是身体状态改善后的主动排病，这里既包括接受正确的治疗方案后带来的身体状态的改善，也包括生活方式和生活态度的改变带来的身体状态改变。

排病論

搞懂了什么是排病，什么是病，那什么是健康？

论述了什么是排病，论述了什么是病，这些都是相对于健康的概念。那什么才是健康？健康的标准是什么？

阴阳相合产生了生命，生命产生后，在一个生命体内，只有不断的阴阳相合才能产生生命力，让人体不断获得维持健康的能量。而人体阴阳相合要合得好，所需要具备的条件，必须是人体处于相对健康的状态。只有当个体能量使用得当、耗能适中和能级高的时候，阴阳才可能合得好，产生的生命力才可能旺盛。

健康的两个标准：一是高能级；二是能量使用得当、耗散适中。

先来解释高能级。高能级，就是气血水平高，旺盛，能量充足。可以理解为身体的能量供应良好，储备充足。我们身体里的能量有两个方面：一个拿来用，以血液、津液、唾液等体液的方式参与身体的循环，维持脏腑及组织细胞的功能，相当于一个国家流通的货币，促使社会运转正常；另一个是拿来储备的，脾胃运化出的精微物质，进入血液中，被肾提取出来，我们称之为"肾精"，它们储存于骨骼中，表现为骨髓、脑髓、脊髓，相当于一个国家储备的硬通货黄金，它用来濡养神经，是神经的土壤和根源。

在蔡医生看来，肾不储存精，而是提取精，由肾脏提取的精以髓的形式储存于骨骼中，这是一个动态的存储循环。如果肾功能下降，髓的质量就会变差，对神经的濡养不利，就会出现相应的神经症状。所以，髓不仅是一个量的概念，也是一个质的概念，我们进行各项指标检测时，会发现髓的量没有问题，但神经还是表现出各种症状，这就是质的问题了。

人体的高能级，既包括了用的能量充足，又包括了储备的能量充足，髓海是满的，髓的质是没有问题的。

但这只是衡量健康的一个标准。如果身体的气血能量水平高，处于高能级状态，但我们对此根本不珍惜，经常喝酒、熬夜、吃生冷、穿得少、思虑重，让自己的身体和思想都处于"无序"的状态（这里的无序，可以理解为不遵循自然规律，也可以理解为人体的使用不当），那么，再旺盛的气血也经不起折腾。

因此，能量使用得当，就是让身体遵循自然规律，春生夏长秋收冬藏，日出活动，日落休息，尽量远离不健康的生活方式。

如果身体处于"无序"状态，为了支撑"无序"的生活，身体必然调用更多气血能量才能满足，让原本旺盛的气血能量处于透支耗散的状态，身体就已经不是处于适当的能耗而是高能耗状态了。所谓的能耗，就是身体耗费气血能量的程度，好比一部汽车，保养不当，使用不当，必然更耗油，导致高能耗。再强盛的国力，如果经常内乱，管理混乱，也不得不动用国力理顺内乱，维持国家的正常运转，产生高耗能。身体的"无序"必然导致高能耗，时间一长，气血能量经不住耗散，就不是真的旺盛，而是虚旺了。"无序"状态时间长了，会让身体转到低能级。

所以，高能级之外还有一个重要的标准就是能量使用得当、耗能适中，让身体的气血水平能够用以濡养身体，有充足的储备，而不是拿来耗费在各种不良生活习惯上。

这两者的关系可以用因果关系来形容，"无序"必然导致高能耗，高能耗必然损伤机体能级；而能量使用得当必然让机体维持适当的能耗状态，这不仅会减少能耗，让身体处于低能耗状态，还会让阴阳更好地相合，创造高能级。

不健康的人体往往处于以下三种能量耗散不适中的状态。

1.高能态高混乱高耗散状态。能量够，但不被珍惜，耗散也高，就像挣钱一样，左手进右手出，没有什么积蓄，等关键时刻需要救急的时候，比如遇到外邪入侵，就只能进医院。

2.低能态高混乱高耗散状态。这就是典型的虚亢。用挣钱来打比方就是入不敷出，挣的少花的多，不得不调用积蓄，将家底掏空。这种状态持续时间一长，必然出现脏器功能的损伤，发生功能性病变，如果继续耗损下去，甚至可能由功能性病变发展为器质性病变。

3.低能态低耗散状态。进的少出的也少，尽管能维持平衡，但一直维持的都是低水平的平衡，是典型的虚症。好比挣钱挣的少花的也少，挣的越少越不敢花，但仍很难维持基本的需求。

这三种状况的共同特点都是能耗不适中，也许因为无序导致能耗不适中，也许因为身体能级低，气血水平弱，导致能耗低，都不是健康的身体状态。不该用的气血能量乱用，该用的没得用，好比不该花的钱乱花，该花的钱没有积蓄可花，前者在透支生命，后者在虐待生命。

治病要达到的两个目的：一是增加能级，二是让气血运行有序。

25岁之后，人的体能就开始走下坡路，气血能量水平下降，脏器功能慢慢衰弱。

要维持人的脏器功能健康运转，一是要保持气血能量的旺盛，保证有充足的气血濡养全身的细胞组织。二是要珍惜我们的气血能量，让它能有所储备，不要乱用。比如多穿一件衣服，人体就不用耗费气血能量去抵抗寒气了；少吃点生冷，就不用调用过多的气血能量去运化这些食物了；少熬点夜，在夜间阳气本该休息的时候就可以让它好好休息，为更强的生命力蓄积能量了。

总之，调整混乱的生活状态，才可能补足气血获得健康。因此，我们总说治病必先治人。

前面说过，治病要达到的两个目的一是增加能级，二是让气血运行有序。而气血运行有序除了靠药物的作用之外，最重要的还得依靠个人的认知，养成好的生活习惯。

道家以打坐、闭关、辟谷、太极、桩法等"练静功"的方式修炼，都是为了让身体处于高度有序的低能耗状态。他们会将元阳藏入体内，降低身体的能耗需求，转变为身体的储备。说通俗点就是为身体存钱，多存少用，身体的底子就会越来越殷实。

如果摸修行高手的手脚，与虚症之人一样，都是凉的，但手是软的和润的（真正的虚症之人手是硬的和糙的），面色看似萎黄，似乎是身体虚弱的样子，这其实是身体处于低能耗状态，阳气潜藏，神、气完全收入了体内，处于似虚非虚的状态。而一些患者反而表现出手心热、面色浮红等状态，看起来与健康人相似，其实是阳气不能内守，虚阳外浮的表现。

而我们追求的真正的纯阳之体，从逻辑上来说是能量储存的够多，身体的底子够殷实，由内而外的"精满则溢"的一种理想状态，通过修炼、修行可以接近，但很难达到。

所以，我们常说，大虚之人显现大实之像，修行高手显病态，武侠小说有"枯禅大师"这样的人物，现实中其实也有。如何辨别，是作为医者的基本课程，属于基本的虚实诊断。

能耗适中是维持健康的必要条件。

采访中，很多人说，吃了蔡医生的药一段时间后，感觉越来越怕冷，穿的越来越多。这其实是因为之前一直处于不良的生活习惯中，比如穿的少、吃生冷、熬夜等，这些都是耗损人体气血的"无序"行为，你穿得少了，为了不让你感觉冷，人体势必要调用能量去保护你的皮毛，让寒邪不能入侵，这样就将原本该潜藏在脏腑组织中，用以滋养全身脏腑骨骼肌肉的气血拿一部分来抵御寒气，造成气血虚亢的表现。看起来是身体很好，穿得很少，其实是在耗费身体的气血能量。接受排病治疗一段时间后，在医生的教导下把习惯改过来了，身体的气血能量也补起来了，气血能够慢慢潜藏入身体中，不再盲目调用来抵抗外寒，所以感觉身体越来越怕冷。这其实不是身体越来越差了，而是气血越来越能够收藏，抵御寒冷的任务交给了衣服来完成。

吃生冷寒凉、熬夜等恶习的原理也一样，吃了生冷寒凉的，身体就要调集更多能量来运化这些生冷寒凉的食物。熬夜我们都知道是消耗体能的，能量在夜间原本是该潜藏入脏腑中休息，以蓄积第二天的用，哪怕只是失眠，也会影响身体的运行，更不要说经常熬夜了，能量在夜间不能潜藏，被激发起来去应付熬夜必须的耗损，夜里藏不好，白天就用不好；冬天藏不好，春夏就用不好，长此下去，会造成气血能量入不敷出，身体越来越虚弱。睡眠是一个阴阳相合、创造能量的必需状态，熬夜就会导致阴阳相合合不好，能量的产生不够，所以熬夜过后，我们总会有乏力、怕冷的感觉。

人体处于混乱的状态，如生活不规律，心神不宁等，势必增加身体的能耗，影响气血能量的储备和运转。人体的"无序"导致能耗上升，容易导脏器功能的损伤，使人体进入疾病状态。好比城市交通，越有序，需要动用的社会资源就越低，能耗就越低，为社会节约的能源就越多。

小结：排病是人体趋利避害的自然选择

相争和妥协，是排病的两种基本状态。

比如一个人吃了不干净的东西，人体会收到信号，不利于健康的东西进来了，此时，就会发起与这个脏东西相争、把它排除出去的努力，可能在胃部就会发生呕吐，把它吐出去；如果在胃部不能够将它排出去，那么到了肠道之后，就可能出现腹泻的症状，企图通过腹泻将它排出去。这两个动作，呕吐和腹泻，分别是两个相争的步骤，也是人体的两个处置预案，它们都是在受到外邪侵犯的时候发起的被动相争，是敌人打上门来了，发起抗争，能及时发起这样的相争，证明人体的正气是很旺盛的，只要有正确的认识，一般都能将外邪排出去。

但如果我们吃进去的脏东西含有的毒素太强，或人体正气不足，无力将这些毒素排出去，那么人体就只能采取妥协的措施，将这些毒素留存在体内，安置在一个对人体影响较小的地方，等人体正气足够充沛，有能力处理的时候再来处理它们。这样就会出现两种情况：一是人体改变了不良的生活饮食习惯或者得到外力（如药物）襄助，蓄积起了足够的能量，对这些妥协产物发起主动相争，排出这些致病因素，这就是先妥协，后相争。这里的相争就是一种主动相争，是知道敌人在哪儿了，我去精准出击，并且是有备而来。另一种情况就是人体的正气越来越衰弱，无力再来顾及这些妥协产物，甚至旧的妥协产物还没有祛除，新的妥协产物又不断产生了，人体只有越来越妥协，最后为了不让它们跟随血液循环乱跑，危

排
病
論

害其他组织脏器，只有将它们包裹起来，形成肿瘤。这样的妥协是大妥协，治疗起来更加困难。

没有了相争，人体也就没有了对抗外邪的活力。

在我们的一生中，始终处于与外邪（致病因素）的抗争状态，因为致病因素是不可能从大环境上消除的，没有了相争，人体也就没有了对抗外邪的活力。而被动相争几乎是人体大部分的争斗状况，你来犯，我出击，开门逐寇，将致病因素排出去，是人体最基本的处置预案，现代医学称为免疫反应。所谓免疫反应，理解起来很简单，为了免除"疫情"而作出的反应，这里的"疫情"当然是一个广泛的称谓，借用的是古代医学"瘟疫"的"疫"，其实是指一切"非己"，也就是不是人体自己的、不利于人体的因素。

身体受寒立马做出的打喷嚏、流清涕等反应，是人体应对寒湿气的免疫反应；吃了脏东西后呕吐、腹泻，是人体对不干净饮食的免疫反应；肺部吸入粉尘、肺部受燥等后的咳嗽、咯痰是人体对燥邪、吸入异物的免疫反应……这些都是被动相争的状况。

排出"非己"因素，达到阴阳相合的状况永远是人体努力的一种方向。除了面对外邪侵袭的被动相争，蓄积一段时间的气血后，人体总会对一些妥协留下的问题发起相争，主动扫清障碍。比如，因为受寒，人体无力及时将所受的寒湿邪气排出去，寒湿之气郁结在经络的某个部位，导致局部的经络痹阻不通，人体的气血能量无法疏通这个痹阻问题，就只能暂时将它搁置，气血能量充裕后再来疏通它。当然，身体可能不只有一种妥协状态，尤其是年龄越大，身体对致病因素妥协的次数就可能越多，需要处理的问题也就越多。人体会根据轻重缓急来决定相争的顺序，也会根据自身正气的强弱来调整相争的节奏。好比一个家中很多地方都需要花钱，钱先花在那儿，后花在哪儿，总要有个统筹安排。

人体会用疼痛等信号向我们求助。

这是一个有必要讲述清楚的问题，并不是说，懂得了我们身体产生的不适，大部分都是人体在排病的结果，我们就不需要管了，让它自己排去，让它自己挣扎去、努力去，要知道如果人体正气不足，很多致病因素都是没法排出去的，最终会造成妥协，而有些妥协的产物，哪怕是人体蓄积了一定的气血能量后，也是处理不了的。

比如骨质增生、腰椎间盘突出等证，人体靠自身的能量很难修复这些症状，但它会不断地往这个地方输送气血，不断发起争斗，用争斗产生的疼痛、不适来表达人体想要排出这些妥协产物、致病因素的意愿，向我们发出信号，引起我们的重视，提示我们尽快寻求助力来解决这个问题。而我们往往误读了人体的这种努力和排出致病因素的意愿，没有听懂它发出的信号，以为止痛、消除不舒服的症状就是对待身体最好的方式。如果得不到正确有力的帮助，人体无力对抗致病因素的侵袭，局部就会产生破坏性症状，继而可能累及身体其他的组织脏器的功能。

排病，本质上是人体趋利避害的选择。

无论是主动排病还是被动排病，抑或是永恒地妥协，都是人体的一种自然选择，这种选择，本质上是趋利避害的结果，是万物的生存之道和自然之道。

因此，我们说，排病理论是自然之道，只不过是把自然法则在人体表现的现象阐述出来。《伤寒论》讲述六经辨证，讲述致病因素在六经的传变规律，其实也是在讲致病因素在六经排出的规律。一般来说，外邪侵袭，进入机体之后，人体也会随即调动气血能量与之相争，启动相争预案，排出这些致病因素。而我们判断自己生病了，需要求助医生，医生判断你的病程，其根据就是正邪相争的症状，也就是机体的排病症状，这个相争的症状，是在太阳经、少阳经，还是在太阴经、少阴经，或是阳明经、厥阴经，那我们就会得出是太阳病、阳明病、少阴病或其他三经的病。医生才能根据这些症状和你的体质开出药方，帮助你尽快排出这些致病因素。

人体患病了，虽然是一个被动的状态，但这里面，每一个传变的过程中，无不包括着相争的主动，哪怕是妥协过后，只要有可能，也会发起相争，如果没有了这种相争的主动，那我们就难以判断疾病，毕竟像扁鹊那样看一眼就知道病程到了哪儿的医生太少了，不然怎么叫"望而知之谓之神"呢？这就像一个家里进了贼而不察觉，直到大的损失发生了，才知道小偷已经潜伏数日。可以想象，如果我们的身体无法对致病因素发起抗争，任凭致病因素长驱直入，那后果就是等发现的时候已经晚了。

所以，我们说"我生病了。"其实是身体在说，"我在排病了，请帮我一把。"历代医家都讲究驱邪外出，就是顺应人体的这个自然选择，"汗""吐""下"也好，培元固本也好，前者是利用排泄通道驱邪外出，后者是提升气血能量驱邪外出，都是帮助人体排出致病因素的方式。

蔡医生一直强调，作为一个医生，在治病时，要时时反省自己的治病思路是否在自然之道的框架内，是否有违自然之道，自然，才是我们需要去认知的最严谨、最高深的科学。

第二章

排病反应

汗、吐、下，几乎是一切排病反应的总括

汗、吐、下是历代医家最常用的排病方法。

汗即解表之法，是身体通过皮肤的排泄通道排出致病因素的反应和方法，如出汗、头油、散发体臭味、胃内散发的口臭、出疹子等。

吐即呕吐之法，是通过呕吐快速排出胃中致病因素的反应和枢转脾胃的代表方法。

下即往下排出致病因素之法，包括从下焦、下肢、足部，通过大小便、臭屁等，排出毒素和代谢废料的反应和方法。

汗、吐、下本来是机体的一种表征，但被医家因势利导后，变成了一种方法，一种理论。比如汗，张仲景将其上升到了汗法的理论高度。而张子和则将吐，上升到了吐法的理论高度，用来指导治疗疾病。

汗、吐、下，是人体最主要的排病反应，它们囊括了人体排出致病因素的三大通道。感冒、发热、咳嗽、腹泻、起疹、恶心、呕吐、体臭、屁臭等反应，都包含在这三个大的反应内。

张仲景在《伤寒论》中反复论述这些反应后的脉证和治疗方法，这样还不放心，又专门写了一篇《辨发汗吐下后脉证并治第二十二》，并且说明加这一篇的原因，是怕之前的论述不够明白特别再提醒一次，做成便于检索的样式，方便医者可以随时查阅。可见，在张仲景眼中，汗吐下反应是几乎贯穿人体的所有疾病治疗过程的，它的对应治疗，需要随手检索查阅。

这里将汗吐下反应一起论述，一是它们几乎是一切排病反应的总括，一起论述才足够清楚；二是这三种反应往往不是单一出现的，在使用这三种排病方法排出致病因素的时候，也往往会先后配合使用。

【汗法】

桂枝汤被称为群方之首，就是基于皮肤代谢功能的重要性。

汗法，代表了人体皮肤进出功能的调节。我们的皮肤是人体最大的排泄器官，也是进行营养交换的重要介质。

皮肤有一进一出的功能，皮肤的代谢通道正常，该出的垃圾毒素才可能通过汗液、臭味散发出去，该进来的氧气等其他营养物质也才可能进得来。同样，不该进来的寒湿邪气也才可能被屏蔽在外面。

如果皮肤"出"的功能出现障碍，那么，大量需要通过皮肤代谢的垃圾毒素就会郁结在体内。人体为了将这些垃圾毒素代谢出去，会通过发热等手段往皮肤下输送。而如果皮肤的代谢通道堵塞，这些毒素越是不得代谢，就越希望尽快代谢出去，以缓解人体毒素越堆越多造成的危害，它们会努力攻击皮肤，让皮肤出现各种变异。**很多皮肤病，都是毒素想要外出的表现，它真正的问题不在于细菌、真菌的感染，而在于皮肤代谢通道的不通畅，细菌、真菌之所以有感染的机会，也是因为代谢问题造成的。**

此时，就需要用汗法，打开表皮，让表皮的皮肤处于亢奋状态，让堵塞的垃圾毒素能够顺利代谢出去，同时，让需要进来的进得来。桂枝对皮肤的开合具有双向调节作用，在《伤寒论》中，桂枝汤被称为群方之首，应用很广，就是基于皮肤代谢功能的重要性。

在蔡医生的临床实践中，桂枝是运用最多的药物，每个病人几乎都适用桂枝，皮肤的代谢通道一旦顺畅，排病治疗速度就会加快，病人忍受排病反应的痛苦也就会减轻，因此，蔡医生被戏称为"桂枝派"。

一旦皮肤无法将各种垃圾毒素代谢出去，要么这些垃圾毒素在体内越积越多形成肿瘤，要么堆积在皮下形成皮下肿瘤。

这里的皮肤，是一个"大皮肤"的概念，包括包裹脏腑的黏膜、肿瘤的包裹组织、细胞膜等。

蔡医生提出了"大皮肤"的概念，它包括表层的皮肤，还有包裹我们脏器的黏膜，以及包裹肿瘤的组织，包括细胞壁等，一切具有覆盖、包裹及屏障功能的组织，在蔡医生看来都可以理解为"皮肤"。

汗法不仅适用于打开体表的代谢通道，同样适用于脏腑排出毒素和寒气，以及加速肿瘤的垃圾毒素代谢。

在针对肿瘤患者的排病治疗中，蔡医生的经验和心得是，当补足患者的气血能量到一定水平后，再用解表的药物和方法一段时间，肿瘤会缩小。这证明了将癌症的包裹组织看作皮肤的正确性和合理性。当患者的气血能量充足，并将血液中的垃圾毒素清理干净之后，用解表的药物，能够打开这层包裹"皮肤"的"毛孔"，催动毒素反渗透出来，再通过清理血液将它们代谢出去，肿瘤自然会缩小。

这一观念推及脏腑组织的调理同样有效。比如脏腑受寒，阳气被寒所伤，出现"伤寒"症状，此时，同样需要桂枝配合打开包裹脏腑的黏膜组织，用温中的药将寒气散出来。这其实也是针对脏腑的汗法。而寒邪排出的症状，可能是通过汗液出来，也可以向内，代谢物进入肠道，通过肠道腹泻的方式排泄出去。因此，一般来说，汗法用了之后，才用下法。有时，下，也是汗之后的一种自然反应。

蔡医生认为，要从"大皮肤"的概念去理解桂枝汤，才能明白张仲景对此方的运用。并且，蔡医生还认为，张仲景已经是以"大皮肤"的概念去理解和运用桂枝汤了。

汗法排出致病因素的五种方式。

汗法对致病因素排出的方式，囊括了固态、气态、液态三种物质形态。具体来说，包括以下五种方式。

1.出皮疹。

2.散气味。

3.出油、出浊汗。

4.通过"大皮肤"的代谢（如细胞内外液的交换）。

5.通过肺的代谢（如咳嗽、咯痰）。

汗，既是一种排病手段，也是一种排病症状。

这种症状不只是出汗那么简单，一切通过皮肤出来的排病症状，都可以看作是汗法的结果。包括冒油、渗出液体、长痘、出疹、身体散发病气等，都是在皮肤通道打开，皮肤处于亢奋状态下致病因素得以排出的表现，都是汗法的结果。

出汗，只是人体排病的一种液体形态，而汗法之后，人体可能还会选择通过固态、气态、液态排出致病因素。此外，发热也可能是汗法的一种结果。

我们习惯于从外在解决问题，比如皮肤冒油、长痘、长疹子，我们会习惯性地选择外用药物来抹平这些症状，外用药很容易伤害皮肤的代谢能力，使大量有待于通过皮肤排出的毒素无法排出，而这些无法排出的毒素会等待皮肤通道再次打开的时机排出去，这样会表现出反复长痘、出疹、冒油等症状。因此，如果皮肤问题老不好，那应该考虑以下几个方面的问题：一是持续摄入垃圾毒素，皮肤代谢困难；二是皮肤代谢通道反复被堵塞，无法顺畅地一次排出；三是毒素在皮下堆积的太多，无法一次排出。

再比如身体异味，往往不是洗不干净或洗澡不勤的问题，是大量垃圾毒素在体内堆积，散发出来的味道，我们称为病气。身体臭是提醒我们需要尽快关注身体的问题了，提示内环境不干净，甚至是病变了，比如糖尿病就会散发出烂苹果的味道。

临床上最可怕的状况是，身体一直有臭味，但突然就不臭了，这种情况大部分不是垃圾得以代谢出去，健康状况好转的表现，而是提示两种不好的状况：一、身体状况变差，无法通过皮肤排出毒素；二、皮肤代谢通道出现问题，无法排出毒素。在这种情况下，要来重新打开皮肤的通道，协助大量的垃圾毒素代谢出去，就会困难得多，汗法的使用就更考验医生对病情的把控。

【吐法】

吐，是显效最快的排出致病因素的方法。

大部分人都有这样的经历，吃了不易消化或不干净的东西后，胃部会难受，如果此时恶心呕吐，则吐后胃中不适的症状会马上消除，如果一直吐不出来，则这样的难受会持续较长时间，直到人体将这些摄入物运化完，或通过腹泻代谢出去。

此时，吐，是显效最快的排出致病因素的方法。如果这些被摄入的食物无法吐出，一是会消耗人体大量的气血来运化它们，给脾胃造成负担，在运化过程中又会产生垃圾毒素，人体代谢这些垃圾又要耗费大量气血能量，是造成脾虚、气血虚的主要因素；另一方面，如果摄入的食物本身就不干净，即便最后能通过腹泻代谢出去，但这个过程也会污染消化道，如果毒素无法及时排除，则会堆积在体内，甚至污染血液，对身体造成更大的损害。

因此，在胃中堆积太实、运化无力、有异物、摄入有毒食物或大量饮酒等情况下，用催吐的方法是减轻有害因物质对人体伤害的最快最有效的方案。

所谓的驱邪扶正，就是排除不利因素，不让正气受各种不利因素的损耗。当然我们还讲过扶正是为了驱邪，就是补足气血能量，推动致病因素的排出。这里有一个先后的问题，在上述几种大实的情况下，用催吐法先驱邪，也就扶助了正气。

吐法又可分为嗝、呕、吐。

我们胃部满闷不舒服的时候，有时打几个嗝也能缓解，或干呕几下，不吐也能缓解。所以，嗝、呕、吐，都是吐法的表现形式，都能起到驱邪排病的目的，只是其程度不同。

嗝——胃部的小排病。嗝其实是一种小的呕法，调动胃部的枢转能力，通过打嗝，将废气排出，增强脾胃运化能力，只是这种排病手段驱邪的功效较轻微。

呕——古代医学文献认为"有声无物为呕"，我们又叫干呕。干呕也是枢转脾胃的方式，当脾胃功能不足以运化纳入的食物，或应对身体的变化时，也会出现干呕，通过呕来调动脾胃功能。呕往往伴随吐，先呕后吐。

吐——胃部激烈排病的表现。通过嗝和呕调动脾胃的枢转能力，再将阻碍脾胃运化的东西吐出来，减轻脾胃负担，条达脏腑，调动脾胃功能。

吐法，是使机体脏腑条达的一种手段。

金元四大家中，张子和最善于用吐法，他对吐法的运用，已经不是简单地为了驱邪，更重要的是通过吐来调和脏腑，流通气血，达到"吐之使其条达"的目的。

脾胃在五行属土，处于中焦，因此又叫中土，它对全身的脏腑功能都起着至关重要的作用。

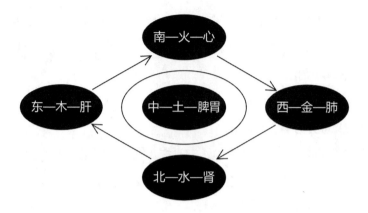

有一句话叫做"**土旺以克四维，中阻枢转不利**"。从这个图就可以看得非常清楚。

这里的土旺，指的是土太实，导致动不了，运化不了。好比一盆植物，如果土太板结，密度太高，浇水再合理，晒的阳光再充足，也不能很好地生长。这个土，就是这个树的依托，土太实了，水分、阳光的吸取都会被它制约。

具体到脾胃，脾胃就是五脏六腑的土，处于中心、核心的位置。它就像一个轮轴，驱动着其他脏腑的工作。如果脾胃运化不力，那就无法从食物中汲取养分，无法为其他脏腑提供必要的养分，会制约其他脏腑的正常运转。

因此，脾胃枢转不利的时候，其他脏腑的气血供应、枢转也会受影响。此时就必须松土，而吐法是最直接有效的方法。通过呕吐，让脾胃运动起来，将阻碍枢转的多余的食物吐出去。通过呕吐，达到使机体脏腑条达的目的。

呕吐，也是机体调动脾胃功能的一种手段。

蔡医生认为脾胃功能弱的人，更容易发生呕吐的反应，比如晕车吐、孕吐、喝酒吐、伤食吐、着凉吐等。正常情况下，尽管脾胃功能不足，但一般不会对生活产生影响，当人体需要调动更强的脾胃功能来对抗外来因素时，原本虚弱的功能已然应付不了，一方面需要脾胃亢奋做功，另一方面，要排出不利于脾胃运转的因素，这样就发生了呕吐，呕可枢转脾胃，就像咳一样，是人体的一种能力和排病手段，吐是为了排出不利于脾胃运转的因素。

比如，乘车时，部分脾胃功能弱的人，由于身体处于动荡的环境下，全身的神经、组织、器官都需要适应这个环境，必须调动更多的机能，胃在此时不得不亢进做功，就会产生恶心、呕吐等反应，而神经系统的反应导致的头晕、头痛等症状，也会刺激胃中的反应。

喝酒吐、伤食吐、着凉吐等机理基本同此，都是外部因素刺激，导致机体不得不调动更强的脾胃功能，而排出不利因素的反应。

平时我们打嗝，也能刺激胃部肌肉蠕动，也是一种小型的调动脾胃功能的方式。

很多接受排病治疗的患者，在治疗到一定阶段之后，也会经常发生恶心呕吐的反应。有的患者描述吐出大量的水样粘液，有的描述吐出白色痰涎，有的描述吐出棕色的黏稠物，有的描述吐出硬硬的块状物，有的描述吐出鱼腥味的硬块。这些都是湿腻之气化生痰饮，郁而化热，阻滞于胃中的表现，颜色越深、密度越高，证明阻滞的时间越长。

有一个病案非常典型，一位10岁的男孩孙某，平时比较贪吃，但吃辛辣刺激的食物后容易引发肠炎，经常呕吐。患者描述脐周、胃部像拧毛巾一样拧着痛，胃部一痛就呕吐，脐周一痛就腹泻，触诊腹部有三个包块，左下腹有两个，脐上靠右有一个，身上味道重，口气重。这些症状证明患者脾胃功能弱，枢转不利，肠胃的屏障功能有问题。治疗从调理脾胃着手，开始服药后各种症状缓解，患者感觉舒服了一段时间，但之后呕吐、腹痛、胃痛的症状又加重，并开始吐浅棕色粘液，如此重复了好几轮后，才彻底好转，各种症状消失，腹部三个包块消失，这个过程用了两年多。

这里的吐，一方面是排出胃中的湿腻痰饮，另一方面是胃功能不断调整的表现。在治疗中不断调理脾胃，加强脾胃功能，慢慢吐出积攒下来的致病因素，身体逐步好转。

脾胃虚弱之人为什么也可以用吐法？

很多脾胃虚弱的人，摸上去胃部不温，甚至胃部皮肤冰凉，有的去做按摩，按摩师会告诉他胃部有包块，但西医检查又没有什么问题。在中医看来，这是寒湿凝滞，在胃中慢慢变成包块的表现。

脾胃虚弱的人一般有两种表现：

一种是形体胖，能吃，容易饥饿，大腹便便。这种人因为脾胃功能弱，可以从食物中获取的水谷精微有限，加上运化乏力，精微物质的重复利用率低，因此随时有饥饿感，而太多的摄入又加重脾胃负担，产生太多无法代谢的废料，进一步加剧脾胃虚弱，越来越肥胖，造成恶性循环。时间越长，会越长越胖，甚至导致心脑血管疾病。这种情况下，提升脾胃的运化功能反而能减肥。

另一种是干瘦，吃不下东西，失眠，精神不振。这种人因为脾胃运化无力，一小点食物都消化、吸收不了，代谢不了，一是从摄入的食物中能运化出的能量很少，二是摄入不足，造成气血不足。脏腑、组织、骨骼、肌肉需要的能量供应不足，则越来越干瘦，肌肤无华。《黄帝内经》说："胃不和则卧不安"，脾胃问题会导致经常失眠，进而易得神经衰弱，还会因长期气血不足导致低血糖、低血压、脑萎缩、肌肉萎缩等。这种情况下，提升脾胃的运化功能可以治失眠。

看似前者是实证，后者是虚症，其实两者都本质上都是脾胃虚弱之症，前者属于虚亢，即本虚标实之症，后者属于标本皆虚。

无论是哪种虚症，脾胃虚弱则机体能量不足，胃部摸上去不温甚至冰凉；提供的能量不足则机体的热能不足，则寒湿凝滞，长期郁结，形成痰饮，甚至成为硬结。因此在治疗到一定程度之后，用催吐的方法，吐出大量痰涎、硬结之后，胃部的不适感自然好转。

【下法】

一般来说，用了汗法之后才用下法。

接受排病治疗的患者开始发热后，蔡医生都会嘱咐他们，等出现腹泻的症状，发热就好了，拉完肚子，这次排病反应就算过去了。

发热之后，只要不是人为退热，都会经历腹泻，并且腹泻之后才开始热退身凉，为什么？

前面已经说过，通过汗法代谢出来的垃圾废料，可能向外随汗液排出体外，也可能向内进入肠道代谢。而发热大多数是汗法的一种极致反应。人体发热之后，皮肤毛孔、细胞膜、黏膜组织都被打开，大量组织细胞内的毒素被渗透出来，这些垃圾毒素一部分通过汗液代谢出去，大部分通过肠道代谢，为了代谢这些废料，肠道会加速运转，加上肠道组织液渗出，通过腹泻的方式将它们代谢出去。发生腹泻，表明人体发热的争斗已经到了清理垃圾，打扫战场的阶段了，自然热退身凉，而泻完之后，才意味着这次争斗的代谢物被打扫代谢干净，此时是不能止泻的。

汗吐下是串联在一起的。一般来说，用了汗法之后才用下法，就是要将无法通过汗液代谢出去的垃圾通过肠道代谢出去。

大部分便秘，用攻下的方法不但不能解决问题，还会伤及肠道。

我们理解的"下"，是大肠满、堵塞，实证的时候，用缓泻的药物通便疏通堵塞。在蔡医生的临床实践中，此法很少用到，因为大肠实证的情况不多。大部分便秘的情况，要么是肺气不宣，肺与大肠互为表里，它们是一体的，上面不通，下面就会发生堵塞；或者是因为气血不足，肠道蠕动无力，不能推动大便外排；还可能是寒太重，一般来说，寒湿化水，很容易腹泻，但寒太重，寒凝肠道，收引导致大肠蠕动不利，发生便秘。无论是哪种情况，都不是一个简单的用泻药"攻下"就能解决的，随意用攻下的方法会伤及肠道。

一般来说，在接受排病治疗的患者中，"下"（腹泻）都是自然发生的结果。但也有一种情况需要用到"下法"。

那就是在用汗法之前，如果肠道是实证，有燥屎，也就是大承气汤的指征（1.大便不通，频转矢气，脘腹痞满，腹痛拒按，按之则硬，甚或潮热谵语，手足濈然汗出。舌苔黄燥起刺，或焦黑燥裂，脉沉实。2.热结旁流证，下利清谷，色纯青，其气臭秽，脐腹疼痛，按之坚硬有块，口舌干燥，脉滑实。3.里热实证之热厥、痉病或发狂等。）此时，就要先疏通肠道，通畅大便，为汗法做好准备。这样，汗法或发热之后的代谢物才能顺利通过肠道排出。

下法要慎用！

不洁饮食引起的腹泻，是人体排出毒素的一种自然选择。

我们都有这样的体验，吃了不干净的东西之后，会腹泻。这样的泻是不能随便止的，一般来说排干净之后自然就止住了。如果发生长时间止不住的情况，可能是毒素已经渗透进肠道，持续刺激肠道反应所致。

人吃了脏东西之后，身体接收到这些脏东西进入的信号，会立即启动防御机制，通过腹泻的方式将它们排出去，但我们感觉腹泻太难受了，或者认为腹泻是一种会对身体造成伤害的反应，于是吃止泻药，人为终止了身体排出脏东西的反应。这样，毒素就被留在了我们体内，长期排不出去就会在肠道内郁结，反反复复，形成了肠炎。此时，我们的"常识"告诉我们，有了炎症就要用消炎药。消炎药下去之后，只把这个部位因为郁结而产生的火暂时扑灭了，这个火我们称为阴火。但是，病灶部位的毒素并没有得到清除，它仍然留在那儿。于是，反复的恶性循环产生了，炎症一消炎—炎症—消炎，慢慢会发现连消炎药也不太管用了，反复的炎症发作使肠道的透析功能发生了改变，炎性反应产生的毒素进入血液中，伤害污染其他脏器。在人体已经没有能力解决这些毒素的情况下，也是为了减少它对其他脏器的污染，就只能选择将它包裹起来，形成肿瘤。

经常腹泻的人，是肠道虚寒，脾胃运化能力不足的表现。

肠道虚寒，寒湿化水，加上气虚无力固涩，便经常腹泻。但这只是表像，其根源在于脾胃运化无力。

脾胃为"后天之本"，它具有"运化"和"升清"的作用。一方面，将人所摄取的饮食进行消化，转化为气血能量，将其中精华的部分通过脾的"升清"作用送往心、肝、肾，再转输到全身；而不需要的糟粕，则通过大肠、膀胱等排出体外。我们知道，脾为实脏，经常摄入寒凉饮食，则脾的温煦不足，也就是火不足，摄入的食物无法完全被运化为气血能量，或者无法有效转运，就会有大量水湿被困在脾内，形成脾虚湿困的情况。人体为了解救脾脏，就会将大量水湿往肠道输送，加速代谢，形成腹泻。另一方面，人体无法获得足够的气血能量，肠道得不到足够的温煦濡养，就会出现虚寒，加剧腹泻的发生。

发热是气血喷张做功，想要排出外邪的表现

人体为什么会发热?

幼儿园小朋友学到的知识是：好细菌和坏细菌在我们身体内打架，它们打得太激烈了，好细菌为了打败坏细菌，非常努力，所以我们就发热了。

好细菌和坏细菌，只是小朋友理解得了的形象，它描述了人体在正邪相争过程中出现的排出致病因素的反应。它的原理是：身体为了对抗外邪做功——从而产生大量热量——出现发热反应。

不仅如此，身体的很多免疫反应都会出现发热症状。

当细菌或病毒入侵人体后，很容易复制繁殖，侵蚀人体健康。但是，当人体处于高温状态时，很多细菌和病毒就无法正常复制，大量繁殖的能力被阻断，人体也因此而免遭大病。发热，也是阻断细菌和病毒繁殖的手段，是人体自我保护的应急机制。

临床实验还可以观察到，当人体处于发热状态时，吞噬细胞的活动明显变得活跃，能够更快速、全面地清理身体的细菌、被感染的细胞，以及损伤、老化的细胞，加速致病因素的排出。此外，肝脏的解毒功能也会增强，有利于更多的毒素排出。

可见，发热，不仅是正邪相争过程中出现的反应，也是人体排出致病因素的有力手段，是人体根据自身气血能量情况作出的有利选择，大部分情况下，它同时也是机体免疫力提升的一种结果。

排病論

大部分发热对身体来说是一个"浴火涅槃"的过程，发热后会经历免疫系统或大或小的重建。

采访中，几乎每个接受排病治疗的患者，都经历了多次发热，几乎所有人描述的体验都相似，"每发热一次，肩背的疼痛就缓解了一截；每发热一次，就感觉头脑清爽了一截；每发热一次，都感觉骨关节的疼痛缓解了一截……"每个人具体的体验不一样，但发热给他们带来的病症减轻的感觉却是一样的。

为什么人体出现发热排病反应后，会让身体获得轻快感呢？

我们知道，发热的时候，脉搏加快，血管舒张，血流加速，细胞、组织、皮肤毛孔打开，人体的气血处于喷张状态，正气在与邪气相争过程中，表现出喷张做功，全力驱邪的状态，很多留存在身体内的致病因素在此状态下被快速代谢出去。实际上，我们的身体正在经历一个"浴火"的过程，这个过程中，导致发热的内外因素都会刺激相应的免疫系统做出反应，进一步增强免疫功能或促使免疫系统进行自身修复。

在发热这个过程中，邪气被驱逐出去了，所以发热后我们会感觉轻松、舒服。正气驱逐邪气外出的正向发热，是人体的一次"浴火涅槃"。

发热对身体的作用。

一、扩张作用，打开阻塞。全身血管、细胞、组织、皮肤毛孔扩张，迫使更多毒素被渗透出来，代谢出去。

我们知道，毛细血管因为非常细，一些大颗粒物质很容易堵塞在较细的部位，发热后，全身血管扩张，毛细血管当然也不例外，这就使得一些堵塞在毛细血管内的大颗粒物质可以顺利通过毛细血管，进入血液循环，通过肝脏或肾脏代谢出去。

细胞也一样，发热状态下，细胞膜会发生扩张，加上高温催动细胞内的毒素渗透出来，进入循环系统被代谢出去。而体表皮肤毛孔舒张，有利于部分毒素通过汗液、皮疹等形式代谢出去。

有部分患者描述，接受排病治疗前，曾出现胸口疼痛，扯着肩背痛的症状，西医诊断为血管狭窄。在接受排病治疗后，经历了多次发热，这些症状慢慢好转，西医复诊发现血管恢复正常。

二、温散寒湿。身体的寒湿痹阻，在发热状态下得到温化，使这些堆积的垃圾毒素运动起来，被代谢出去，逐步消除。

发热后，身体的寒湿得到温化，便于代谢，粘连部分在热力的作用下被逐步疏通，气血得以顺利通过，代谢垃圾毒素，濡养经络肌肉组织。

我们的六腑是有容积空间的，这些脏器空腔的表面都有津液润泽，当人体正气不足，体质从三阳体向三阴体转变后，寒会导致腑腔表面津液的浓度改变，形成痰湿附着。而发热后，这些痰液会被温化消融，表现在肠道就会出现粘液便，接着寒湿继续被温化化水而出现水样便；表现在胃就会出现呕吐痰液；表现在心包，就会有心包积液从皮肤渗出等。

不只是六腑，我们的五脏也是这样，肺脏温化不好，就会积聚大量痰液，所以发热过程中往往伴随着咳嗽，就是肺脏的痰液得到温化，通过咳嗽被排出；肝脏寒凝温化不好，就会妨碍肝胆循环，所以发热过程中往往伴随口苦，就是胆汁得到温化，加速代谢上行所致。

此外，皮下垃圾脂肪也需要温化，比如我们头皮下的脂肪垫，是垃圾毒素堆积所致，它们往往通过头油、头屑的方式排出来，发热过程中，会发现头油分泌更旺盛，是因为这些脂肪垃圾得到温化，推动它们加速代谢的结果。

三、加快新陈代谢。发热迫使心跳加快，加力，血流变快，推动力变强，新陈代谢加快。

从细胞内渗透出的毒素、原本堵塞在毛细血管的垃圾、堆积在身体其他部位的垃圾毒素，在发热状态下，都会有部分进入循环系统，需要被代谢出去。而发热是气血喷张地在做功的状态，发热状态下，心跳脉搏加速，心脏泵压加强，血管舒张，血液循环加快，排出致病因素的推动力变强，新陈代谢加快，是一个非常好的排出垃圾毒素的机会。

不止血液循环系统，发热时，所有循环系统的代谢都是增强的。因为气血喷张做功，体内垃圾的分解加速，这又会产生更多的热量，促使机体更多散热，因此，致病因素可以加速从各个通道代谢出去。

发热的正邪相争，最重要的是与留存在体内的毒素相争。

很多人都有过这样的体验，尤其是小孩子，受寒或淋雨后，会出现发热咳嗽的症状，我们之前也论述过，这是因为寒湿邪气入侵，人体调动气血能量将其驱逐出去的表现。

但是，大部分人都很难在第一时间内就将外邪驱逐出去，当人体的气血能量太弱，或外邪来势太猛的时候，就会出现正不胜邪，邪气进一步入侵，人体抵抗无力，只有妥协，将它们存留在对人体伤害相对较小、也较方便代谢的地方，比如膀胱经巡行经过的肩背部，导致肩背变紧、变硬、酸痛。如果人体长时间都没有蓄积足够的能量将这些妥协产物排出去，而外邪又不断进入，新的妥协不断形成，那这些妥协产物就会危害脏器，甚至形成人体无法代谢的垃圾毒素，为了避免它们造成更大危害，最后不得不将它们包裹起来，形成肿瘤。

我们说发热是正邪相争的表现，这个"邪"不仅指外邪，更重要的是与人体妥协后留下的"内邪"相争。

这些垃圾毒素留存在体内，人体一直想将它们代谢出去，蓄积一点能量就试图去排出一点，因此总表现出时断时续的排病症状。而发热需要足够的能量，就是气血能量要充足到一定程度，有足够的能力与这些妥协产物进行相争，以图用最大的能量将它们驱逐出去。

在接受蔡医生排病治疗的患者中，大部分患者都经历了感冒、咳嗽、低温烧、低烧、中烧、高烧的过程。这个过程，反映了正邪相争的激烈状况，也反应了机体能量的蓄积从低到高的过程。高烧是排病过程中最激烈的相争状态，也是清除致病因素、扭转体质最快的手段。

我们判断发热的依据，主要是阴阳相争的脉象，而不止是体温的高低。

这里所说的发热，与现代医学以体温为指标衡量的发热有所区别。中医判断发热的依据，主要是正邪相争的脉象。

《伤寒论.辨脉法第一》就说，"阴阳相搏，名曰动。阳动则汗出，阴动则发热。"描述的是一种阴阳互动、相争的脉象。历代医家的注解是，"相"是"加"的意思。我们知道，阳为主动，阴为被动，阳加入阴，想要与阴相合，两者产生互动，为了相合而出现相争。"阳动则汗出"，如果是阳掌握了主动权，阴阳相合合成了，就表现为出汗后身体状况轻松清爽的表现；"阴动则发热"，如果阴的对抗性太强，阴阳无法相合出现搏斗相争的局面，身体就会表现出发热的症状。

这里的发热，是一种阴阳相争的脉象，不一定指体温升高。它的目的，仍然是为了阴阳能够相合，是一种以相合为目的的相争。那么如果阴阳相合成功了，脉象就会表现出我们所说的平脉。有些患者出现正邪相争的脉象，体温也随之升高，但有些患者出现此脉象后，体温并不升高，还有的患者虽然出现了正邪相争的脉象，但由于发起与内、外邪相争的能量不足，体温反而降低，形成"低温烧"。

当然，人体的阴阳相合是无止境的，是一个动态的过程，身体的意愿一直是阴阳相合，但因受各种因素影响，又随时可能出现合不好或不能相合的状况，人体就会一直处于想要排出这些合不好的因素，与外邪、内邪相争的状况，正邪相争与阴阳的相斗相合始终是相伴随而发展的，正气争赢了一分，阴阳相合的可能性就更进了一步。反之，如果正气节节败退，则阴阳越来越合不好。而《伤寒论》中所有的脉象，都是阴阳互动的脉象，也就是说，相争是常态。

排病論

因此，平脉，大部分情况下也是一种相对的概念，要么是暂时相合或勉强相合，要么是正邪双方暂时处于均衡相互妥协的状态，如：双方稳定在少阴体、太阴体、阳明体上，互不争斗，相安无事。

但这个相对"平脉"正邪不争斗的过程，其实也酝酿着争斗，此时的相安无事，是因为阴阳双方都在蓄势，为新一轮的争斗蓄积能量，为新一轮的阴阳相合做准备。一旦哪一方的能量有所积累，又会打破平脉的状态，出现正邪相争的发热脉象。

我们要追求的其实不是"平脉"的状态，而是这个脉象在一次次的争斗后越来越"平"，比如从少阴上的平脉到太阴、阳明、少阳上的平脉，让人体处于越来越轻松自在的状态。

而影响阴阳相合合不好的因素很多，不仅是外邪毒素的影响，烦劳、思虑过重等都是重要原因，因此，我们不仅要排出邪气，更要排出"邪"的生活方式和生活态度。

除了我们熟悉的低烧、中烧、高烧，还有一种烧是"低温烧"。

采访中，很多患者反应，他们接受排病治疗后不久，经常会感觉全身发冷，像在不断冒寒气，一量体温，比正常体温还低，最低的可以到35℃，36℃的低温很常见。但是，蔡医生却告诉他们，他们是在发烧，这个叫做"低温烧"。

"低温烧"，蔡医生总结的是气血能量在脏腑做功的症状。

一般体质在三阴的患者，或者病在三阴的患者，因服药或改变生活方式后，气血能量得到一定改善，会对寒湿等邪气发起攻击，但此时，因正气不足，还没有能力大范围对致病因素发起进攻，人体会将所有能量内收，集中于某一个或某几个点上，与某个部位的邪气交争，体表的能量被调用集中于这几个部位，所以体表会表现出畏寒怕冷的症状。此时，虽然患者的脉象表现出正邪相争的状况，但体表温度反而因为能量内收而表现出低温症状。

"低温烧"一般出现在少阴、太阴体质的患者，或者少阴、太阴症患者，三阳体、三阳症基本不会出现"低温烧"。

正气在与人体的妥协产物相争时，一般体内发热的顺序是从脏到腑，再到经络、体表，对应的发热症状也是从"低温烧"——低烧——中烧——高烧。

这就与一个国家一样，如果中央和地方同时出现问题，总是会选择先解决直指中央的威胁，再解决地方的问题，最后来解决周边的威胁，越到后面，解决起来会越快越顺手。人体也总是先解决对自己威胁最大的毒素，再逐步解决其他，而脏一旦受损，则很难逆转，所以，人体一旦蓄积起一点正气，就会先解决脏的问题，然后再到腑，最后才到经络、全身体表。

而我们知道，气血做功越猛烈，新陈代谢越快，排出致病因素的能力就越强，**所以对于病情或体质的扭转来说，高烧>中烧>低烧>"低温烧"**。在排病治疗过程中，前期的感冒、咳嗽、"低温烧"、低烧、中烧都是在为高烧做准备，以求猛烈一搏，最大限度驱逐致病因素。在排病治疗过程中很少出现不发热的患者。

但是，发热是人体自然选择的结果，发热的高低也是人体选择的结果，不是由医生控制的。比如某个患者出现少阴症的"低温烧"，一般来说会遵巡从少阴——太阴——阳明——少阳——太阳，对应从"低温烧"——低烧——中烧——高烧的过程，但也可能是少阴"低温烧"，然后就到了中烧，各种情况都不一定，这都是由人体具体情况决定的。

从开始接受排病治疗到出现"低温烧"或低烧最后到高烧症状，有些患者经历了几个月，有的则经历了几年，各人的体质不一样，致病因素在体内积累的状况不一样，整体正气能量水平不一样，生活状态和生活习惯不一样，对致病因素发起交争的时机和激烈程度也不一样，发热出现的时间、体温的差别都不一样。

蔡医生主张，身体正邪相争正向进攻的发热和正不胜邪节节退守的发热都不能退热，要让身体自然相争。

正邪有相争，就会有正气得张，顺利驱邪外出，或正不胜邪，被病程所欺，节节败退两种状况，而这两种状况都会出现排病发热。

先来说正向排病过程中出现的发热，从"低温烧"——低烧——中烧——高烧，是正气步步得胜，一步步驱邪外出的过程，这个过程中，发热是最有力的手段，也是正气能量水平步步获胜的表现。无论是从脏到腑再到全身的发热，还是从三阴经到三阳经的发热，都是正气能量越来越充足，与邪气争斗越来越激烈的表现。此时的发热，正气逐步处于争斗的上风，如果退热，会导致代谢产物无法顺利代谢出去，大量代谢产物堆积在循环系统内，形成新的危害。或者人体想排出这些致病因素，反复发起进攻，但一次次的排病过程被中断，一次次造成正气的损伤，最终不得不放弃交争，再次回到妥协状态。

这个过程中，因身体正气越来越占上风，每次发热过后，都会出现很多患者描述的"身体清爽了一截"的感觉，精神状态也会越来越舒畅。

如果是身体被疾病所欺负，正不胜邪，节节退守，因身体并未停止抵抗，边退边打，也会出现排病发热。此时的发热，身体因为没有药物等外援，每一次抵抗都会全力以赴，也会出现高热症状。这样的抵抗，每一次对身体正气的耗损都非常大，每打完一次，身体都感觉异常疲惫，情绪也会越来越低落。

但是在这个过程中，身体的每一次抵抗，都是为了阻止病程再进一步所做的努力，这个过程中的发热，因为抵抗激烈，也会出现大量代谢产物。此时如果退热，一是会破坏身体拼尽全力所作出的努力，让病程再欺进一步，甚至长驱直入；二是难以将这些代谢产物排出体外，造成新的致病因素。

在身体节节退守的过程中，最害怕的高热是最后的抵抗。这样的高热很危险，身体被病程欺负到最后，退无可退，只有放手一搏，背水一战。要么拼尽全力否极泰来，出现由厥阴经向太阳经的厥转，度过危险期；要么出现回光返照，然后阴阳离决，生命走向灭亡。此时，身体因为做出了最后的抵抗，调用了最后的正气，打败了部分病邪，会出现暂时的清醒，甚至脸色红润，精神熠熠，所以叫回光返照。

如果是最后的抵抗出现的高热，医生所能做的是判断患者发热的情况，尽力用药物帮助他奋力一击，以求厥转成功，而不是退热，打乱人体的战略，那样风险更大。

高热不退是否会带来后遗症？会不会"烧坏大脑"？

体温依靠下丘脑来调节，当机体受致病因素侵犯后，自身会调动一系列的防御机制来应对侵犯，比如增加白细胞、淋巴细胞、吞噬细胞等，消灭致病菌，也包括通过发热排出致病因素。

一般来说，未成年孩子因为大脑发育尚未完善，加上机体少受邪气侵犯，体内妥协产物较少，正气充足，大脑接收到体温调节信号后，会调动更多气血能量进行抵抗，出现体温调节升高的情况，这就是儿童为什么比大人更容易产生高烧的原因。

但我们要知道，高热只是人体正邪相争的表现，只是一个症状或体征，而不是疾病本身，此时，最重要的是搞清楚引起人体发热的原因。

在所有接受排病治疗的患者中，哪怕发热到40℃的高热，也没有出现过抽搐惊厥的。这是基于人体正气做功，步步驱邪外出的正向反应。即便是外邪所致，如细菌、病毒、受寒等导致的发热，也是正气驱邪外出的表现，在发热过程中，只要注意不要受风，注意保暖，一般不会出现抽搐惊厥。

如果是病毒引起的发热，而这种病毒不能被及时清理出去，引起感染，或者是某种细菌病毒感染引起了脑膜炎或者脑炎，这是细菌病毒本身引起的病变，可能留下一些后遗症，我们往往认为这是"脑子被烧坏了"，却不知道，这不是发热引起的，持续高热只是身体对我们发出的一个求救信号，是身体在持续对抗中，不得不奋力抵抗的表现。甚至，很多脑膜炎都不会表现出发热症状，脑子还是会局部受损，但却不是被"烧坏的"。

也有人提出，人体的酶会在高温状态下会失去活性，所以主张降温。但生物酶的灭活温度一般在80-100℃，人体体温即便是在高烧状态下，也只可能达到40℃左右，对酶的灭活远远谈不上。

更何况，我们一直强调，人体是一个智能系统，体温不会无限制地高上去，到"烧坏"大脑或其他脏器的地步。现代医学研究中，很多学者提出了发热体温正负调节学说，一方面通过正调节介质使体温上升，另一方面通过负调节介质限制体温无限升高。

所以，高热只是我们人体的症状，是身体做功的结果，如果误将它当疾病本身进行降温，只会适得其反。

咳嗽是人体排出垃圾的重要方式

从一个病案来感受咳嗽的排病反应。

张某，75岁，退休教师。咳嗽四十多年，经常边咳边咯白痰。教书那会儿，他人还没到教室，学生们就知道了，因为远远就能听到他的咳嗽声。大约从三十岁开始，张某就经常咳嗽，有时跟别人讲话也会被咳嗽打断。家里备有大量的止咳糖浆，身上也随时会带着，想起来就喝一点，他喝过的止咳糖浆都可以装几箩筐了，还经常注射抗生素，也吃过很多其他的止咳药，看过很多医生，但都没有作用。60岁左右，张某发现自己的双腮部位和额头的皮肤全部变黑了，当时也没在意，还以为是晒黑的。但接着，血压也开始升高，高压最高的时候到了150mmhg，头晕、心慌、心跳等症状接踵而至，他开始服用降压药。

2006年，张某开始接受蔡医生的排病治疗，一个月之后，他开始发热、腹泻，咳嗽咳得更厉害了，最明显的感觉就是咳痰很多，经常咯出大块的灰痰、硬痰。蔡医生告诉他，这是肺里长时间郁积的痰被咯出来了，咯得越多越好。

这样咳嗽、咯痰的症状大约持续了一年，好多次他都感觉咳出的痰中带有止咳糖浆的味道、针水的味道，尤其是发热的时候，不仅痰中的味道重，小便也很臭，好多次都感觉带有青霉素和消毒水的味道，马桶冲了之后必须用洗衣粉再洗刷一遍。可想而知，这些垃圾在他体内沉积了多少年代谢不出去。

排病論

中间还经历过很多次的排病症状，记忆深刻的一次是从前胸到肩背长了大片红疹，蔡医生告诉他，这是肺的反射区，应该是肺部很多毒性太强、从脏腑代谢不了的毒素从反射区的皮肤代谢出来了；还发生过眩晕，当时在超市，他扶着柜台站着，几分钟就过去了，蔡医生告诉他，这应该是服药后的瞑眩反应，是身体机能由不好转好，或人体在排出毒素（如药品、食物中农药、人工添加剂、饲料中的荷尔蒙、抗生素、人体产生的废物等残留）时身体的反应；还有多次发热、腹泻等。

一年多后，他感觉咳嗽少了，痰的颜色也慢慢变成了白色。并且，伴随而来的，张某发现他的额头和双腮的颜色变浅了很多，双手的老年斑也褪了很多。大约两三年后，不知不觉的就不咳了，皮肤的颜色也慢慢恢复到了正常。

最重要的是，在接受排病治疗中，尽管血压出现过多次反复，中间也出现过头晕、心慌、心跳的症状，但他坚持不吃降压药，大约一年多以后，张某的血压维持在了稳定数值，之后就没有反复过了。以前社区有机构来义诊还会去量量血压，现在也不去量了，因为高血压的症状再也没出现过。

为什么咳嗽好了，皮肤就变白了，血压也正常了？咳嗽问题与皮肤发黑、高血压等症状有关联吗？

当然有。

对于张某的前期治疗，蔡医生主要以提升肺气、宣通肺气为主，让多年郁积的顽痰、死痰能够排出去。患者之所以咳嗽数十年，就是因为大量痰液郁积在肺内，这些痰一直不能顺利地被排出来，形成顽痰、死痰，人体为了清除这些异物，不断进行努力，企图通过用咳嗽的方式将它们排出去，但一方面自身肺气不足，另一方面长期的错误治疗，压制了人体排出这些痰块的能力。人体就只有通过不断的咳嗽，一方面继续进行排出异物的努力，另一方面向我们发出求救信号。

肺气不宣，顽痰、死痰堵塞，势必导致肺部毛细血管的堵塞，代谢垃圾毒素的能力下降，造成身体微循环障碍；肺的纳氧能力下降，血液无法顺畅地灌流到全身，这样，心脏不得不采取加压措施，来满足身体的需求，就产生了高血压。

肺司呼吸，主皮毛，皮肤毛孔靠肺来输布营养，肺不干净，有大量垃圾毒素堆积。一方面，这些垃圾毒素沉积在皮肤，导致皮肤污浊、变黑，很多人以为这是皮肤的问题，其实是肺脏出了问题；另一方面，这些垃圾毒素进入血液后造成微循环障碍，也会导致高血压的发生。此外，毛发也由肺管着，肺部毛细血管发生堵塞，营养输送不畅，加上肺功能下降后，全身得到的氧气减少，毛发失去所养，也会发生脱发、白发的症状。很多脱发、白发都是因为肺的问题引起的，很多人的秃顶是因为过度抽烟伤到肺的纳氧功能导致的。

可见，一个咳嗽问题，可能引发众多的相关病症。这只是其中的一个案例，我们接下来还会论述与咳嗽有关的更多病症。

如果不咳嗽，肺脏就成了一个大垃圾场。

任何一个稍具医学常识的人都知道，所有的教科书也告诉我们，咳嗽是人体清除呼吸道内的分泌物或异物的保护性呼吸反射动作。而所有的生活经验也告诉我们，咳嗽一般会伴随咯痰的症状，如果人体不会咳嗽，那被人体吸入的所有异物，还有体内产生的痰湿等就堆在我们的体内排不出来，我们的肺脏就成了一个大垃圾场，可想而知，用不了多久，我们的身体就会被这些垃圾腐蚀。

咳嗽，是人体排出致病因素的最基本反应。

但很多医生和病人都似乎忘记了这个最简单的常识，很多医院的呼吸外科，都是在开抗生素进行止咳治疗。亲戚朋友也会介绍某种特效药，止咳特别快，吃一两次就不咳了。似乎只要不咳了，疾病就算是治好了。但是，这样的对症止症治疗，是无法从根源上解决咳嗽问题的，我们只会觉得咳嗽一次比一次难以止住。

也许一开始，我们吃几次止咳药就好了，但渐渐地，就需要增加剂量和服药时间，再往后，可能这种止咳药不管用了，换一种也同样只能管用一两次，慢慢地，就只能上抗生素止咳。最后对抗生素产生依赖，而抗生素的使用剂量也越来越大，造成恶性循环。

如果一个人肺里有痰，痰又被细菌、毒素寄生，那么人体就会做出咳嗽的免疫反应，想要努力将不干净的痰咳出去，给身体一个干净的环境。但是，可能这个人的肺气不足，痰的位置又比较深，无法咳出来；或者他的肺气不宣，排痰的通道被阻塞，也不能咳痰外出，只要人体还有能力抗争，就会有反复的咳嗽症状出现，就会出现长期干咳无痰，止咳药只能管用一小段时间，过后又反复咳嗽的症状。此时，医生要做的事情不是用杀灭细菌、病毒的方法止咳，而是要帮助他提升肺气，或者宣通肺气，帮助他将深处的痰排出来，痰排出来后，肺干净了，自然也就不咳了。

其他脏腑的功能活动，都是由肺罩着的。

在现代医学的解剖认识中，肺脏在脏器中居于最高的位置。

中医学说，肺为华盖，也就是说，它位于最上面，像一把伞一样，保护着居于下面的脏腑，有覆盖和保护其他脏腑抵御外邪的作用。这与西医的认知是相互印证的。

肺朝百脉，反过来，就是百脉朝肺。肺往各个脏腑输送氧气，而各个脏腑、经络、血液都往肺汇集，很多自己排不出去的致病因素，解决不了的麻烦，也会丢给肺来解决，肺作为居于上面的"老大"，只能努力解决好，帮助它们把这些致病因素排出去。

肺往往成为众多垃圾浊气的汇集地，很容易产生垃圾堆积，这就是肺部毛细血管容易发生堵塞的原因。而肺再往上，就是大脑，头为清阳之腑，垃圾浊气一旦上扰，就会出现头晕、头痛等症状，幸亏所有垃圾浊气都先朝汇于肺，肺会处理排出，实在排不出的浊气，才可能上扰大脑。肺脏的干净非常重要，如果肺脏堆积的垃圾浊气太多，就无法替其他脏腑排出垃圾浊气，这些浊气还可能上行，扰乱大脑的工作。我们的身体，只有头被用清阳来形容，肺脏被用清虚来形容，都带一个清字，就是这两个器官要干净才能健康无事，而肺脏是否干净，又关系着头脑是否干净。

所以，我们其他脏腑的功能活动，都是由肺这个"老大哥"罩着的，一般的外邪伤害，先到肺脏，肺就把这些伤害抵挡掉了，下面的脏腑才能相安无事；下面各个脏腑产生的一些垃圾毒素，自己代谢不了的，也会向上输送到肺，让"老大哥"帮忙解决，肺再通过咳嗽等方式将这些垃圾毒素代谢出去。

有的人很任性，常说的一句话就是"上面有人"。我们身体也一样，除了肺之外的四脏六腑加血液，也会偶尔任性一下，把致病因素输送给居于上面的肺，用"上面有人"来给自己找平衡。

此外，肺主皮毛，一般来说，肺会输送营气到全身皮毛，抵抗寒湿邪气。但如果营气不固，或寒湿邪气来势太凶猛，就会从皮毛进入，肺马上就会做出反应，打喷嚏、流清涕，将表层的寒湿邪气排出去；如果邪气继续入侵，侵犯到肺脏，肺就会启动第二层防御机制，咳嗽、发烧、咳痰等，通过更深层次的反应，来排出寒湿邪气。

受到寒湿邪气侵袭后，只要肺脏还健康，气血还充足，一定会做出应急反应，以抵抗侵袭，不让外邪进一步侵犯下面的脏器。这个"老大哥"肯定得当好。

肺脏排出致病因素有"三板斧"。

当然，"老大"也不是那么好当的，一方面，抵御外敌时要冲在最前面，即时抵挡回去，不让其进一步入侵；另一方面，内部产生问题也要有协调解决的能力，要帮助其他脏腑排出垃圾毒素，没有"三板斧"，怎么摆得平？

肺脏排出人体致病因素的"三板斧"，一是呼吸、二是咳嗽、三是咯痰。

呼吸——肺的小排病。

不要小看了呼吸对排出致病因素的作用。我们时刻进行着呼吸，不停进行氧气和体内废气的交换，人体很大一部分的垃圾毒素，就是通过呼吸排出体外的。这就跟胃部不适的呕一样，人体通过呕来枢转中土，健运脾脏；而肺则通过呼吸来调整功能，排出致病因素。

很多抽烟的人，呼出的气非常臭。这是因为香烟中的有害物质蓄积在肺脏，伴随呼吸而排出体外。可以观察，抽烟口臭的人，脸色也往往是污浊不明净的，这就是我们之前说的，肺主皮毛，**肺内的洁净度往往与脸色是正相关的关系。**

呼吸其实是一个过滤系统，肺呼出浊气，吸入氧气，增加血氧饱和度，再推动更多的浊气排出来，完成循环过滤。

因此，呼吸也是人体排病的一种方式。不仅肺内的垃圾，人体其他部位的浊气，也可通过呼吸代谢出去。其他脏腑的浊气、血液中的污浊之气，进入肺脏后，会通过呼吸将这些浊气推送出去，这时呼出的气就是臭的。很多头晕、头痛、记忆力减退、脱发、五官知觉能力下降、失眠等，都是因为肺排出浊气的功能下降了，浊气上扰头脑所致。不难看出，这类疾病的治疗根源在于治肺。

呼出的气味往往会提示我们身体的问题，比如我们最常见的糖尿病人，或糖尿病前兆的病人，呼出的气往往是酸腐味的，像烂苹果的味道。胃溃疡的病人，呼出的气往往带有馊酸味等。这是人体利用肺脏进行小型排病的表现，意图就是置换新鲜氧气，增加血氧饱和度，促进体内浊气排出，这样循环往复，最终将浊气全部排出。这就是为什么抽烟口臭的人，戒烟一段时间后，口气慢慢变得清新的原因。

但是，呼吸所排出的浊气毕竟是有限的，就像一堆垃圾堆在房间里，希望通过散臭味将味道彻底清除，需要的时间太长，且还不能有新垃圾增加进来，而彻底清扫，才是清除臭味的最好方法。因此，我们还需要咳嗽咯痰，将肺内的垃圾清理出去，肺脏干净了，自然呼吸的臭味就消失了。

咳嗽——肺的大排病。

咳嗽其实是呼吸的极端形式，是肺部的大呼吸。当肺内有痰、大分子颗粒的异物蓄积时，通过呼吸已经无法将这些垃圾排出去，必须依靠咳嗽，通过胸腔的气压冲击，甚至再配合发热等手段，才可能将这些垃圾排出体外。

比如PM2.5和PM0.1等，是对我们身体构成危害的颗粒物质，通过呼吸进入我们的身体。这些物质进入我们身体后，会随气血循环到达毛细血管，这些颗粒如果到达肺部毛细血管，停留在肺泡内，猛烈的咳嗽，会促使肺泡内的血管扩张，使这些颗粒透析出来，通过咳嗽咯痰排出体外。当肺气充足，气血旺盛，人体做出剧烈咳嗽的反应，一定要将这些颗粒咳出时，会导致血管猛烈扩张破裂出血，导致咳出血的现象，这样的情况是不用担心的，咳完后人体会自动修复，关键是医生要会判断。

如果依靠咳嗽无法将这些物质咳出来，机体可能会选则伴随发热的方式，通过发热扩张血管，将这些颗粒物质透析出来，再通过咳嗽排出体外。

此外，我们机体内的一些寒湿气、燥气、浊气，也需要通过咳嗽散出去。

咯痰——肺的深度排病。

咳嗽和咯痰经常是连在一起的，痰是大部分咳嗽症状伴随出现的排病产物，之所以分开讲，是为了说明咯痰对于排出致病因素的重要性。

采访中，几乎所有患者的排病过程中都有数次咳嗽咯痰症状，大部分人说他们咯出大块的黄绿色脓痰，一部分人咯出了灰黑色的硬痰、死痰，有人甚至咯出了接近核桃大的死痰。咳嗽咯痰后，受访者的自体体验包括：每次咳嗽咯痰过后，都感觉肩背的沉重感缓解了；感觉呼吸深了，爬楼没之前喘了；多年的咳嗽症状慢慢好了。总之，就是咯完痰感觉身体轻松了。

自然界中可能有各种致病因素进入我们的呼吸道，如果任由它们垂直进入，对肺的损伤难以想象。但是我们一再强调，人体是一个非常智能的系统，呼吸道中的气管壁会分泌出粘液，一方面润滑器官，另一方面包裹外界进入的细菌、病毒、烟尘等异物，以及呼吸道内脱落的衰老和死亡的细胞组织、细胞炎性代谢物、寒湿郁结产生的集合物等，这些致病因素被粘液包裹住之后，形成痰。

当大脑收到呼吸道有异物的信号，会指挥胸肌、腹肌快速收缩挤压，产生咳嗽，将痰排出体外，而呼吸道管腔表面的纤毛也会不断向咽部摆动，将痰推送出去。有时我们咳嗽咯出清稀的痰，主要成分就是这些粘液。

所以，痰本身又是为排出致病因素而生的。

痰的形成有几种因素。

1.肺脏为了保护自己而产生的，如上面所说的包裹灰尘等异物产生的痰。

2.脾脏产生的水湿，以及身体其他经络、脏腑的寒湿传导至肺形成痰，人体几种火（心火、肝火、胃火）或血液中燥热之性在肺蒸腾，导致津液密度改变，炼液为痰。

3.肺内大颗粒物质的堵塞，郁而化热，产生炎症，最后形成包裹成为痰。

4.其他脏腑的浊气到达肺脏后，如无法通过呼吸排出，也会与肺内粘液结合形成痰，以期通过咯痰排出体外。

人体产生痰之后，这对于我们的身体来说就是一个异物，或者说是一个病理产物，人体必然要将它排出去，以免造成更大的伤害。如果无法自然排除，那就只有配合咳嗽的手段，通过咳嗽调动肺气，将这些痰推送出去。

这是一套完整的人体免疫防御机制，如果在咳嗽出现之初，立即进行止咳治疗，大量的凉性药物和抗生素会抑制了咳痰的功能，痰无法排出来，久而久之，形成浓痰、硬痰、死痰。同时，痰又是富营养化的病理产物，含有大量人体蛋白质等成分，细菌、病毒从呼吸道进入后，痰就是最佳的寄生体。如果死痰、硬痰长时间堆积在肺管内无力排出，便很容易被细菌、病毒寄生，长期郁而化热形成炎症，此时，气管壁会分泌更多粘液以包裹炎性细胞和润滑呼吸道，人体也会做出咳嗽反应，以期将病灶排出体外。

如果此时我们仍未能理解机体的意图，继续用抗生素施以止咳、抗菌消炎、抗病毒等对症治疗，这个病灶会越包裹越大，当大到人体无法通过咳嗽的方式排出它时，它便只有妥协下来存在于肺内。为了减少这一病灶反复发炎损伤呼吸道，机体便会用一层层的细胞将其包裹起来，形成肿瘤，若被包裹的病灶含有的毒素毒性比较厉害，便是恶性肿瘤。

可见，一个简单的痰，可以演变成恶性肿瘤。所以，不要盲目止咳，那对身体来说很可能是帮倒忙。

有一类咳嗽，是肺自救的表现。

肺脏非常容易堆积垃圾毒素，也容易感染外邪，为了自身的健康干净，肺需要调动一定的手段自救，在这个自救的过程中，可能肺的"三板斧"都用上了，而咳嗽是最常用也最典型的手段。

同时，这个过程也是给肺"做体操"，使肺功能得到提升。在排病治疗中，到一定的阶段后如果开始咳嗽，那大部分意味着肺功能慢慢提升了。

肺内的寒湿痰，需要靠咳嗽排出。

从口鼻吸入的寒湿邪气，如不及时排出，会形成痰；从皮毛进入的寒

排病論

湿，也会通过经络传导到肺；此外，身体气血能量运化不力，使水液的蒸腾代谢受阻，产生的寒湿，因肺朝百脉，也会通过经络传导给肺。这些都是造成肺自身困扰、需要自救的原因。

寒湿之气郁结在肺内，时间一久，会影响肺的宣发和肃降功能，或郁而化火，或凝结为痰。无论是寒湿困于肺中，还是痰阻滞于肺中，都需要通过咳嗽将其排出去。

寒主收引，肺内气管壁上分泌的粘液遇到寒气，产生收引，会减弱它的流动性，流动性一差，肺管壁内的纤毛运动就无法自然地这些粘液推送出去，只有通过咳嗽，依靠胸腔气压来增加推送力。如果这些寒症所成之痰长时间堆积在肺内，会在肺内郁而化热，形成炎症，此时就更需要借助咳嗽将它们排出去了。

湿困于肺，肺的气机升降就有阻力了，就没那么顺畅了，身体为了调适自救，必然产生咳嗽，试图将这些湿气排出去。

此外，湿容易与寒相合凝结为痰，就像大气中的湿气遇到冷空气凝结为雪或冰雹一样，这些痰也必须依靠咳嗽排出去。

进入肺中的异物，需要依靠咳嗽排出。

我们可能都会有这样的经历，到一个灰尘多或空气比较污浊的环境，就会咳嗽。这是因为肺内吸入了灰尘或空气中其他大颗粒的悬浮物，肺脏做出及时排出异物的反应。

中医有一句话叫做"肺为娇脏"。何为娇脏？就是它的质地非常娇嫩，容不得一点异物，最佳状态就是"清虚"，也就是很干净的状态。一旦受寒、受热、受燥、受湿，或者吸入粉尘、病毒、病菌、异物等就会引起咳嗽，这是肺脏的排异反应。

盲目止咳，相当于切断了肺脏正在进行的自我清洁工作，这些垃圾毒素日积月累的危害可想而知。

有一类咳嗽是肺在调整自身的宣发、肃降功能。

无论是外邪侵袭导致的肺的宣发功能异常，还是内伤导致的肺的肃降功能异常，都会影响肺气的升降运动，会表现出以咳嗽为主的自救症状。

比如外感风寒，首先导致肺的宣发功能障碍，出现胸闷鼻塞、恶寒发热、无汗等症，此时，咳嗽是因为肺气受到闭阻做出的应急反应，它的本意是要努力帮助肺气宣发。

同样的，内伤引起肺的肃降功能失常，也会伴有咳嗽喘息症状，此时，咳嗽喘息是希望通过加强与外界的换气，努力提升肺脏的交换功能，从而提升脏腑的血氧饱和度。

无论哪种情况，如果盲目止咳，使用寒凉药与抗生素等收敛性药，都会使肺的条达宣通程度受到收敛，降低了肺舒张做功的能力，使肺内血氧交换不利，会加重对肺脏和其他相关脏器的伤害，只有解决了病因，才能解决咳嗽症状。

有一类咳嗽是肺救其他脏腑组织，但同时也是自救的表现。

各个脏腑之间是关联的，是相互协同作用的。我们看到一个人咳嗽了，往往会认为是他的呼吸系统出了问题，但也可能是其他脏腑、经络组织通过肺脏排出致病因素的方式。这时，我们可能觉得，肺脏是发扬了"毫不利己专门利人的雷锋精神"，但实际上，人体是一个有机的整体，可能肺脏通过咳嗽在帮助其他脏腑经络组织排出致病因素的同时，也是借此机会在提升自己的肺气，或者使自己免受或少受相关侵害。

这与自然界的整体规律，或一个社会的运行规律是一样的，很多时候，利他，也是利己的方式。

肺所主的皮毛受的寒气，可以通过咳嗽排出。

前面已经讲过，寒湿邪气一来，首先侵犯的就是全身皮毛，此时若肺输送的营卫之气不固，寒湿邪气就会侵入皮毛。这时，皮肤会先做出防御机制，收紧毛孔，不让寒湿继续侵入，也就是我们常见的全身起鸡皮疙瘩。

已经侵入的寒湿，若不能及时排出，就会被困在肌肤内，让人感觉肌肤冰冷，肌肉酸疼，时间长了则影响经络及脏腑功能。

肺主皮毛，全身的皮毛都由肺直接管辖，自己管辖的部分受了寒邪侵袭，只要还有力量，怎么可能睁一只眼闭一只眼？

发汗、咳嗽、打喷嚏、流清涕是排出全身皮毛所受寒湿的方式。积存在全身皮毛的寒湿，一部分可以通过发汗的方式排出去，发汗无法排出的部分，会积存下来，通过感冒咳嗽、流清涕、打喷嚏的方式排出去。比如我们腿部受寒，首先想到的方式是热水泡脚，泡完脚后，肌肤微微出汗，一部分寒气得以排出，此时往往会伴随出现咳嗽、打喷嚏、流清涕等症状，这是肺脏调集营卫之气，输布到全身皮毛，排出寒湿气，加上泡脚身体得到温暖，会加快寒湿气从肺脏排出。排不完积存下来的寒湿气，也会在适当时机通过感冒咳嗽的方式排出去。

我们都说感冒是自限性疾病，一般一周左右的时间可以自行好转。一方面是身体会调动自身免疫功能对抗感染的细菌或病毒，另一方面是被这些细菌、病毒寄生的寒、湿、痰，可以通过咳嗽、咯痰、流清涕、打喷嚏的方式排出去，这样的一场感冒，对肺脏自身和全身皮毛所受的寒湿都是一次清理。

全身皮毛容易受寒的部位是头部、脖颈、肩背、口鼻、前胸、腰腹、腿脚。这些地方所受的寒气，都会传导给肺，如果肺脏不能通过咳嗽将这些寒邪散出去，那最终也会殃及自身。

咳嗽是给心肺"做体操"的方式，是改善心脏功能，也是改善自身肺

脏功能的手段。

在解剖学中，心肺两个脏器基本上是连为一体的。临床上的一个常见病是肺心病，也就是说二者是会相互影响的，当某个脏器发生病变时，另一个也很难自保。

心肺之间有两套血管系统将它们连系在一起并相互影响：一套是肺动、静脉，从右心室发出伴支气管入肺，随支气管反复分支，最后形成毛细血管网包绕在肺泡周围，之后逐渐汇集成肺静脉，流回左心房。另一套是营养性血管，叫支气管动、静脉，发自胸主动脉，攀附于支气管壁，随支气管分支而分布，营养肺内支气管的内壁、肺血管壁和脏胸膜。

中医学认为，心主行血，肺主气而司呼吸。肺气壅塞可导致心的血脉运行不利，甚至血脉瘀滞，出现心悸，胸闷，唇青舌紫等症状；心脏的功能不足，心的血脉运行不畅，也能影响肺气的宣通，而出现咳嗽，气喘等症状。心与肺，实际上是气和血相互依存、相互作用的关系。

这样就很好理解咳嗽是给心肺"做体操"这样的命题了。通过咳嗽，胸腔气压挤压肺脏，迫使肺脏收缩—舒张—收缩—舒张。而心肺是一体的，肺脏的运动，也带动着心脏的运动。因此，我们咳嗽的时候，总感觉心肺会疼，这是因为心肺被牵引运动所致。

这样的运动，一方面是让心肺韧性更强，另一方面，通过咳嗽，肺气得以宣通，可增加换气功能，使呼吸更深，氧气吸入更多，增加血氧含量，改善心肺和全身功能。

在临床中可以观察到，某些病人的心脏功能突然减弱时，比如早搏、停跳患者，会出现猛烈的咳嗽症状，一通猛咳之后，心脏功能又恢复了正常。这正是通过咳嗽"按摩"心脏，调动心脏功能，是一个速效救心的应急反应。

蔡医生在治疗心脏病时，往往要先开提肺气，让肺产生咳嗽。此时，咳嗽是提高心脏功能的一种手段。

排病論

背部和膀胱经的寒湿需要靠咳嗽排出来。

很多人刚开始接受中医排病治疗的时候，都说自己很多年没感冒咳嗽了，一摸肩背，硬邦邦的，甚至没有知觉。他们不是因为身体太干净，外邪不侵，大多是身体寒湿浊气太重，闭阻了肺气，致使肺失条达，无法做出咳嗽的反应。

肩背为肺的反射区，肺部郁结有寒湿痰，会在肩背反映出来。肺部寒湿太重，肩背就容易堆积垃圾，产生酸痛麻木等感觉。

此外，背部是足太阳膀胱经的主要循行部位，与肺代五脏六腑抵挡外邪侵袭一样，足太阳膀胱经主一身之表，代全身受过，抵挡外邪侵袭。一旦外邪侵袭，足太阳膀胱经首当其冲受邪，表现出恶寒、发热、鼻塞、咳嗽等症状。

膀胱经受邪后，无法排出的寒湿毒素就会堆积在其巡行路径中最便于堆垃圾的肩背部，使肩背部变厚，疼痛酸胀麻木。五脏六腑在膀胱经上又有对应的俞穴，脏腑的寒湿邪气，可到达膀胱经，再朝汇于肺，肺再次发挥代全身受过的"雷锋精神"，通过咳嗽疏通经脉，排出寒湿邪气。

很多人接受排病治疗一段时间后，开始咳嗽、咯痰，并且咯出的都是浓痰、硬痰。每次咳嗽、咯痰后，很多人都会感觉肩背轻松了，没有知觉的慢慢有知觉了。这是因为通过咳嗽、咯痰，将沉积、闭阻、郁结在肺内和膀胱经的寒湿排出去了，再通过提升气血能量，使肩背的肌肉经络得到了气血的濡养，知觉便得到了恢复。

经常听到蔡医生与病人交流，"这个咳嗽没关系，用力咳，你的背会越咳越薄的。"肺内和膀胱经的寒湿痰通过咳排出了，身体的垃圾水液代谢正常，肩背部自然会变薄。

咳嗽是散脏腑、血液燥气的方式。

百脉朝肺，身体脏腑的不适可通过肺的通道排出。除了寒湿，燥也是引起咳嗽的重要邪气。

在蔡医生看来，燥，大部分是人体的离经之火，它的形成是因为气血能量循环的有序度下降，导致能量运化燃烧不完全，进而产生浊气和不能被身体使用的热量，表现为燥。就像汽车发动机燃烧不完全冒黑烟一样，黑烟及其所带的热量就是"燥"。

总体来说，可以分为以下四种情况。

1.摄入高热量食物，但机体运化能力不足，这些高热量食物不能完全燃烧，产生燥。

2.机体受寒，或本身就是寒性体质，也会破坏能量运行的有序度，在运化过程中产生燃烧不完全的产物致燥。这就是很多人明明是极寒的体质，但吃一两颗花生米或吃一两颗龙眼就会上火的原因。

3.摄入寒凉饮食，包括凉药，也会破坏能量运化的有序度，在运化过程中产生燃烧不完全的产物致燥。这就是有些患者形容"凉咳"的原因。

4.情绪混乱，也会破坏能量运化的有序度，在运化过程中产生燃烧不完全的产物致燥。所以我们情绪不稳定时也会不停咳嗽。

燥性进入脾胃，使津液不能上承，则口干咽痛；致胃失濡养，则呃逆厌食等。咳嗽是散脾胃燥性的重要排病方式，这是因为脾胃属土，肺属金，土生金，母病通过子脏来宣泄。当我们吃了燥性食物后，往往会做出咳嗽反应，以排出脾胃运化中产生的燥性。

此外，中医在描述咳嗽的病因时，常常会出现肝热犯肺、心热犯肺等，说的就是其他脏腑的燥性，朝汇于肺，通过肺的通道，以咳嗽的方式宣泄出去。这时，肺就是这些脏腑能量运化燃烧不完全的"排气管"。

这些脏腑的燥性通过咳嗽宣泄可能不太好理解，我们先来讲血液的燥性是如何通过咳嗽宣泄出去的。燥性进入血液之后，可损伤津液，使人烦躁不安，因气血循环，进入各个脏器，使各个脏器受伤。血液之燥随循环进入肺脏，因肺喜润恶燥，便会快速做出反应，启动咳嗽机制，来排出血液中的燥性。这样反复咳嗽，与外界进行氧气交换，又会增加血氧饱和度，促使血液循环加快，输送燥性血液到肺内进行咳嗽过滤，完成充氧而散燥的过程。

回来讲咳嗽散其他脏腑的燥性就很好理解了，百脉朝肺，其他脏腑的燥性通过气血循环、经络传导，进入肺脏，以咳嗽的方式将其宣泄出去，达到清理燥邪的目的。

咳嗽还是一些脏器自救的方式。

有的咳嗽是为了开肺气，救大肠。肺与大肠相表里，当肺气闭阻，肺的宣发和肃降功能受影响时，会导致大肠运化乏力，无法转运水谷代谢物，造成肠道内垃圾堆积，形成便秘。开肺气，救大肠，是中医基本的二元思维，而非单一润肠通便，治标不治本。如果大肠负担过重，便秘严重时，人体也会做出咳嗽的自救反应，通过开提肺气来促使大肠运转。这两种看似风马牛不相及的症状，其实有时密切关联。

有的咳嗽是因为心脏功能突然减弱，是机体速效救心的方式（此观点前面已有论述，不再累述）。

有的咳嗽是因为肾气不足，肾水不济，引水自救的方式。肺主气，肾主纳，一呼一纳，一出一入，才能完成呼吸运动。故有"肺为气之主，肾为气之根"之说，当肾气不足之时，一方面吐纳功能受阻；另一方面，肾气不足，肾阳无法蒸腾肾水至"华盖"，肺就干燥产生咳嗽，这样的咳嗽是提升肾气，引水自救的方式。蔡医生治疗的患者中，就有这样的典型案例，患者咳嗽二十多年，蔡医生诊断此咳嗽是因肾气不足所致，围绕提升肾气，蒸腾水液润肺进行治疗后，困扰了患者二十多年的咳嗽症状消失。

有的咳嗽是因为中焦枢转不利，是调动胃气的方式。当脾胃中阻，枢转不利时，往往影响气机运转，出现呃逆、纳差、乏力、腹胀、失眠等一系列症状，且会累及上焦和下焦的其他脏腑。此时，机体会通过咳嗽来调动胃气，这样的咳嗽与呕吐的效果是一样的，都是调动胃气，让气机运转正常。因此，这样的咳嗽往往与呕吐相伴随。

关于咳嗽的几个问题。

一、为什么很多时候会表现为干咳无痰？

干咳无痰的原因可能包括以下几个方面：

1.散血液、脏腑的燥性。

2.咳嗽是为了调动肺气，促进肺的工作。

3.当肺气不足，或肺气不宣时，没有能力将深处的黏稠痰咯出来，而身体的意愿是一定要排出异物，因此才会出现一直不停干咳。

4.肾阳不足，肾水不济无法蒸腾至华盖时，咳嗽是引水自救的方式。

5.其他脏腑的自救反应，比如给心脏做体操导致的咳嗽也可能会出现干咳。

二、什么叫顽痰、死痰？

所谓的顽痰、死痰，指的是痰凝结起来，变硬变稠，密度增加。死痰、顽痰形成的原因包括以下几方面：

1.燥性见痰，将水分蒸发，炼液增加密度，成为顽痰；

2.浊气见痰，使其变黏稠，不易咯出，日久变成顽痰、死痰；

3.肺气不足，气管壁产生的分泌物不足，痰液代谢的动态平衡被破坏，推动力不足，久而凝结成顽痰；

4.寒湿阻滞于肺，郁而化热，形成顽痰、死痰；

5.大量的凉性药物和抗生素进行止咳治疗，将本该咯出的痰抑制住，无法排出来，久而久之，形成浓痰、硬痰、死痰。

三、为什么有的痰会从胃里吐出来？

气管壁每天都会分泌粘液，由纤毛推送到咽颊，后被我们在不自觉的状态下吞下。这些粘液进入胃之后，与胃内的杂质相合，形成痰从胃中吐出来。

此外，肺的部分津液需要由脾胃供给，当脾胃的运化能力不足，供给不正常的时候，这些津液停留于胃中，也会化生痰饮，从胃中吐出来。

四、咳长了是否会导致肺炎？

恰恰相反，肺炎是因为肺内有痰没有咳出去，寄生了细菌病毒，郁热形成炎症。肺内痰多，细菌病毒的复制就快，所以，病情发展特别快。在治疗肺炎时，清理肺中的痰非常重要。很多医生也会告诉你，要尽力把痰咳出来。痰长期在肺内郁而化热也会形成肺炎，也需要排痰。

第三章

慢性病的排病治疗

癌症的排病治疗

瘤，是疾病之后，留在人体里的那部分东西。

中医对癌症的描述主要有两个字：一个是"岩"（读音读ai第二声，这个字是个通假字，通"癌"），它形容的是癌症的形态和质地，像岩石那样成块状，且像岩石那样坚硬；另一个字是"瘤"，从汉字的拆解来看，病字头下面一个留下的留字，它形容的是癌症形成的原因——疾病之后，人体无法代谢出去，留在人体里的那部分东西。

抛开现代医学对癌症的认识不说，祖国传统医学其实已经给了我们明确的辨别癌症，认识癌症的指引。

《灵枢·刺节真邪篇》提到"瘤"的病因是："邪气居其间，久而内着。"也就是邪气在体内停滞太久，无法通过机体的功能代谢出去，附着在某一个地方，越积累越大，最后形成了肿瘤。

这里的"邪气"，用现代的眼光来解释，应该指的是一切有损我们健康的因素产生的毒素。

我们可以把物质形态的毒素分成四大类：1.被吸收入我们体内的外源性毒素，比如重金属、农药、添加剂、防腐剂、粉尘、PM2.5等；2.身体自身产生的内源性毒素，比如身体自身产生的垃圾、病变物质、代谢废料，生活不规律、饮食习惯不好导致的内分泌紊乱而产生的毒素；3.因病而产生的病原性毒素，它们是因为机体正常运转出现障碍，导致病变而产生，比如局部炎症导致的炎性产物，机体因受寒、受暑、受燥等产生的毒素等；4.情志类产生的毒素，比如思虑太重导致的人体气机流转不畅，因郁结产生的毒素等。

癌症是人体为了自保不得不采取的一种妥协手段。

毒素停留于我们的机体内，附着在某一个地方，就会对这个地方造成伤害。但人体是一个整体，这些毒素无论附着在哪儿，都不会只损伤我们身体的某一部位，它也会对其他部位造成影响。这样，人体就不会坐视不管，就想要调集气血能量将它代谢出去。但身体的意愿和努力是一个方面，能不能达成意愿又是另一方面。并不是所有毒素都能被代谢出去的。如果人体的气血能量太弱了，蚍蜉撼大树，根本不足以代谢这些毒素，就只能任由它们堆积在体内，如果身体某一个部位堆积附着的毒素太多，那就可能由量变发生质变，形成越来越大的毒素聚合物，甚至毒素变异，产生对人体损害更大的毒素。

这时，为了避免这些毒素深入血液，继续污染、吞噬我们身体的健康部位，我们的身体就只能采取妥协措施，用一种很紧密的纤维结缔组织将这些毒素包裹起来。这种组织，西医叫做致密结缔组织，我们可以把它看作是包裹毒素的皮肤。它的功能作用，也与我们所理解的皮肤非常相似。

皮肤，包括保护我们脏器的黏膜都具有先天性的屏障作用，并且构成它的细胞都具有三个特点：1.再生能力很强；2.使用和代谢周期短，需要不停再生；3.以上两个特质决定了其再生时需要大量气血能量供给。

所以蔡医生提出了"大皮肤"的概念，认为具有覆盖、包裹、屏障功能的这类组织都可以称为皮肤。

包裹肿瘤的致密结缔组织也是这样的，首先，他有包裹毒素的功能，也有渗透毒素的功能，它的再生能力很强，需要大量气血供给。这个"皮肤"为了包裹住这些毒素不让它们逃逸出来，扩散出去，必须确保自身的强大屏障，这就需要大量气血能量来维持它的包裹能力。因此，癌症患者总是感觉乏力，看起来形体消瘦，就是因为大量的气血能量因此而被消耗了。并且，为了确保安全，随着毒素的越来越多，这些类皮肤组织也会形成层层包裹，这就是很多肿瘤会在短时间内快速增大的原因。

蔡医生在治疗中总结了一个经验和心得，当补足患者的气血能量到一定水平后，再用解表的药物和方法一段时间，肿瘤会缩小。当患者的气血能量充足，并将血液中的垃圾毒素清理干净之后，用解表的药物，能够打开这层包裹"皮肤"的"毛孔"，催动毒素渗透出来，再通过清理血液将它们代谢出去，肿瘤自然会缩小。

接着讲癌症的妥协机理。

比如某一类肠癌的成因，是因为人吃了脏东西，身体接收到这些脏东西进入的信号之后，会立即启动防御机制，通过腹泻的方式将它们排出去，但我们感觉腹泻太难受了，或者认为腹泻是一种会对身体造成伤害的反应，于是吃止泻药，人为终止了身体排出脏东西的行为。这样，毒素就被留在了我们体内，长期排不出去就会在肠道内郁结，反反复复，形成了肠炎。此时，我们的"常识"告诉我们，有了炎症就要用消炎药。消炎药下去之后，只把这个部位因为郁结而产生的火暂时扑灭了，这个火我们称为阴火。但是，病灶部位的毒素并没有得到清除，它仍然留在那儿。于是，反复的恶性循环产生了，炎症—消炎—炎症—消炎，慢慢会发现连消炎药也不太管用了，反复的炎症发作使肠道的透析功能发生了改变，炎性反应产生的毒素进入血液中，去伤害污染其他脏器。在人体已经没有能力解决这些毒素的情况下，也是为了减少它对其他脏器的污染，就只能选择将它包裹起来而形成肿瘤。

我们可以总结出导致癌症的三大主要因素：

1.毒素摄入或内生的太多，机体想代谢而代谢不了；

2.机体气血水平太弱，没有能力代谢自身的毒素。

3.错误的治疗。

排病論

还有一类癌症是因为生活不规律等原因导致的自身功能亢进，必须分泌大量激素来满足身体活动，长期的高代偿反应，导致分泌激素的腺体产生炎症，郁结而产生大量无法代谢的毒素，进而产生癌症，这属于内生毒素的范畴，它也存在以上三种因素：毒素太多无法代谢，或气血不足没有能力代谢，如果再加上误治，就会雪上加霜。所以不再单独作为一种原因论述。

肿瘤，是人体对抗邪气毒素的附着，想要与其抗争，但又没有能力争赢的情况下，为了自保而不得不采取的一种妥协手段，它附着在哪里，哪里就产生癌症。它是人体一种正常的排病机制，也就是对处理不了的问题打包，暂时放一放，用国际社交的惯用词汇就是，搁置争端，暂且不议。

肿瘤就是造一座监狱看管毒素。

在临床可以看到，肿瘤未发生扩散前都有一个完整的包膜，也就是致密结缔组织，中晚期癌症的患者，可以看到这个包膜有破溃突出，包膜就不再完整了，也就是我们所说，里面的有害物质已经逃逸出来，发生了转移扩散了。而对肿瘤组织进行解剖则可以发现，被包膜包裹在里面的组织大多都是蜂巢状的，它们由很多变异组织构成。我们知道，蜂巢状是一种非常稳定的结构，对防止毒素的外逸极其有利。

不只是肿瘤的包裹组织是蜂巢状的，在显微镜下可以看到，一个完整的癌细胞内部也是蜂巢状的，里面充斥着各种有毒物质，而包裹这些蜂巢的细胞壁，则形成了层层包裹的形态。也就是说，每一个癌细胞内，也包裹了大量有毒物质，如果单层"皮肤"（细胞壁）包裹不住了，就会增加包裹的层数。

结合宏观与微观，我们可以这样理解，留在我们机体内无法代谢出去的有毒物质就是一个个的罪犯，当我们教化不了它们，也不能把它们杀掉的时候，就只能将它们分成小的单元，一小撮一小撮地集中在一起，派专人看管，一个看管的不行就再增加一个，以此类推。也就是用一个个的癌细胞将这一小撮一小撮的有毒物质包裹起来，从而形成了由众多单元构成的集体，此时，它们已经是一个聚合的整体了，也就是说，硬化的癌已经形成。为了便于看管，不让它们到处逃窜，这时候就需要建一座监狱将它们统一关起来。为了防止越狱，监狱的围墙就要非常高非常坚实，也就是用一层层的致密结缔组织，我们所说的"皮肤"将它们包裹起来。如果里面的罪犯越关越多，要么再重新修建一座监狱，这就是我们所说的转移；要么扩建蜂巢状的监狱，再增加围墙的层数，制造越狱的难度，但这也不是长久之计，终有一天还是会有人越狱，并一发不可收拾，这就是扩散。

所以说，人体为了对抗这些无法排出的毒素，其实是设置了层层应对机制的，但能不能对抗住，并最终消除这个肿瘤，就看机体的气血水平是否有足够的能量去分解、消耗、改造、清除它们了。

蔡医生提出，癌细胞是好细胞，是身体的一种免疫屏障。

基于上述理解，**蔡医生提出了一个很重要，也很有争议性的观点：癌细胞是好细胞，它与我们身体的白细胞、巨噬细胞等一样，同样是身体的免疫屏障。它是人体启动的最后一道防线，是人体妥协式防御的产物，在于解决白细胞、巨噬细胞等免疫细胞解决不了的问题时，采取最终的妥协方式将其包裹起来。**

蔡医生认为，癌细胞是近一百年来医疗界最大的"冤大头"。它是我们身体防御能力的一部分，是正邪相争过程中，正气对抗不了邪气而采取的最后妥协方式。这样的妥协当然不是无限期的，要么等到外援，依靠医生的正确判断，帮助人体补足气血去战胜毒素；要么改变恶习，强大自身，提高机体的免疫力去战胜毒素。当然，最坏的结果就是用错误的观念去杀灭它，破坏人体最后的这道屏障，导致身体崩盘。因此，发现癌细胞之后，我们要"珍惜"它，而不是去杀灭它，那样只会加重病情。

蔡医生给出的正确认识癌症的方法是，正视人体产生癌症的原因，而不是只看见结果。只有消灭原因，才可能消灭癌症。

被冤枉和误解的癌细胞。

现代医学有一种治疗癌症的方法是切断癌细胞的供给，通俗的说是"饿死癌细胞"。但是实践证明，用这种治疗手段治愈的癌症，为零。套用一篇评论文章的说法"饿死癌细胞，那只是个传说"。

饿死癌细胞常用的方法是控制糖分的摄入，且不说它会对人体的免疫机能造成怎样的损伤，我们只来分析，如果包裹毒素的癌细胞被饿死了，那么，毒素也会随之而被饿死吗？没有气血能量去不断地试图分解代谢它，毒素会不会偷着乐呢？

无论是饿死癌细胞还是杀死癌细胞，都只会导致毒素加快扩散，这其实是一种助纣为虐的方法。

到这里，有人肯定会提出尖锐的反驳，"那不是也有一部分人因为放疗、化疗而治愈癌症了吗？"

是的，有一部分人，因为接受放疗、化疗而治愈了癌症。这个怎么解释？

首先只能说，这些人都很幸运。可能因为他们的免疫功能很健全，处于疾病较轻的阶段，在接受放疗化疗后，尽管免疫系统会遭到暂时破坏，但能迅速再构筑起堡垒作用，加上经过癌症这么一吓，原来的众多不良习惯改变了，持续的毒素伤害减少，那些被释放出去游离在血液中的毒素，能够随血液循环被清理代谢出去。但是，就像一开始说的，他们真的很幸运，这就跟买彩票中大奖的差不多，很有些碰运气的成分在里面。因为大量毒素短时内被释放出来，考验的是人体的免疫功能否对抗这些毒素，如果人体能量尚足，能够清理大量被释放出的毒素，那对癌症的治疗来说就会有一个积极正向的效果；如果人体能量不足，无法及时清理这些被释放出的毒素，那这些毒素就会随血液循环污染机体脏器、组织，并且很有可能在新的地方形成肿瘤。

对癌症采取对症止症的治疗方法，使我们在认识癌症的道路上越走越远。

现代医学认为整体切除，是治疗癌症最彻底的方法，因不清楚它是否发生扩散，那就连相连组织一起切除。那我们是否可以再追问一步，产生癌症的根源是什么？如果只是毒素堆积在某一个部位太多，机体超负荷运转无法代谢出去，而机体的气血功能很旺盛，免疫力很强，那么整体切除肿瘤也许是一个值得尝试的方法（但这样的说法本身就是矛盾的）；如果是机体气血能量太弱，无法代谢正常的垃圾毒素，或者，癌症的成因比较复杂，那么，切除肿瘤的危险可想而知。首先，机体的免疫功能是否承接得了切除这样的大手术；其次，如果不消除疾病产生的原因，加上术后气血能量更弱，新的肿瘤很容易快速聚合。

况且，人体一直是处于变化之中的，比如，一个气血旺盛的人，他因为摄入毒素太多，机体超负荷运转，无法代谢出去，久而久之形成癌症。那在这个过程中，人体的气血也是受到了损耗的，他的免疫功能大部分情况下已经被改变了，如何评判他是否能承受手术就是一个未知数。因此，用手术的方法治愈癌症，讲究的就是一个概率，很有些碰运气的成分在里面。

有一个例子很典型：一位曾经接受蔡医生排病治疗的肺癌患者李某，接受排病治疗时72岁，当时被医院诊断为肺癌晚期，只有数月可活。接受排病治疗后，蔡医生补足她的气血，让身体的免疫机能自动去代谢肺部毒素。这位患者服药4年多，在这段时间内，她可以去马尔代夫、新加坡等地游玩，感觉将肺癌这件事情已经忘了。4年半之后，子女建议她再去医院复查，发现肿瘤的大小已经只剩原来的四分之一了。医院的医生建议她，这样的状况，化疗一下，很快就没有了。她接受了化疗，但只化疗了几次，病情突然恶化，几个月后就去世了。

排病论

蔡医生分析，患者为将近80岁的老人，身体的免疫机能已经很脆弱，加上这几年排出肿瘤的治疗，将补起来的气血都几乎耗损在了这上面，骤然接受化疗，加速了气血的耗损，免疫系统很难适应这样大的改变，导致身体崩溃。

盯着癌症治疗，只想着怎样消灭它，很容易让我们陷入只见癌不见人的误区。而我们一再强调，"见病不是病"，对癌症的治疗更是这样，需要的是一种整体、系统的哲学观。

癌症只是一个果，它的因，也许结在意想不到的地方。

癌症的发生，往往不是毒素附着在某一个脏器那么简单，因为人体本身就是一台相互关联的高精度机器，每一个病症的出现都可能是与几个脏腑相关联的。毕竟癌症只是一个果，它的因，也许结在我们意想不到的地方。

比如肺癌，我们可能认为就是肺里面有了问题，大部分人会追溯病因到抽烟。但是，临床上有一类肺癌却不是抽烟导致的，他们的病因，来源于胃病。这看似是两个不相关的脏器，如何因胃病而导致肺癌？

如果一个人得了浅表性胃炎，这个胃炎无论性质寒热，都可能导致胃黏膜的渗透功能发生改变。我们的黏膜都有渗透功能，用中医的术语来讲叫做"分清避浊"的功能，也就是把"清"的、身体需要的留下来，吸收掉，把不需要的"浊"屏蔽在外。但是现在，胃黏膜的渗透功能因为胃炎发生了障碍，处于扩张状态，本不该被吸收的"浊"的或大颗粒物质被吸收进入了血液循环系统，这些物质一旦进入血液循环，就会到达人体的所有脏器，而如果这类毒素太多，或进入血液的颗粒太大，人体就会想办法找通道排出去。中医说，肺朝百脉，反过来，百脉朝肺，各个脏腑组织的致病因素都可能输送到肺，通过肺排出体外，肺部毛细血管容易发生堵塞。所以，在临床治疗中，很多肺癌患者往往伴随有胃病，追溯起来，他们往往有饮食不节制、嗜好饮酒、贪食生冷等不良生活习惯。

进入肺部的垃圾毒素、大分子颗粒堆积在肺泡内，影响肺的呼吸功能，时间长了会形成肉芽组织，这个肉芽组织越长越大，被包裹形成了肺癌。这种内侵性的伤害比吸烟对肺造成的伤害大多了。

因此，如果我们治疗这类肺癌，无论是放疗、化疗还是肺移植，都无法解除这种癌症产生的因素，只有治愈胃病，再通过提升机体的气血能级，促使气血作用于肿瘤，让足够的气血去对抗被包裹的毒素，将这些毒素慢慢分解、代谢出去，才是治愈这个癌症的根本方法。

用排病理论来治疗癌症，分四步走。

既然癌症是机体想要排除毒素，又不能如愿时采取的一种妥协，那么，癌症的治疗，就是补足身体的气血水平，给予它足够的能量，先让癌细胞能够包裹住毒素确保它不扩散出去，稳住它，当气血能量足够强大之后，先清理血液中的毒素，当血液干净了，足够的气血能量就能够进入包裹的组织内，分解被包裹的毒素，让他们从包裹的组织中渗透出来，进入血液循环，此时，同样地，清理血液中的毒素，就可以将这些毒素排出去。

1.补足气血，支持癌细胞的供给，维护它们生存必须的能量，也就是稳住肿瘤不破溃，不扩散；

2.清理血液中的毒素，让它们不再增加"蜂巢"的负担，为毒素渗透出来做准备；

3.帮助肿瘤内的毒素渗透出来，进入血液中；

4.持续清理血液中的毒素，以分散的方式一点点瓦解它，最终让它消逝于无形。其中，这四个步骤又可能是交叉进行的。

这里，蔡医生在给出了一个来源于自然界的推理假设，如果将肿瘤比作一个蜂巢的话，那么，游离在血液中的毒素就是一只只蜜蜂，血液中有毒素，就要向这个蜂巢汇集，致使它越来越大。然后一部分毒素因为太拥挤了，逃逸出来，建立了新的节点，构筑新的蜂巢，吸引更多的毒素向这儿汇集，形成癌症的转移。因此，清理血液中即将向"蜂巢"汇集的毒素，清理从"蜂巢"中渗透出来的毒素就很关键。

现代医学研究发现，癌细胞表面有三个重要物质，可以使癌细胞逆转为健康细胞。它们分别是：环式磷酸腺苷（CMP）、肿瘤抗原（CEA）、癌细胞核逆转录酶，它们中的任何一个发生作用，都可以使癌细胞逆转为健康细胞。但在大量实验之后，逆转都宣告失败了。

排病理论指导之下的治疗方法是，排出被癌细胞包裹的毒素，肃清血液中持续不断入侵的毒素，让这个细胞逐步恢复到健康状态，进而治愈癌症。

在蔡医生治疗的癌症病人中，尽管每个患者的状况千差万别，每个患者的体质也千差万别，但癌症产生的机理都是相通的，因此治疗思路也都是相同的。

癌症的排病反应，皮疹会较为明显。

在人体排出肿瘤内毒素的过程中，所出现的排病反应与普通的排病反应大致相同。还是典型的"汗、吐、下"反应，也就是从皮肤、汗液排出来，通过胃反呕出来，通过大小便排出去。所以，发热、腹泻、皮疹、体臭、小便臭甚至排粉色小便等，都是典型表现。

一般来说，癌症的排病，皮肤的症状会比较明显，因为我们之前已经论述过，人体是一个非常智能的系统，很多不能往肝肾排出的毒素，都会通过皮肤透出来，而癌症的毒素，往往会比普通疾病更复杂一些。

比如一部分甲状腺癌，我们知道，甲状腺的血液供应非常丰富，据估计，全身血液大约每小时可在甲状腺通过一次，也就是说，进入血液的有害物质也可能每小时经过这儿一次。而我们还知道，甲状腺是人体碘含量最高的地方，而碘作为一种微量元素，很容易与金属和非金属都发生反应，当我们的身体摄入过多的重金属或农药、抗生素时，这些无法代谢出去的毒素就会随血流经过甲状腺，粘附在甲状腺的腺体组织上，或者与碘结合发生反应，附着在甲状腺腺体上。此时，人体很想将这些附着物代谢出去，但又难以代谢掉，反复抗争中，人体耗损了过多气血，不得不放弃反复发起攻击的尝试，只能采取妥协的方式，将它们包裹起来，不至于再产生更进一步的反应和伤害。

此时，补足人体气血，按以上的四个步骤，帮助机体获得代谢这些毒素的能力，并将它们排出去才是最重要的。在此类患者接受治疗的过程中，毒素通过皮疹排出来的情况就非常典型。况且，腺体本身就是人体的一个防御组织，排出毒素的能力很强，排出毒素的愿望也很强，大部分甲状腺癌都是可以治愈的。

在蔡医生的治疗经验中，如果甲状腺癌患者出现带状疱疹的排病现象，此时往往可以稍微松一口气了，因为这大部分预示着患者的危险期过去，最毒的毒素开始排出来了。

只要有足够的时间调动气血水平对抗，癌症就能治好。

无论什么类型的癌症，关键是患者的病程发展要允许医生有足够的时间去帮他补足气血，再启动身体的免疫机能慢慢排出毒素，只要患者的运化能力不衰败，气血不衰败，都有可能治愈。但如果一个患者被诊断癌症已经全身扩散，损伤多个脏器，那么，治疗中就会出现是先补足气血能量再清理血清中的毒素，还是先清理毒素再补足气血的两难局面。因为癌症扩散，清理毒素势在必行，但清理毒素又必须依赖大量气血能量的支撑，患者的身体状况能否支撑到将气血补起来，再清理毒素，是否还给治病留有时间，就很难说了。

扩散，往往意味着死亡，意味着人体最后一道防线的崩溃，就像监狱已经不能关押住坏人，坏人已经跑出来，充斥在各处，警察已经无能为力了。

痛风的排病治疗

认识食物在我们体内的循环代谢路径。

我们吃进去的食物，一部分变成身体需要的血液、津液、骨骼、肌肉，这部分就是水谷精微，是食物中有生命力的精微物质；更多的食物残渣和水液则通过肠道和尿道排泄出去。

这是一个理想的食物代谢循环，它是生命往复循环、生生不息的原动力，也就是运化（我们后面的章节还会论述）。

但是，如果我们摄入过多，或者脾胃的运化能力障碍，一些运化不完全的物质会形成毒素；此外，胃黏膜处于炎性状态，就会有一部分我们不需要的垃圾毒素被吸收进入我们的循环系统；还有，如果机体的运化能力弱，对水谷精微的重复利用率低，则身体就需要大量摄入食物，进而产生更多的垃圾毒素，这些毒素都会对身体造成污染。

人体为了减轻这些垃圾毒素的伤害，会寻找最合适的路径将它们代谢出去。一是沿着膀胱经这条人体的"下水道"，走膀胱尿道代谢出去；二是沿着脾经和胃经的循行路线，通过合适的排泄通道代谢出去。

为什么男人更容易得痛风？

被我们摄入的垃圾毒素，如果无法及时代谢出去，大部分会堆积在膀胱经周围，伺机沿膀胱经代谢，造成我们的肩背厚、硬、痛。这是其中的一条代谢路径，还有一条就是通过脾经和胃经代谢。

足阳明胃经和足太阴脾经的循行路线，都经过了乳腺、下腹部、足部，脾胃本是一家，互为表里，两条经络又会互相影响。

垃圾毒素往往堆积在这两条经络循行过程中最容易堆垃圾，对人体的伤害又相对较小的地方。

女人比男人多了乳房、子宫、卵巢，而这几个器官都是堆积垃圾毒素对人体影响相对较小的地方，垃圾很容易堆在这些地方，而乳房、卵巢、子宫是在一条代谢路径上的，堆积在乳房和卵巢的垃圾毒素，在气血能量充裕的情况下会往子宫走，企图通过子宫这个通道，通过月经、白带的形式代谢出去。当垃圾越堆越多，无法完全代谢出去时，堆在哪个部位，就会在哪个部位形成肿瘤，从上往下依次会形成乳腺囊肿、卵巢囊肿、子宫肌瘤。

而男性因少了乳腺、子宫、卵巢等堆积垃圾毒素的器官，脾经和胃经循行到脚底，足部就成为代谢通道，人体希望通过足部的关节将毒素排出去，如果太多的毒素堆积在关节部位无法及时排出去，就会形成痛风。女性在绝经之后，子宫的代谢能力降低，这个天然的代谢通道功能逐步下降，垃圾毒素的代谢下行，因此也有绝经后女性得痛风的案例。

所以，痛风多见于中年男性，女性仅占5%，并且痛风女性主要见于绝经后的女性。

痛风足，是人体为了排出脾胃经上垃圾毒素而形成的。

"浊气下行"，人体大部分无法通过二便及肝脏代谢出去的垃圾毒素，都会向下寻求代谢通道，我们最常见的脚臭、脚汗，就是人体往下排出浊气的方式。

人体是一个智能系统，浊气往下，是为了越过脏腑组织，避免对脏腑组织的伤害，找到对人体伤害最小的方式，排出这些毒素。

运化不完全的代谢物形成的垃圾毒素，循脾、胃经下行，成为浊气到

排病論

达足部后，会寻找最有利、对人体危害最小的部位排出。大脚趾是两条经络的最远点，也是交汇点，是浊气向下的排泄通道。

如果浊气太多，会形成尿酸盐，堆积在大脚趾部位等待排出，这些毒素攻击关节，刺激大趾上的末梢神经，引起疼痛。长期下去，如果人体脾胃运化能力弱，毒素又不断摄入，关节受累，大量毒素析出的尿酸盐结晶堆积在关节周围，关节不堪重负，就会出现痛风结石，甚至骨坏死，形成痛风足。

如果通过大脚趾代谢的这一通道受阻，又或者身体需要代谢的浊气太多，这一通道已经无法完成代谢任务，那这些浊气就会侵犯身体的其他部位，从对身体伤害较小的地方寻找排出路径，如大关节。

痛风并发症，是正气在败退过程中产生的一系列问题。

如果大趾关节受伤害严重，已经无法代谢排出这些毒素，人体会同时或相继启动更多关节来代谢这些毒素，出现痛风同时或相继侵犯多个关节的症状。

如果毒素太多，通过远端关节无法代谢出去，或在人体排出这些毒素的过程中受阻，这些毒素会污染血液，产生的尿酸盐极容易堆积在肾脏中，导致尿酸性肾石病、甚至急性肾功能衰竭；这些毒素会造成微循环障碍，产生痛风性高血压；这些毒素会刺激胰岛素抵抗，产生痛风性糖尿病等。

这些问题，其实是人体排出毒素的努力受阻，或者机体无力排出这些毒素，正邪相争过程中，正不胜邪，正气在败退过程中产生的一系列问题。痛风性的肾结石、糖尿病、高血压，这又是另一种无奈的妥协机制。

脚是人体的一个代谢通道。

曾有接受排病治疗的患者描述，说很多年来他的脚都不臭，一双袜子可以穿好几天。蔡医生说，那你的头上应该长了脓包，患者大吃一惊，说头上确实长疮了。

很简单，人体向下的代谢通道被堵塞了，浊气不能下行就只能往上走，上扰清阳之府头脑，不仅长疮，还会出现头晕、头痛等症状。

在蔡医生看来，脸头油腻、头上长疮、有脚气、阴道炎、部分蛋白尿，很多都是脾胃系统的运化能力不足所致。比如部分高蛋白无法转化为能量，被排出体外，如果往头部走就会通过脓疮、头油等方式出来；如果往阴道走，那就容易寄生霉菌，形成霉菌性阴道炎；如果通过尿液排出来就会形成蛋白尿，如果走脚底出来，就会寄生真菌，形成脚气。

如果脚这个代谢通道堵塞，痛风对机体的危害就会更加严重，各种并发症发生的概率也会更高。

现代医学告诉我们，痛风是尿酸高的结果，尿酸为何会增高？

现代医学对痛风的解释是：痛风是由单钠尿酸盐（MSU）沉积所致的晶体相关性关节病，与嘌呤代谢紊乱和（或）尿酸排泄减少所致的高尿酸血症直接相关，重者可出现关节残疾和肾功能不全。痛风常伴腹型肥胖、高脂血症、高血压、2型糖尿病及心血管病等表现。

那么尿酸为什么会高到析出结晶，危害人体关节、血管、肾脏等的地步？

一个东西在体内过剩了，要么是摄入太多了，人体负担不了，形成了堆积；要么是人体的代谢功能出现了障碍，代谢不了，形成堆积。这两种情况又不是割裂的，摄入太多，会增加脾胃负担，打乱代谢机能的有序运行，影响正常的代谢功能，长期下去可导致代谢功能障碍；而代谢功能障碍，运化无力，人体从一定量的食物中吸取的水谷精微少，也会加剧人体对食物的需求，摄入更多食物，继而增加代谢负担，造成更多垃圾堆积，形成恶性循环。

这就不难理解人体尿酸高的原因了。

1.大量垃圾进入体内，产生尿酸，超过人体代谢的负荷，沉积下来；

2.人体代谢运化能力受损，无法正常运化摄入的食物，产生太多代谢废料，形成尿酸；

3.两者相互影响，越来越恶化。

可见，尿酸是能量运化不完全的代谢物。

痛风是吃出来的病，来去像风一样快。

为什么这个病叫痛风，因为疼痛像风一样，来得快去得也快。

痛风患者都有这样的经验，可能哪天喝一顿酒、吃一顿肉（尤其是海鲜），痛风马上就发作了，疼起来动不了，脚无法落地，因为疼痛而克制美食的诱惑，控制饮食，过几天这个病又好了，像没发生过一样。

因为暴饮暴食，脾胃运化负担过重，无法完全运化，形成大量垃圾，血液中的尿酸含量迅速达到饱和，析出结晶，附着在脚趾关节上，产生疼痛。而控制饮食几天，这些废料被慢慢代谢，没有新的垃圾继续形成结晶析出，所以又恢复如常。

《景岳全书》将痛风归于脚气一类疾病，因为致病因素包括内外两种，外因是阴寒水湿袭人皮肉筋脉；内因是平素肥甘过度，湿壅下焦；寒与湿邪相结郁而化热，停留肌肤……病变部位红肿潮热，久则骨蚀。

因此，痛风是一个典型的吃出来的症状，但其根源在于运化能力不足，致使脾经和胃经代谢末端上出现问题。

造成痛风的根源，至少包括以下几个方面的因素。

1.摄入肥甘厚腻太多，人体运化不了，导致尿酸浓度增加析出结晶；

2.脾胃运化出问题，造成代谢障碍，大量运化不完全的代谢物堆积在血液内，析出尿酸盐结晶；

3.受寒导致机体收引，血液循环、体液循环不利，垃圾毒素代谢不畅，尿酸浓度增加，析出结晶。

对抗尿酸喝碱性苏打水有效吗?

很多患者喜欢问的一个问题是：对抗尿酸喝碱性苏打水有效吗？

蔡医生这样回答：你前面有一杯水，是酸性的，现在给它加入食用碱，PH值刚刚好，你愿意喝下吗？如果这杯水放了一段时间，又变酸了，那么我们再加碱，让它的PH值恢复正常，如此往复多次，放在你面前的这杯水PH值是正常的，但让你喝下，你愿意喝吗？

我们学习的一个化学常识叫酸碱中和反应，当胃酸过高的时候，口服碱性药物中和胃酸，可以制止胃中的不适；硫酸厂需要排放的污水酸性太高，就用碱性的石灰中和，生成硫酸钙沉淀和水；面粉在发酵过程中产生酸，口感不好，加适量纯碱后，做出的面食就松软可口了……

以上是最常见的酸碱中和运用。具体到人体，如果不去追究尿酸高的原因，而只是针对这个症状，用这个简单的中和原理来解决问题，身体状况只会越来越糟糕。

在酸碱中和反应中，那些反应物去了哪里？是像硫酸加石灰变成硫酸钙那样沉淀在血管里了吗？还是这些物质溶解在了血液、体液里，循环到了身体的各处？酸碱中和的结果会导致身体内浊物增加，出现体臭、头油、皮肤变污等各种反应。

围绕尿酸解决问题，无法根治痛风。

我们面对生命的思维，不能是酸碱中和这么简单，生命的最佳状态不是酸碱平衡，而是清净、循环有序、运化有力、生生不息。

我们把痛风当成一种疾病治疗，以至于盯着它尿酸高这个问题，围绕尿酸来寻找解决的途径，那就只可能缓解症状，无法从根源上解决问题。

在人体不断推动尿酸通过脚趾关节排出体外这个过程中，尿酸对脚趾末梢神经造成刺激，因此产生疼痛。此时，我们往往觉得疼痛难忍，需要依靠药物来减缓痛苦，于是服用碱性药物来中和尿酸，尿酸被中和后，人体就会收到尿酸不再偏高，不再危害人体的信号，将这个排出尿酸的过程中断了。

那么，尿酸被中和后，对人体就无害了吗？如果是这样的话，现代医学就不会将痛风与糖尿病、高血压一样，归为是需要终身服药的慢性病行列了。

尿酸被中和了，或者说，通过药物把尿酸降下来了，但体内的垃圾毒素并没有被排出去，它们只是换了一种方式存在而已。病因不除，过一段时间尿酸又堆积，又会变成高尿酸，析出形成结晶。

增加运化能力、减少摄入量，是治疗痛风的基本思维。

要改变身体高尿酸的状况，至少要具备以下几个条件：

1.摄入要适中，控制肉类的摄入量，减少代谢垃圾的堆积。

2.脾胃的运化能力要好，能够将摄入的物质运化完全。

3.血液循环要好，新陈代谢能力强，能将代谢物排出体外。

其实这个逻辑很简单，就是减轻人体运化的负担、提升运化代谢能力。因此，痛风的治疗思路，就是一个典型的以脾胃健运为中心，外加限制摄入的思路。

在蔡医生的临床治疗中，治愈的痛风患者基本都是用健运脾胃—清理血液—健运脾胃—清理血液的方法治愈的。有患者形容"排病过程中，每天洗脚后，洗脚水都是淘米水的颜色。"

很多人会问，健运脾胃很好理解，清理血液又是怎样做到的？其实中医是一个整体思维，我们在论述排病原理的时候已经讲过，补足气血能量，是推动垃圾毒素排出体外的基础。同样的，健运脾胃，也是补足气血能量的手段之一，也能够推动垃圾毒素外排，也是在做清理血液的工作，健运脾胃到一定程度，其实就已经是在同时清理血液。脾胃运化的过程，本身就可以将很多垃圾毒素分解掉，再通过各种通道代谢出去。

当然，健运脾胃，提升机体的运化能力，需要有"气"的参与，气足则运化有力，产生的垃圾就会减少，这就要求肺的功能要好。有些痛风是长期抽烟导致的，还有些肺功能不足的患者也会得痛风。在治疗过程中，提升肺功能，增加血氧饱和度很重要。

此外，打开寒湿阻滞造成的痹症，使机体的循环代谢顺畅；以及对身体其他症状的清理等，这些都是医生对人体的把握，也是专业修为，在此无法一一道尽。

但限制摄入加健运脾胃，这是痛风的基本治疗思路，**吃出来的病，需要围绕食物的运化代谢来治疗，这才是正确的中医思维。**现代医学也主张严格控制痛风患者的饮食，在这一理解上，中西医是一致的。

糖尿病的排病治疗

　　人都有个通病，期望直截了当、立竿见影地解决问题。自从胰岛素被发现，并且发现者获得诺贝尔医学奖后，几乎所有的糖尿病人都坚信胰岛素可以拯救自己，并相信自己的糖尿病是因为胰岛素分泌不足所致。这样一来，事情就变得很简单了，缺什么补什么，胰岛素分泌不足，那么补充注射胰岛素不就解决了？

　　但是，从胰岛素发现推广到现在，糖尿病仍然被当作一种需要终身用药的慢性病，并没有真正被攻克。这是为什么？

　　胰岛素确实很重要，所以我们坚信它就是糖尿病的根源，也坚信它能解决问题。

　　在人体的氧化过程中，我们摄入的脂肪、蛋白质、淀粉等经过脾脏的运化变为葡萄糖，葡萄糖是不能直接被人体利用的，需要通过进一步的氧化反应，一部分转化为身体必须的能量，一部分转化为糖原储存在肝脏中，还有一部分直接变成血糖供人体即时使用。在葡萄糖转化为能量、糖原和血糖的这个过程中，需要某种复合酶的参与，这种复合酶目前已知的主要成分是胰岛素，其他成分尚未被探明。

　　胰岛素能够促进葡萄糖进入肝脏、肌肉等组织转化为肝糖原、肌糖原，并为葡萄糖氧化分解提供条件，同时抑制氨基酸和脂肪转化为葡萄糖。如果胰岛素分泌不足，过多的葡萄糖无法转换为能量和糖原，直接进入血液中，致使血糖升高，形成糖尿病。胰岛素的发现者，加拿大人F.G.班廷和C.H.贝斯特因此获得了诺贝尔医学奖。

而分泌胰岛素的器官，是胰腺。现代医学研究发现，胰腺是唯一身兼内外分泌功能的腺体，一方面，它分泌胰液，通过胰腺管排入十二指肠，参与消化难以消化的蛋白质、脂肪和糖；另一方面，它分泌胰岛素和胰高血糖素，对血糖进行双向调节。

胰岛素分泌不足是造成血糖升高的唯一条件吗？

当然不是，首先，我们刚才说过，胰岛素只是参与葡萄糖转化的主要成分，其他成分尚未探明。第二，胰腺还会分泌胰高血糖素升高血糖，与胰岛素对抗。第三，现代医学研究发现，影响血糖的组织器官除了胰腺，还有肾上腺、甲状腺、下丘脑。

此外，中医认为，肝阳上亢，肝不能很好地储藏肝糖原，也会致使大量糖原进入血液中，使血糖升高，导致糖尿病的症状；而西医则认为情绪抑郁会促使人体分泌升高血糖的激素，这就不是胰岛素分泌不足的问题了，是对抗性激素太多；某些炎症、类风湿等，需要大量的糖来修复病变部位或参与代偿，也会出现高血糖，这是机体的一种自救手段，与胰岛素的分泌无关。

因此，血糖升高只是身体的一个体征，并不是一个疾病诊断标准，即便是糖尿病，也不一定与胰岛素的分泌问题有关，找到每一个患者的具体病因，才能做出判断，并给出相应的治疗方案。

即便是胰岛素分泌不足，缺什么补什么就能解决问题吗？

胰岛素的干预治疗，是现代医学针对糖尿病使用最广泛、见效也最迅速的手段。但长期注射胰岛素，相当于放弃了对胰腺功能的修复与唤醒，人体会收到不需要再分泌胰岛素、不需要胰腺再工作的信号，使胰腺不再试图进行自体修复，也可能错过借助外力修复的时机。胰腺长期处于废退状态，最终导致功能大部分弱化或散失。

临床真正因为糖尿病死亡的人很少，绝大部分死于长期降血糖导致的并发症。因此，注射胰岛素在糖尿病的治疗中其实只应该作为一个救急手段，长期注射导致的胰脏功能弱化，以及由此带来的并发症是致命的。

此外，人体是一个精密智能的系统，受体能、运动状况、气候等因素影响，某一时段、某种状态下人体需要多少胰岛素的量都是不同的，健康的胰腺会根据身体的不同需求分泌一定数值的胰岛素。而现代医学目前还无法精细测量人体不同状态下的胰岛素需求水平，进而注射一定的剂量。因此，胰岛素的使用量其实很难达到精密的"合身"效果，而过多剂量的注射会对人体会造成不可预知的损伤。且作为糖向能量转化的必须复合酶，胰岛素只占了主要成分，尚有成分是未知的，它们对人体的影响，也无法估判。

"过剩"的糖分从哪儿来的？

血糖升高、出现糖尿症状，看起来是糖分"过剩"，跟随尿液排出来了。那这些"过剩"的糖分是哪儿来的？

当机体内某种物质"过剩"时，我们一般从四个方面考虑问题：1.摄入过多；2.代谢障碍，在体内发生堆积；3.代偿反应，当某种能力不足时，依靠增加物质数量或增加其他组织器官的功能进行代替补偿；4.外界刺激（如环境、情绪）等导致的应激反应。

具体到"过剩"的糖分，其来源也离不开这几种原因。

1.短时内摄入的糖分过多或应激因素引起的一过性高血糖。我们的机体有强大的调节机制，大部分高血糖都是属于一过性的。当我们短期内摄入大量含糖食物时，多余的糖分无法及时代谢出去，会导致短时内血糖升高。此外，感染、手术、精神创伤等状况下，身体为加快创伤修复，也会引起短时内血糖升高，在这些因素终止后，血糖又会快速恢复到正常状态。

2.机体的糖代谢紊乱。参与葡萄糖、果糖、半乳糖等代谢的激素或酶发生异常，或者，参与糖分代谢的组织器官如肝、肾、小肠、胰腺等发生功能障碍，都会造成糖分代谢不畅，滞留在组织器官及血液中，导致血糖升高、糖尿等症状。

3.机体运化不足导致的糖代偿反应。在中医看来，胰腺是属于运化系统的一部分，我们也称它为胰脏，它与脾脏紧紧相连，是一体的。胰腺承担着帮助脾脏统摄、运化的作用，它将糖分转化为身体需要的能量。当人体长期处于不健康的生活状态，导致机体运化能力不足，无法从一定量的糖分中运化出足够的能量供机体使用时，只有通过增加糖的供给，才能满足身体所需的能量要求，导致血糖升高，这是身体的一种代偿反应。

需要特别注意的两种情况。

一、胰腺功能障碍

当胰腺发生功能障碍，无法正常分泌胰岛素等复合酶时，大部分有两种情况：第一，供养胰腺的气血不足；第二，不健康的生活方式使腺体不堪负荷。

此时，人体会采取妥协措施，暂时减少胰岛素的分泌，让胰腺处于低代谢状态，以便调整蓄积能量。胰腺已经给我们发出了求救信号，除非腺体发生严重的器质性病变，正确的方法是恢复健康的生活方式，补足胰腺的气血，使它苏醒，并具备主动工作的能力，才是治本之法，而并非直接补充胰岛素来代替胰腺的工作。

二、糖代偿反应

身体运化能力不足——无法从一定量的糖中获取身体所需的能量——促使身体合成更多糖——更多糖加重机体的运化负担——身体运化能力不足……这样的代偿反应，长此下去会形成恶行循环。

当身体发出血糖升高、糖尿的信号时，我们不能一味降血糖，要关注根源上的问题。

胰腺是运化系统的一部分，当一个患者出现糖尿病的症状时，我们首先考虑的是本系统——运化系统有没有问题，会追溯到脾脏上，而不是先降血糖。

脾主运化，它在整个运化系统中好比一个加工工厂的主要机器，源源不断地将各种材料变成人体需要的血液、骨骼、肌肉、细胞等，其他的运化器官好比辅助加工机器，或者进行初加工，或者进行更精细化地再加工，或者进行某几种物质的转换。

当脾脏的运化功能下降，对摄入的食物运化不完全时，必将增加胰腺的负担，长期下去，胰脏受累，无法使摄入食物中的糖分转化为能量，这些糖分大量存在于血液中，跟随血液循环从尿道排出，形成糖尿病。

这部分糖尿病看似是实证，表现为糖分过多，其实是一个虚症，根源在于运化能力不足。此时，用补虚的方法和调动脾胃功能的药方，大部分都能产生好转。

糖尿病患者吃再多都觉得饿，根源在于运化出了问题。

现代医学研究发现，胰腺是唯一身兼内外分泌功能的腺体，一方面，它分泌胰液，通过胰腺管排入十二指肠，参与消化难以消化的蛋白质、脂肪和糖；另一方面，它分泌胰岛素和胰高血糖素，对血糖进行双向调节，而胰岛素可以促进肝糖原和肌糖原的合成，促进葡萄糖进入肌肉和脂肪组织细胞内，激活葡萄糖激酶，抑制糖异生。而糖原，正是脾脏从水谷精微中运化出的气血能量的一个重要成分。可见，胰腺确实承担了一部分脾脏的运化功能。

再往前追溯，中西医都认为高脂饮食是引起糖尿病的重要原因之一，高脂饮食的分子结构复杂，不利于人体分解代谢，人体要从这些饮食中获取必须的精微物质转化为气血能量，就必须加倍调动脾胃的运化功能才可能实现，长期的高脂饮食习惯，让脾胃超负荷工作，必然对其功能造成损伤。脾胃功能受损，运化能力减弱，无法从一定量的食物中获取身体必须的能量，因此人体总是产生饥饿感，需要大量的食物摄入。而大量的食物摄入，会刺激胰腺过量分泌胰岛素来平衡摄入的糖分，胰岛素的过量分泌，又会让患者感觉饥饿，陷入恶性循环，最终导致胰岛素分泌功能紊乱，血糖含量升高。

而摄入的大量糖分堆积在血液中，通过肾脏代谢不完全，日积月累则会导致肾损伤，出现肾功能衰竭、尿毒症等；血液中过多的糖分刺激使眼部的微小血管损伤，影响眼部血液回流，导致视网膜功能受影响，严重者可致盲，且这种情况致盲是不可逆的；血液中过多的糖分刺激末梢神经，导致糖尿病末梢神经炎，手足部像戴套的不适感、针刺感、发热感等皮肤症状都是由此引起的，严重时只能截肢。这就是糖尿病并发症可怕的原因。

肝阳上亢，让肝糖原无法安心储藏在肝脏，跑到了血液中，这类糖尿病不能降血糖。

有部分糖尿病患者表现出心烦、易怒的症状，这往往是肝阳上亢所致，大部分属于参与糖代谢的脏器肝脏的功能障碍。原本储存在肝脏中的糖原，因为肝阳上亢，无法正常储存在肝脏中了，跑到血液中来，血液中的血糖浓度升高，一部分糖就随尿液排出体外，出现糖尿病症状。

此时的糖尿病，其实是一种假象。

我们说过，烦劳则张，烦劳容易导致高血压，也会导致糖尿病，而它导致的糖尿病与高血压是一个道理。当我们有烦闷无法排解，长期忧思易怒，或长期过劳、生活不规律，势必消耗人体气血能量，人体为了满足这种消耗，只能调用身体潜藏的能量。

肝藏血，储存糖原。一般情况下，肝脏储存的肝糖原在血糖浓度下降时不断地释放入血液中，随血液灌流到全身，以满足全身组织器官的需求。而长期的烦劳状态下，人体超负荷调用气血能量，慢慢导致人体能调用的潜藏能量不足，调节秩序混乱，造成肝阳上亢。肝阳上亢，意味着人体的耗散、混乱状态更严重，因而必须调动更多气血能量出来应付这种状况，造成气血更加混乱、耗散、无序。而这种混乱和耗散又加剧了人体心烦易怒的症状。这时，该藏的藏不好，该用的用不了，肝糖原随着气血的鼓动进入血液中，而混乱无序的状态又让这些糖原无法被合理利用及再回到肝脏中储存起来，只能白白随着尿液被排出体外，出现糖尿病的症状。

这也是一个典型的本虚标实症状，患者看似血糖高、过剩，血脉喷张，脉搏宏大，似乎是过剩、用不完的大实之症，其实是长期烦劳耗散导致的虚症，血液中的糖过剩，而脏腑的存量则不足。降血糖只会加重本虚的症状。

平息人体的混乱状态，让人体回归有序是平定肝阳上亢型糖尿病的根本。

对于这类肝阳上亢型糖尿病，现代医学认为是心理因素所致，认为心理压力会引起某些应激激素大量分泌，其中包括升血糖的激素，它与胰岛素对抗，造成内分泌代谢调节紊乱，引起高血糖，导致糖尿病。

在病因的认识上，中西医基本一致，在病机的分析上，中西医有一定差别，但对烦劳引起的身体调节混乱的认识却是一致的。无论是烦劳引起的气血混乱，导致肝不能储藏糖原；还是内分泌紊乱导致升血糖素分泌增多；又或者是混乱的生活习惯和状态导致血糖调节秩序紊乱等，无论什么原因所致，平息人体的混乱状态，让人体回归有序的状态才是根本。

此时，身体不是血糖太高，而是储存和使用不合理；不是分泌的胰岛素不足，而是升血糖素太高。降血糖，补充胰岛素，暂时平衡了血糖浓度，但根源上的问题并未解决，只会降低身体自我拨乱反正的能力，增加身体的混乱度。

一般来说，这类患者的状况不会持续太久，身体发出烦躁易怒、血糖高的信号后，一般有常识的人都会自觉在心理状态及作息规律上进行调整，一段时间的混乱后，身体也会慢慢调整到有序状态，肝阳上亢明显的患者，可以予以柔肝潜阳的药物。而降血糖的药物一旦参与进来，人体自我调整的节奏必然被打乱，很容易形成药物依赖。

发生无氧酵解的病人更容易患上糖尿病。

很多患者来看病的时候，就能闻到身体上有一股酸臭味，观察他们的头面，往往面色污浊，嘴唇乌紫，肩背厚，摸上去硬，如果针刺他们的指尖，挤出的血往往颜色深，且有淡淡的腥臭味。对这类病人，即便不开口，蔡医生也大多会预测他们要么已经患有糖尿病，要么不久就会患上糖尿病。因为他们有一个明显的特点，就是身体呈现无氧酵解的症状。

当人体长期处于不健康的生活状态，如饮食量大，摄入过多难分解的肉类、长期饮酒、熬夜等，导致脾脏运化无力，产生大量剩余垃圾，身体更容易发生无氧酵解。根据巴斯德效应，在有氧环境下，只消耗少量的糖即能满足机体需求，而无氧环境下，则需要消耗更多的葡萄糖，并会产生更多的发酵产物，即燃烧不完全的垃圾毒素。人体可以根据氧的有无，来调节糖的分解量，而使能量得到节制。

所以，发生无氧酵解的病人，更容易患上糖尿病。

因为无氧酵解，胰腺必须超负荷工作才能满足人体需求，长期下去，胰腺功能降低，也可能导致胰腺受损，无法正常足量分泌以胰岛素为主的复合酶。这样，过多的葡萄糖无法完全转化为能量、糖原，导致血糖浓度升高，过多的糖在血液中无法被分解代谢，通过肾脏排出，产生了糖尿病。

在治疗过程中，发生无氧酵解的糖尿病患者要比未发生无氧酵解的更难治，因为他们体内的垃圾毒素堆积的更多，脏器的损伤也可能更严重，他们的治疗周期会更长一些。

严格控制糖分摄入并非科学的方法。

一方面，患者血糖高，感觉应该是身体内的糖分过剩；但另一方面又表现出吃得多，尤其是想吃糖。这是因为患者缺乏能量，机体需要大量的能量来完成运化工作，而摄入的食物因为脾胃运化能力弱，从一定数量的食物中能有效提取的能量少，必须摄取大量食物才能满足身体需求。

这里表现出的多食，是身体为了获得足够能量的一种代偿方式，当然，长期多食下去必然加重运化负担，造成恶性循环。但控制患者的摄入显然也不是解决问题的方法，那样只会让机体更加缺乏运化的能量。

正确的方法是调动运化能力，补足气血能量。

因此，控制糖分的摄入，并非合理的方法。我们只看到吃得多会加重胰腺的负担，却没有看到多吃的背后，是患者的身体真实需要，是能量不足，运化不得力的表现。另外，据欧洲前沿医学杂志《柳叶刀》论述，糖尿病人在治疗中不应绝对控制糖的摄入，因为脑细胞代谢需要大量的糖，严格控制糖的摄入易患老年痴呆。

中医所说的消渴与糖尿病是什么关系？它们在治疗思路上一致吗？

西医将糖尿病的诊断指征归纳为"三多一少"，即多饮、多食、多尿、体重减轻，表现多食易饥，易乏力。中医将糖尿病称为消渴，又分上消、中消和下消。上消为肺消，表现为多饮，故患者经常表现为口渴，常想饮水自救；中消为胃消，主要表现为多食；下消为肾消，主要表现为多尿。从症状来看，二者是统一的。

但无论是糖尿病还是消渴，都是直接以症状来命名，并不是疾病本身。糖尿病并不完全等同于消渴，消渴也只有大部分是糖尿病，他们之间有大部分的交叉，但并不重合。不过无论是否交叉重合，治疗思路都是寻找疾病的根源，排出致病因素，恢复机体健康。

在蔡医生治愈的糖尿病患者中，大多上中下三消的症状都有，只是可能某一个症状更明显些，治疗的时候以某一个症状为主，但三消是不能割裂开的。

比如中消，是因为脾运化乏力，脾乏力，胃为了代偿脾的不足，就会表现为亢进，则多食易饥。此种状况又经常会导致脾胃枢转不利，从中医五行来说，脾属土，肾属水，土克水，而克是制约的意思，脾胃枢转不利，则制约不足，进而导致肾功能不足，水液重复利用的次数少，就会表现为多尿，出现下消的症状。而下消又大多伴随上消，水液重复利用少，大多从尿中流失，则经常表现为口渴，需要饮水自救，但喝水后又加速流失，越喝越渴。因此，上中下三消的症状经常伴随出现。关键是能够判断清楚患者的主要症状，理清导致消渴的根源。

比如一个以多食、消瘦、乏力为主要症状的患者，基本可以判断是以中消为主，治疗的切入点就是健运脾胃，排出脾经和胃经的毒素是治疗的第一要义。这类患者大部分接受中医排病治疗后不久就会出现嘴角长泡、牙龈红肿出血、下巴长痘等症状，这是胃经的毒素通过其循行路线的最佳出口——口腔及周围皮肤排出来了，从原理上来说，嘴角长泡这样的排病反应越激烈、时间越长，证明排出毒素的通道越顺畅。

糖尿病也许只是某个人整体病症中的一项，只有从整体出发找到病因，才能找到治疗的切入点，排出致病因素。

举个蔡医生治愈的典型例子，陈某，男，47岁，来看病的时候2型糖尿病，但不止如此，他的各项体检指标都高，血糖高、血压高、转氨酶高、心动过速。患者表现能吃，不怕冷，爱喝冰水，小便多，随时流清涕，背厚体胖，面唇发乌，自诉枕骨疼，多食，肌肤冰凉，喘息有烂苹果味。

可以看出，糖尿病只是患者整体病症中的一项，具体到糖尿病上，他上中下三消的症状都有。那怎样治疗，怎样切入？

综合患者的各种症状和生活习惯不难得出，患者最主要的病因在于脾虚及寒凝。我们已经论述过，脾虚者，不能从有限的食物中运化出足够的能量，所以必须加大摄入量，表现得能吃。脾虚则土不能制约水，因此患者表现出多尿。而脾虚则胃亢，脾的功能不足，胃为了补足其不足，功能就会表现得亢进，导致胃热想喝冷饮，以及多食易饥。长期的不注意保暖及生冷饮食，一方面会加重脾虚的症状，另一方面，导致机体寒症太重，肌肤不温，连累经络受寒，导致骨痛，太阳经寒则背厚体胖、后脑勺痛等。

这里需要说明的是，患者表现出不怕冷，看似是实热之症状，其实是身体极其虚寒，阳气亢奋，对冷不敏感的表现。患者胃功能亢进，所以喜欢冷饮；身体虚寒，无力对抗，所以无法对寒作出反应。

因此，这个病案治疗的切入点就在于健运脾胃，消除寒症，排出寒湿气，并嘱咐其注意保暖，不喝冰水，饮食上除了嘱咐其减少油腻肉食外，并未作其他限制。治疗过程中，患者经历了数次感冒、发热、腹泻、流清鼻涕等排病反应，一年多后，背变薄，枕骨不疼了，饮食量降下来了，体检各项指标趋于正常，三年多后，各项指征正常稳定，血糖、血压、心率至今没有再反复。

可见，人体是一个整体，糖尿病也许只是其中的一个症状，要治好这个症状，必须从整体上来寻找病因，找到治疗的切入点，才可能达到治疗的目的。这不是单一地对症治疗可以解决问题的。

治疗糖尿病的总则，可以总结为20个字。

宜补不宜泻；

宜潜不宜张；

宜素不宜荤；

宜静不宜乱。

很好理解，糖尿病是本虚标实的症状，如果只看到血糖高，而看不到导致血糖高的原因是脾虚，是不良生活方式导致的耗损，一味降血糖，就会加重本虚的状况，形成恶性循环。

潜，就是要让阳气潜藏，阳藏入阴中，而不是浮在面上，不断耗损，造成虚亢。但有些糖尿病一补就会"张"，就会表现出亢奋状态，就要辅以导龙入海的药物和修养锻炼方法，做到又补又潜。

在饮食上，尽量减少高脂、高蛋白等不易运化、不易代谢的食物的摄入，减轻脾胃的负担，减少代谢废物，降低对血液的污染。

在生活习惯上，要多静养、练静功，让气血运行有序，不乱消耗身体能量，减少对胰腺的刺激和损伤。

糖尿病的众多症状都是人体的排病反应。

糖尿病患者对伴随出现的各种症状往往非常恐惧，觉得这是病情恶化的反应。诚然，出现各种症状，确实说明体内的垃圾毒素太多，或者代谢不顺畅，对身体的损害已经开始显现，必须引起重视了。但另一方面，也证明身体仍然有代谢体内垃圾毒素的意愿和能力，我们需要的是帮助它将这些致病因素顺畅地代谢出去。

糖尿病足。糖尿病患者大多有脚部开裂的症状，也就是西医所说的"糖尿病足"的前兆，过多的血糖沉积在脚底，想要从这儿代谢出去，如果控制不好会得无菌性坏疽，严重者需要截肢。

脚后跟是膀胱经代谢垃圾的末端通道，膀胱经上的垃圾下行，会通过脚后跟排出来，开裂、长泡都是人体为了加速排出毒素而出现的症状。如果代谢通道不通畅，发生堵塞，就会造成这个部位组织的坏死。

身体的酸臭味。一般糖尿病人身上都会有一股类似于烂苹果的酸臭味，这是因为糖尿病酮酸等代谢物质在体内聚集排不出去产生的臭味，其中以口臭最为明显。

这也是体内垃圾试图以气味的方式，通过皮肤、七窍排出的表现，最怕的是这些排出臭味的通道被堵死，身体臭着臭着不臭了，那治疗起来就非常困难了。

几乎所有的糖尿病患者接受排病治疗一段时间后，都会出现屁臭、小便臭、汗臭，这些臭味往往非常浓烈，有的患者总感觉自己小便太臭，便后总有厕所没冲干净的感觉，刚洗澡又觉得没洗干净，都是毒素以气态的方式排出来的表现，一般患者接受排病治疗后，首先出现的排病反应就是排臭味。

糖尿病末梢神经炎。血液中过多的糖分刺激末梢神经，导致糖尿病末梢神经炎，手足部像戴套般的不适感、针刺感、发热感等皮肤症状都是由此引起的。

人体是一个智能的系统，如果体内的致病因素排不出去，一定会对身体产生损害，而对于伤害，人体必然会选择从对全身影响最小的地方开始。因此，手足的末梢首先受累，同时，人体并未放弃抗争，仍想努力将这些致病因素通过皮肤排出去，因此手足部皮肤感觉不适，像戴手套一样，且有刺痛感。

高血压的排病治疗

对于高血压，我们必须搞清楚两个概念。

1.所谓的高血压，只是人体的一种症状，而不是疾病本身。这里仅仅指的是人体血压升高这个现象，而导致血压升高的原因非常多，包括心理、环境、疾病、生活习惯、饮食习惯等因素。每一个导致血压升高的原因，才是人体疾病的根源之所在，也才是我们治病要寻找的靶点。

同一个病房里住的都是高血压病人，他们患的也未必是同一种疾病，可能是不同疾病导致的同一个症状。这就跟肚子痛一样，有人可能是因为吃错东西引起的，有人可能是胃肠道长期的受寒郁结形成炎症引起的，有人可能是突然受寒引起的，有人可能是受外力撞击等伤害引起的等，他们只是都有共同的体征就是腹部疼痛，那我们总不能因为他们有同样的症状而给予同样的治疗方法吧？

2.所谓的降压，是针对症状的止症治疗，只能救急。降血压的机理，一是舒张血管，减轻血流对血管壁造成的压力；二是减低心脏输出血流的泵压，减轻血管压力。无论哪种，都只能用来救急，都只适用于血压突然升高，导致严重眩晕、可能引起突发性心脑血管疾病的状况。如果度过高血压突发的危险期后，仍不能找到引起高血压的病因采取针对病因的治疗方案，一味服用降压药，更容易发生心脑血管疾病，且降压药大部分通过肝肾代谢，对肝肾会造成极大负担。

降压就跟肚子疼只知道服止疼药是一个道理，忽视病因，血压高了只追求将血压降下来，肚子疼了只追求让它不疼。将救急的方法反复拿来救"穷"，结果肯定是越救越穷。而我们因为急功近利地想看到这种立竿见影的效果，对这种救急的方法非常受用，选择性地忽略病因。可以说降血压、降血糖、降尿酸、止疼等，都只是一种救急的方法，如果长期采用，那就是一种姑息病因的姑息疗法。

高血压只是众多病因导致的一个共同结果，把它当做一种疾病是不恰当的。

从病因来看，高血压分为三种类型。

短期性高血压：我们又叫暂时性高血压或一过性高血压，也就是因为某些内外因素的刺激导致短时内的血压升高。原因包括心理因素、环境因素、感冒发热、腹泻、劳累过度等，这些因素解除后，血压又会自动恢复正常，基本可以不予讨论。

中期性高血压：因病理或生活习惯导致的一段时间血压升高，持续的时间可能是半年到一年，造成血压升高的因素包括生活无规律、感冒时间太长、肺炎等。

长期性高血压：也就是被现代医学判定为需要终生服药的高血压，它往往是因为身体的病理性因素引起，还包括长期的身体耗损。比如肾病导致的肾性高血压、内分泌性肿瘤导致的内分泌性高血压、血管狭窄导致的高血压、长期透支体力、脑力等导致的高血压。我们一般所说的高血压即属于此。

这里所做的分型，只是为了说明引起高血压的原因很多，高血压只是这些众多原因共同导致的一个共同结果，而我们将这个结果当作一种病，围绕这个结果来降血压，无疑是舍本逐末的做法。

肾病、内分泌疾病、血管狭窄等导致的高血压就不用说了，它们都有很明显的病因，只是对这个病因的治疗能否做出正确把握的问题；其他高血压也一定是由于某种原因导致的，是可以逐层上溯病因，逐层得出治疗思路的，而不是降血压那么简单。

中医学并没有高血压这个病名，一是古代还没有检测血压的仪器，只能靠医生对脉搏的把握来判定血流的情况；二是在中医的概念中，头晕、头痛等高血压症状只是某一个人表现出来的一个症状，人始终是一个整体、一个系统，一个症状只是这个系统发出的信号之一。

如果一个人主要的症状是头晕头痛，那一定要追究引起他头晕头痛的原因。《黄帝内经》中就有"诸风掉眩，皆属于肝"、"髓海不足，则脑转身鸣"等病因和症状之间的关联描述，那么在治疗上，就会针对具体的某个人的整体状况，得出病因的判断，针对病因来治疗，而不可能只是琢磨怎样给你止晕止痛的安抚。

因此，现代流传的吃某种蔬菜、某味中药降血压的方法，对于一个真正的中医来说，根本就是无稽之谈，这种单凭道听途说的一两味药就用来治病的思想是十分错误的。即便它们真的能降血压，那它们是否适于你的身体状况，是否能追溯到你的病因，是否会加重身体的其他症状都一无所知，盲目只追求降血压，必将造成更多问题。

为什么现代医学对高血压没有很好的对策，认为高血压需要终生服药？

比如一个人因为嗜食肥甘厚腻，摄入过多的烟、酒、肉食、化工食品等，人体运化无力，产生大量垃圾毒素，这些垃圾毒素进入血液循环，试图通过血液循环系统代谢出去，但人体无法运载和排出这众多的垃圾毒素，导致血液黏稠、血管堵塞，血液流动性变差，心脏原有的泵压无法将足量血液输布到全身，为了使全身组织器官得到血液的濡养，也为了加速代谢这些垃圾毒素，心脏不得不采取加压的代偿机制，来满足身体的需求，进而出现了高血压的症状。

可见，这里的高血压其实是人体面对身体状况的改变，而做出的一种

排病論

调整和代偿机制。它其实是身体发出的一种预警，是提醒我们必须马上控制饮食，尽快解决血液黏稠的问题了。此时，医生需要做的事情是劝诫病人控制摄入，改变生活习惯，增强他的运化能力，清理血液中的垃圾毒素，帮助身体尽快将这些致病因素排出体外，而不是只有降血压和控制饮食这一思路。

为什么现代医学将高血压列为需要终生服药的慢性病行列，就是因为虽然控制了饮食，降低了垃圾毒素的摄入，但血液黏稠的状况并未得到改善，气血能量不足，运化能力不足，血液中的垃圾毒素无法代谢出去，致病因素没有排出，血压就不可能真正降下来。再加上反复地用降压药一方面抑制了人体排出这些致病因素的尝试，另一方面，降压药损伤了血管、肝、肾，降低了人体降解、排出毒素的能力，导致血压越来越高。服降压药治疗高血压，无法从根源上解决问题，反而面临着终生服药的困扰。而现代医学对高血压的治疗手段，目前还非常单一。

因为我们急于见到血压下降的效果，所以，对高血压的研究方向就变成了怎样降低血压，再往后，也最多是推出对人体副作用更小的降压药，而没有耐心再往前一步、两步、三步，去探究针对病因的治疗方案。加上现代医学分科太细，将人体割裂成一个个症状，每个症状去一个科室寻求解决问题的方案，除了重大问题的会诊，基本忽略了具体的人的整体性，因此只能给出单一的对症治疗方案，而这些单一对症治疗方案的叠加，也可能是对人体的一次次伤害。

高血压其实是身体作出的警示，也是一种排病反应和主动修复的尝试。

血压升高是身体发出的一个信号，是提醒我们要尽快注意这一状况，找到血压升高的根源给予纠正。同时，它也是身体在没有外力协助的情况下，所作出的一种自我修复的尝试，试图通过加压来解决问题。

比如，血脉不通畅，微循环障碍导致的高血压。如果长期加压的方式都无法解决微循环障碍带来的问题，被阻滞部位及其末端的组织就会慢慢失去气血濡养，无法完成组织细胞的营养交换，而慢慢粘连、痹阻、萎缩，甚至坏死，成为人体不得不放弃的部分。因此，此时最好的方法是改善微循环，疏通局部的痹阻，血压自然会降至正常，而反复的降压只会让人体这个主动修复的尝试被中断，导致局部组织的功能下降。（血管狭窄导致的高血压原理也与此类似，因此不再详述。）

比如，脑力工作者长期用脑过度导致的高血压。一个人长期用脑过度，人体就必须调集大量的血液供应给大脑，分配给其他组织脏器的血液就会相对减少，为了不危及其他组织脏器的功能，在血液不够分配的情况下，心脏只能加压代偿，增加泵血量保证各组织器官得到血液输布灌流并保证回心血量，进而导致高血压。此时的高血压，是提醒人体一定要改变这种消耗状态了。这不是降压可以解决的。长期下去，心脏不堪负荷，会导致高血压性心脏病。

还有一种典型情况是中医所讲的"烦劳则张"，它描述了一个因果逻辑，因为烦劳过度，身体的气血能量长期处于过度耗散状态，气血无法有序循环，导致机体功能亢进，心率紊乱、血压升高。这是一种虚亢。按道理来说，人体气血被耗散，血液在血管内充盈度不够，应该表现出低血压症状才正常，但是，因为人体一直耗散，比如长期抽烟喝酒熬夜，长期操劳过度，无法静养，一直处于亢奋状态，机体为了满足这种消耗，不得不调用潜藏的气血能量，喷张地做功，当人体处于入不敷出的时候，为了继续这种消耗，心脏就只能加压，这就是亢进导致的血压升高，代偿烦劳导致的大量气血需求。这类患者如果烦劳的状态解除一段时间之后，往往会从高血压转变为低血压，这是身体作出的新一轮调整。

再比如，某些脏器处于伤寒的状态，能量不够，需要更多的血流来充养，以提升其功能，为了避免其发生功能性障碍，人体不得不作出加压的选择，以输布更多血液给这些脏器。

总之，无论哪种原因导致的高血压，都是人体智能反应的结果，是人体试图排出致病因素和自主修复的举措。降压只能用来治标，只能短期用，而无法治本，长期降压是错误的。

高血压的治疗，首先要辨别清楚是什么原因导致的。

对待高血压，最好的举措是听到了身体发出的警告，积极寻找病因，针对病因治疗，在危急的情况下服降压药降压，度过危机；而长期服用降压药则是对人体伤害最大的选择。

针对病因治疗。这句话的背后，是辨证思路，要辨别清楚它的成因。

就像上面所举的例子，如果是血液黏稠所致，那么我们至少要知道血液黏稠的辨证关键是什么，在治疗上要知道需要清理血液中的垃圾。至于怎么清理，那要往上探究具体的患者身体的状况，是脾胃运化无力，还是肝肾功能变弱，而造成这些的原因，才是疾病的源头。如果是摄入垃圾毒素太多，则需要停止摄入不健康的饮食，如果是某些原因损伤了肝肾，则要停止这些带来伤害的因素，并配合清理血液中的垃圾。

总之，高血压的治疗，没有统一的方法，因为每个人导致高血压的原因都是千差万别的，同样是血液黏稠，不仅造成这一状况的原因不同，黏稠的度也不同，每个人附带的其他不健康生活方式也不同，并发的其他症状也不同。每一个个体的人都是一个完整的系统，如果不是将这个系统彻底梳理一遍，有整体的辨证思路，这个血压就不可能降下来，就只能接受终生服药的状况。

在接受蔡医生排病治疗的高血压患者中，有些原发性高血压患者，在排病治疗一年内血压就恢复了正常且没有再反复，这些患者在治疗过程中从未服用过降压药。在蔡医生的实证治疗中，提升机体的气血能级，推动人体排出致病因素，清理血液，控制垃圾食品及不易运化的食品的摄入是基本的治疗思路。

不是血压恢复正常身体就健康了。

很多人在血压恢复正常后，嘴唇、面色乌黑的状况有很大好转，但也不是就恢复到红润健康的肤色了；身体异味消失大半，但也仍然存在，针刺指尖血液仍有黏稠的感觉，证明血液仍然还未彻底干净。总之，血压指标下来了，但致病因素并没有被彻底排出体外。再接着进行排病治疗后，很多人在一到两年内，这些症状基本得以改善，甚至完全消失。

可见，血压只是衡量人体健康与否的一个参考指标，即便不吃降压药，也并不是血压恢复正常了，身体就健康了。血压降下来了，但可能人体排出致病因素的过程远远还未结束。

排病論

第四章

影响人体排病的因素

能否顺应自然，能否顺应人体的自然

自然是什么？

我们看到一件物品随着时间的流逝而不断耗损直至消失；看到一杯开水放在自然中会慢慢变冷；看到一朵花开放后走向凋零；看到我们的身体不断走向衰老、死亡；看到让两性相吸的荷尔蒙，会经历一个从升温到峰值再到降温的抛物线变化。

这是我们看到的自然，多么令人伤感。它让事物一直处于耗散状态，处于由阳转阴的状态，最终消亡，这是万物改变不了的规律。这也是悲观主义哲学产生的根源。

但这只是自然的一个方面，它还有另一个方面是不断创造生命，让生命繁衍，生生不息，生杀相争，一直延续下去。

自然包含了阴和阳、生和死两个对立又统一的方面。

万物相合则生，相离则死。生杀相争是为了相合，以创造生命力，对抗死亡。

什么是顺应自然？

顺应自然，不只要面对个体生命终将消亡的事实，更要与一切损伤生命力的外在及内在行为习惯进行抗争，与死亡进行抗争。

老子说："反者，道之动。"

对立与统一、相杀与相合是为"反"，生杀相争则产生自然之道的

"动"。

因为有"杀","生"的能力才会越来越强,生在与杀抗争的过程中,也提升了自己的生命力,在抗争中得到成长。

一杯开水要冷却,我可以不断加热,让它保持温度;一朵花要凋零,我可以合理施肥浇水,让它开得长一些;人体不断走向衰老、死亡,那我们就要多运动、远离不良生活习惯,让它衰老得慢一些。

生命之道的变化运行是对衰亡的"反动",目的是生生不息,是生长繁衍。顺应自然,也要顺应它的抗争,对走向衰老、死亡的抗争。如果只顺应它终将消亡的规律,那生命早就灭亡了,这个世界上就没有生命了。

因为在不断抗争中获得持续生命力,不断获得突破,人活着才有意义,有动力,才不会那么悲观。

生命的意义,在于抗争,在于反动。

每种生物一生下来就处于与自然抗争的状态,每种生命出生后都会为尽力延续自己的生命而进行抗争,人类为了与衰老、与疾病抗争,产生了中医、中药,创造了强身健体的五禽戏;为了与恶劣的环境抗争,制造了房屋、衣服,房屋还越造越舒服,衣服越来越舒适;为了与黑暗抗争,学会了使用火,还发现了电;为了与不可避免的死亡抗争,繁衍出了下一代,让生命延续下去;为了与生存环境抗争,物种产生了进化……这些都是顺应自然而产生的。

尽管生命最终都会走向衰亡,但抗争,会让生命更有意义和价值,会让生命生生不息。毛主席说的"与天奋斗,其乐无穷!与地奋斗,其乐无穷!"就是要不断与自然抗争。

医药的作用,就是帮助身体去与一切加快生命老、病、死的因素抗争。

人是自然的构成部分,排病反应是身体的自然反应,是正邪相争的结果，是人体趋利避害的一种本能。

那么顺其自然，就是不用去管身体做出的这些反应吗？让身体自己去争吗？

如果这样的话，就不会有医药产生了。

很多人反复咳嗽几个月、几年，甚至几十年；有的人一个简单的皮肤的排毒反应反反复复好不了，最终被定义为顽固性皮肤病；有的人一个小痔疮反反复复不好，变成了直肠癌。如果觉得排病是一种自然，我们就该顺应自然，不去管它，那这些排病反应也许永远也好不了。因为我们只看到了自然的表象，没看到自然之道，是抗争，是反动，并且抗争、反动的目的是要争赢，实现阴阳相合，提高生命力，让生命生生不息。

医药的作用，就是帮助身体去与一切导致生命老、病、死的内邪、外邪抗争，延长生命，让机体处于阴阳相合的舒适状态。

医药本身也是一种抗争的手段。

顺应自然，最重要的是顺应身体的抗争，帮助它去抗争，去反动。

身体的妥协也是一种抗争，是一种潜藏、蓄积实力的方式，用韬光养晦或养精蓄锐来形容都可以；哪怕是在正邪相争中，身体在节节败退过程中，身体也不会一溃千里完全放弃抵抗，而是边退边抵抗，或者退一截打一次。

从咳嗽、打喷嚏、发热等普通的免疫反应，到高血压、糖尿病、癌症，尽管一步步地妥协，但身体一直在与致病因素努力抗争，目的就是让生命延长，让身体处于更舒适的状态。

这是身体的自然反应，是身体顺应自然的结果。如果我们能读懂，就不会让它孤军奋战，更不可能让它雪上加霜。

"尽人事，听天命"，在与疾病对抗中，如果连人事都还没有尽到，

就说听天命，那天命能好吗？

一些患者在接受治疗的过程中，了解了身体的排病反应原理，当身体出现排病反应的时候，非常高兴，身体终于开始排出致病因素了，那意味着我的健康近在眼前了。这样反倒让自己放松下来了，吃药不认真，甚至停止了吃药，认为排病开始了，让它排就好了，不用管它，结果就是我们之前说的，咳嗽老是好不了，皮肤的简单排毒变成了顽固皮肤病。

面对致病因素的侵袭，身体往往是有一点能量就要调动起来抗争的，在身体气血能量不足的情况下，要么妥协放弃，要么表现出断断续续的排病症状，但直到生命结束，才会放弃抗争。

治病，治的就是人体的妥协状态，给它足够的能量，让它不要再妥协了，起来抗争；治的就是人体努力抗争而争不赢的状态，帮助它在与邪气相争的过程中争赢；治的就是人体阴阳相合合不好的状态，帮助阳潜入阴，使阴阳相合合好。

身体的排病是顺应自然之道，治病也是顺应自然之道。

很多人将"顺其自然"挂在嘴上，其实是一种消极的态度，因为他顺的这个自然，是生命的衰老和死亡，而不是抗争和反动，是不作为、懒惰的表现。

"尽人事，听天命"，首先是要尽人事，注意是"尽"，是付出足够的努力，甚至是百分百的努力，而不是随便抗争一下，如果人事都还没有尽到，连抗争都不愿意去抗争一下，更别说像我们的身体那样抗争到底，就说着听天命，那命能好吗？

能否呵护人体的三种火

人体的三种火分别是先天之火、后天之火和君火。

这三种火就是我们生命的动能。没有这个动能，我们的生命就无法维续。阴阳相合的意义就是产生生命的能量，产生这三种火。

能否呵护人体的三种火，关系到我们的人体是否能有序运行，更关系到正邪相争能否取胜，致病因素能否顺利排出。

很多人问，三种火这么神，那它到底藏在哪儿？用什么仪器才能测量到？我们经常说"没有力气"，那力气又藏在哪儿？用什么仪器可以测量到？

我们讲的人体的三种火，现在还只能从中医的角度，来论证一下这个答案。

先天之火——支撑我们的思考。

首先，先天之火藏在哪儿我们至少是能说清的。先天之火藏于两肾之间的命门，是心火与肾水阴阳相合、水火既济的产物。

当然，先天之火的存在，不可能脱离后天的滋养，水火要能够既济，一方面心火要有足够的推动力，并且能够下降，另一方面肾水也要有足够的力量能够上承，它们在两肾之间的命门这个能量交换场所完成交融相合，产生生命力，然后提供给心脏，再由心脏分配给人体。由于肾藏精生髓，而脑为髓之海，产生于两肾之间的先天之火，能生髓，主要供给大

排病論

脑，变成支撑我们进行思考的神识能量。

无论心火下降还是肾水上承的推动力，都是通过后天获得的，而脾胃运化的水谷精微是获得这些力量的源泉。要使先天之火不灭，或者要使先天之火的能量充足，就需要后天脾胃不断运化水谷精微来给予它滋养。

后天之火——支撑我们身体的活动，提供能量储备。

后天之火又叫相火，藏于肝脏。很明显，它是宰相，是大臣，是为辅助君火而存在的。肝脏是我们的气血储存器，这里是一个生命能量的补给站，肝脏储存的气血化生的后天之火，为心脏提供能量，心脏才能源源不断地得到供给，为人体提供能够被使用的动能，几乎全身的动能，都是由后天之火提供的。

后天之火之所以叫"后天"，就是因为它是由人体摄入的水谷精微化生的，它由脾胃的运化功能提供能量。脾胃运化出能量后，储存在这儿，再提供给心脏，由心脏支配这些能量用在哪儿，怎么用。

君火——支撑我们的思维和身体活动，负责能量调度。

君火藏于心脏。很明显，这是全身动能发出的中心，处于君主地位。君火主用，也就是全身的动能，无论是思维意识的活动还是身体的活动都靠君火提供。

君火必须依靠相火和先天之火的辅助，不然就成了"孤王"，就失去了生命力。先天之火为君火提供的神识能量，让我们能够思考，学会认知，具有喜怒哀乐忧思惊恐悲等情绪；后天之火为它提供气血，转变为身体的能量，让我们能够保持生命活动不衰竭。思想和身体源源不断地思考和活动，构成了我们完整的人。

用一张图来说明三种火的关系。

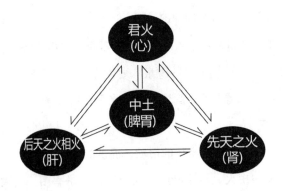

损伤脾胃会伤及三种火。

脾胃作为中土，处于核心位置，它的运化功能，影响着整个人体的思维和体能运动。

如果脾胃的健运功能下降，则命门之火和相火（也就是肝火）都会减弱，这样就会导致君火（也就是心火）不足，心脏功能减弱，影响思维和身体的正常运转。

因此，中土不旺，则心脏功能减弱。

我们需要健运脾胃，用有生命力的种子类补益先天之火和后天之火。

而摄入阴寒之物，不良的生活习惯等，都是影响脾胃健运的因素。

这些阴寒之物包括：

1.以酒、肉为代表的阴寒之物；

2.抗生素；

3.农药和化工添加剂，包括味精、鸡精等；

4.工业食品；

5.非季节性食品；

6.冰冷和寒凉食品；

7.寒邪。

当然，用脑过度、思虑过度都是耗损后天能量的行为，都会导致脾胃运化能力下降；如果思虑更重，则会耗神，会耗用先天之火，因此我们才

排病論

有一句话叫做"机关算尽太聪明，反误了卿卿性命"。

这三种火是如何运行的？

如果用汽车的动能来比喻，心脏就是汽车的发动机，它需要汽油、火花塞、电瓶协作才能运动。

人体的"汽油"由肝脏提供。肝脏储存气血，可以源源不断地为心脏提供支撑。

人体的"火花塞"的电是由命门之火产生供给的。肝脏推送"汽油"到"发动机"——心脏后，"汽油"下降与"电瓶"内的"电"通过"火花塞"发生作用，完成点火。

肾脏就是"电瓶"，它的容量决定了其工作的质量和时间，但如果过度耗损，它的寿命也是有限的。

脾胃就是"炼油厂"和"发电站"。

因此可以看出，后天之火易得，先天之火难求。"加油"容易，"点火"却需要更多的条件才能达成。

如何保持三种火为人体提供持续的生命能量？

1.灭阴寒（包括暴饮暴食）；

2.灭神识负能（包括算计、忧思惊恐悲等）；

3.灭错误的生活习惯；

4.练静功，将神识和身体放空。

用一句话概括，就是"反动、抗争"。

能否保证微循环顺畅

　　蔡医生有一个心得是，排病治疗过程中，如果微循环得以改善，就意味着病治好了大半。

　　世界卫生组织指出，如果保持微循环通畅，人类的寿命可延长10~20岁。

**　　微循环是血液和组织液进行物质交换的场所，是生命生生不息的重要保障。**

　　大部分人都有过这样的经历，当长时间劳动摩擦或被开水烫伤时，摩擦或被烫伤的部位就会长水泡，这些水泡中的液体是什么物质？从哪儿来的？

　　水泡是烫伤或擦伤后，组织液被逼渗出形成的。而组织液，又被称为组织间液，是由毛细血管内的血浆透过毛细血管壁渗透进组织间隙，比如细胞与细胞的间隙形成的。而组织液同样也会通过毛细血管壁渗透入血浆，还有一部分通过毛细淋巴管壁进入淋巴。这就是一段时间之后，水泡就消失了的原因。

　　组织液和血浆、淋巴之间相互渗透的原因，是需要进行营养物质的交换。而这个交换的场所，就是毛细血管和毛细淋巴管，我们将它们称为微循环系统。

　　血液由心脏泵出后，经动脉血管灌流进各支流，进而再进入毛细血管，

排
病
論

176

血液进入毛细血管后，除了血浆蛋白等大分子物质之外，水、无机盐、氧气等小分子营养物质都可以透过毛细血管壁渗透入组织间隙中，形成组织液，为细胞提供养分。组织液与组织细胞进行物质交换以后，绝大部分组织液携带着细胞产生的代谢废料和二氧化碳等重新回到血液中，这些代谢废料和二氧化碳通过肺、肾排出体外；还有一部分组织液则渗入毛细淋巴管形成淋巴，通过淋巴循环，最后在左右锁骨下静脉处进入血液循环，最终汇入血液。

因此，微循环是血液和组织液进行物质交换的场所，是保证生命生生不息的源泉。这个交换，是保证身体的一切细胞正常代谢的基础，如果微循环发生障碍，细胞的营养供应和废料代谢就会受到影响，造成局部机体功能的衰退，或伤害脏器功能，导致疾病。

人体很多重要物质的输送转运也需要依靠微循环完成，就像城市的支路，辅助运输的作用不容忽视。

我们全身的热量需要微循环参与，才能输送到身体的末端以保持体温，微循环不好的人，身体四肢通常都是冰凉的，也有相反的情况，当微循环障碍时，气血亢进做功想疏通痹阻而产生发热，患者反而表现出怕热的症状。

身体其他功能物质的输送也需要依赖微循环系统完成。比如，输送激素到靶器官以调节其功能；输送更多血液到伤口或感染部位，用血液中的白细胞、免疫蛋白、凝血因子等修复伤口和感染部位。

凡是循环系统该有的功能，都少不了微循环的参与。一个微循环问题，可能关系到全身的机能问题。高血压、糖尿病及许多心、脑血管疾病都与微循环障碍有着密切的关系。

微循环不畅会引起高血压、类风湿、中风等很多疾病。

高血压是微循环不畅导致的最常见病症。有很大一部分高血压，都是微循环阻滞造成的。当身体微循环不畅时，心脏代偿性加压，才能保证各组织器官得到血液输布灌流并保证回心血量，而导致高血压。这部分患者大部分伴随有脚手冰冷、肩背僵硬等症状，严重者会感觉身体酸胀，这是因为微循环障碍之后气血能量难以通过，机体局部得不到气血濡养，但人体的意愿又是努力推动气血通过，去濡养因微循环障碍而不得濡养的组织，因而出现酸胀。酸是因为气血不足、垃圾代谢不畅所致；胀是因为气血阻滞，机体调用更多气血疏通阻滞所致。很多高血压患者在确诊为高血压之前，都会有肩背酸胀、僵硬的表现。肩背酸胀、僵硬可能是高血压的预兆。

当消化系统的微循环出现障碍时，则胃的消化、肠的吸收、脾的运化功能都会受影响，进而影响全身营养的产生和输送。

当骨与组织之间的微循环受阻时，血液和津液不能濡养骨膜、经络，外邪很容易入侵形成类风湿。很多关节病都是因为微循环障碍导致关节濡养不利引起的。

神经系统的濡养也需要依靠微循环，包括知觉神经、末梢神经。神经系统敏感精细，当微循环的濡养不好时，血液、津液互换不好，就会出现视力模糊、听力变差、记忆力变差。所以，很多耳鸣并不是肾虚所致，而是微循环障碍造成的，是耳部神经失于濡养所致。比如，一个脑神经的濡养就有很多问题，脑细胞得不到足够的营养和氧气，同时细胞代谢产物因供血不足不能完全排出体外，会导致头痛、眩晕、失眠、多梦、记忆力衰退等。

医生在问诊的时候，要注意患者的整体情况，当以上各种情况出现的时候，要考虑是否是微循环不好所致，不要只盯着症状治疗，一个良好的中医就是一个全科医生，一个人就是一个整体、一个系统，如果缺乏系统思维，微循环障碍所导致的问题也是治不好的。

微循环障碍是怎样造成的?

1.寒症。机体因受寒收引，长期形成寒痹阻塞微循环，使热量和气血无法正常输布，影响组织液流动，无法正常完成与血液的物质交换。

2.运化无力，血液污浊。脾胃运化无力，大量摄入的食物运化不完全，众多燃烧不完全的垃圾毒素进入血液，污染血液，长期形成沉淀，堵塞毛细血管。

3.机体运动量不够，血流缓慢。缺乏锻炼，人体长期处于静态，造成人体血流缓慢，毛细血管血流输布不够充分。

4.摄入太多。人体需要调动更多气血能量代谢这些多余的摄入之物，一方面造成毛细血管的血流被调用，血液不够充盈，另一方面，过多摄入物产生更多的代谢废料进入毛细血管，造成堵塞。

寒邪主要影响津液（组织液）代谢，对骨骼、经络影响较大，因此，经络和骨关节类疾病，很大一部分是由寒邪导致津液代谢不畅，使之失于濡养所致。

体内代谢燃烧不完全的垃圾废料，主要影响血液循环系统，使毛细血管堵塞，导致循环障碍，造成组织液和血液交换障碍。

一个微循环问题，就涵盖了很多疾病从源头治疗的思路。

对微循环的评价有四个指标。

1.通畅。

2.温度。

3.血液和津液（组织液）的干净程度。

4.濡养。

前三者描述的是微循环的基本情况，第四者描述的则是它的功能，基本情况决定着功能。微循环通畅、温度适宜、血液和津液干净，则它们对组织器官的濡养良好，神经系统、筋、骨骼、关节、脏器的功能良好。如前三者中有一项指标出问题，也就意味着濡养不利，机体相应就会出现病变或不适。

比如一个人的筋失濡养，外部形体就会感觉拘急、不柔韧，很多人会通过练习拉筋，来增加身体的柔韧度，但这其实是一种生硬的方法，是"暴力式"激发身体的能量。就好比你拉橡皮筋，拉到一定的程度，它就回不去以前的状态了，筋也是这样，拉到一定程度，损伤了它的弹性纤维，就回不去了。

此时，正确的做法是改善微循环，使筋得濡养，慢慢恢复弹性，支撑身体的柔韧。在外在的训练方法中，太极拳是比较好的方法，太极拳首先是练气，气盛则血行，改善微循环不畅的状态，使筋得濡养，恢复弹性；其次，太极在对筋的锻炼中，使用的方法是绷筋，使筋有弹性，绷筋其实是一种类似于灵活度的训练。太极看似柔，却很有力，因为筋有弹性，力道才发得出来。太极拳中所说的"整劲"的概念，就是用全身的筋在发力，能发出"整劲"的，是太极拳中的高手。不仅是太极拳，大部分的运动高手都不只是用肌肉发力，更是用筋发力。

在排病治疗中，微循环得以改善，意味着病治好了大半。

有些患者说，我只是想来治疗一下脱发，其他没有什么问题。如果问题那么轻松，脱发就不会那么难治了。那么，脱发又是由什么造成的？这里我们只讨论一个微循环障碍的成因。

中医说发为血之余，如果患者因为气血不足，导致毛细血管不能得到足够充养，发生微循环障碍，而需要最末端充养的发囊就会首先被人体放弃，从而掉发。因为掉发不会对身体造成致命伤害，而其他组织细胞的濡养不足则会带来更大危害。这就是人体做出的妥协。

此时，一个掉发问题其实已经可以上溯几个层级了，往上是毛细血管

排病論

的问题；再往上，那就是气血不足的问题；而气血不足的问题到底是怎样产生的，还可以再往上追溯。

排病理论的核心思想是帮助人体补足气血能量，将致病因素排出体外，至于怎样补足，那又是往上追溯的问题了，我们另立章节论述。因此，很多疾病的治疗思路都是边补足气血，边清理体内垃圾，打通寒痹。而从大的方面来说，其实补足气血也是改善微循环的手段。在这个过程中，血液垃圾的清理是一个自然的结果。

而毛细血管位于心脏的远端，气血的输布首先要满足大血管整体濡养全身的需求，才能满足末端的需求。况且，毛细血管又是血管较细的所在，一旦发生堵塞，疏通本就不容易，如果对患者的病情把握不到位，乱用活血的药物会带来意想不到的后果。

在排病治疗的过程中，逐步补足患者的气血能量，将身体垃圾逐步代谢出去，才能有足够的气血充养毛细血管，加速其自身的代谢，恢复与组织液的交换，逐步分解代谢细胞内的垃圾毒素，恢复机体的健康，掉发的问题也才可能解决。

在蔡医生的临床实践中，大部分就诊患者都存在微循环问题。微循环障碍和患者所表现出来的症状之间的关系，又是相互关联的，我们已经知道，微循环会导致各种疾病，而大部分疾病的演进，又会进一步造成垃圾代谢障碍，阻塞毛细血管，加剧微循环障碍。

你只想简单地治疗一个掉发的问题，医生却必须从源头上系统地为你治疗一遍，只有大的问题都解决清楚了，掉发这个被人体妥协掉、放弃掉的问题才能解决。这就是"牵一发而动全身"的道理。也就是说，当一个患者的微循环得以改善的时候，我们可以判断他的病已经好了大半了。

排病发热对改善微循环状况是非常有利的。

发热是气血喷张地在做功，在体温升高的情况下，人体的寒痹被打开，因寒痹而阻塞的经络组织得以疏通，气血得以濡养，因此，身体局部酸痛、脚手冰凉的状况在发热后会有所缓解。此外，发热时，血管扩张，血流加速，毛细血管的充血和回流都得到改善，毛细血管的某些堵塞，如大颗粒物质、寒湿等，都得以打通，加速代谢。

一次发热，对微循环来说是一次疏通、濡养和修复。

但是，我们所说的发热，是建立在身体正气充足，自动发起与邪气相争的情况下，也就是正邪相争的排病手段，而不是为了追求发热的效果，盲目伤害身体的方式。

气血能量是否充裕

本书常说的一个词是"气血能量"，这里的气，当然不是简单的空气的气，它只是借用了空气这个"气"字的概念，大概是功能的意思。比如说寒气，指的是寒邪作用于身体，对身体造成伤害的功能，比如阳气，指的是生命热能温煦身体的功能，比如我们中医典籍中有一句话叫做"有胃气则生，无胃气则死"，很明显，这里的有胃气，就是胃的功能能够运转起来的意思。

气血这个词连起来，气就是功能，血就是物质。

世界分阴阳，阴代表物质，阳代表物质的功能。凡是物质都是有功能的，物质与功能是互根的。功能的作用产生了物质，比如土壤、阳光、水分的功能产生了植物，植物自身又具备了自己的功能。功能与功能在一起，会产生新的功能，物质与物质在一起，也会产生新的物质和功能。

气，大部分时候代表了一种功能，代表了阳。气是我们看不见的，只有在流动的时候才能感受到，功能也只有在作用的时候才能显现出来。

风寒暑湿燥火，都是从自然中借用来的概念，这些概念用在人体上是有变化的，这是因为它们的功能作用于人体所致，因此，我们一般说被暑气、燥气、寒气、湿气、火气所伤害。

风寒暑湿燥火，造就了看待问题的视觉不同。

比如以暑气来看问题，就产生了温病学派，我们治疗暑气的方法就是降温，那最简单的方法就是开空调、加冰块，用在身体上就是清热、滋阴，这就是治标的方法。

如果以寒来看问题，就产生了伤寒派，就会看到热是因为毛孔闭阻，郁而化热所至，就会想办法把闷在里面的热气散出去，要开窗，要交换空气，用在人体上就要宣通皮毛、开提肺气，只有在酒肉所致的湿热太重的时候，才会配合适当清热。这就是角度不一样，看到事物的本质也不一样。

气，是推动身体运行的能量。

现代医学认为血液循环是依靠心脏的泵压推动血液到达全身。**那么水液代谢呢？它又依靠什么样的动力完成循环代谢？**一些水液要通过汗液、小便将身体内的垃圾代谢出去，另一些水液要输布到全身，润泽我们的器官和皮毛，那就需要一个推动力，才可能实现有序循环，有序代谢，这个推动力就是存在于我们体内，由热能构成的"气"。

中医又叫真气。它在我们体内生生不息，人体才可能运转正常。

不止水液代谢，"气"还调节着我们全身的功能。

比如，它会推动身体的浊气向下，通过脚底排出去，推动清气上升，保持头脑的清爽。当我们的身体垃圾堆积太多时，会影响这个"气"的正常工作，出现混乱状态，也就是中医所说的"气机逆乱"，这个时候，本该从脚底排出的浊气，从脚底排不出去了，只能返回来往上窜，要么造成胸闷气阻的症状，要么扰乱大脑的工作，造成头晕、头痛的症状。

这个"气"，就是推动身体运行的能量。

排病論

如果血不足，也就是物质不足，气的推动力，其功能也就不足。

需要特别说强调的是，这里的血不足，不仅包括数量上的不足，也包括质量上的不足。比如，血液不干净，血流通道不畅，血液受寒温度偏低，有些脏腑与脏腑之间的循环不调畅等，都是血不足的表现，直接影响其功能。

关于血不足的情况，我们可以画图来表示：

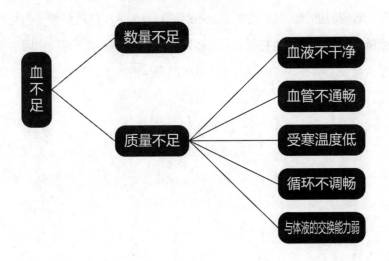

血液充足，是指健康的血越多越好。

而这里的血液，又是一个广义的概念，它除了指血管内流动的红色液体外，还包括含津液在内的体液，这些体液和血液是可以互相转换的，它们进入血管就是血液，流出血管就变成了体液。所以，这里的血液充裕，也包括体液和血液转换的能力要足够强。

血行靠心脏的泵压和气推动，所以我们说"气行则血行，气滞则血凝"，而血液本身又可以转化为能量，还可以运载能量和垃圾毒素，气与血又是互根的，所以又有一句话"血可以化气，气可以化血"。如果血不足，物质不足，其功能，气的推动力也就不足。

补足气血能量，是排出致病因素的关键。

本书在论述很多疾病的治疗时，都用到补足气血能量，清理垃圾这样的描述，我们也论述过，补足气血，也是清理垃圾的方式，气血能量充裕了，就能主动推动致病因素外排，此时，再帮助患者疏通痹阻的部分，让代谢通道保持通畅，就会事半功倍。

在排病治疗中，蔡医生最重要的工作就是评估患者的气血水平，几乎所有来看病的患者，气血能量都是不足的，首要的工作就是帮他们补足气血能量，补足正气，让它主动与身体内的致病因素相争，将致病因素排出体外。至于怎样补，这就要看患者具体的身体情况了，我们还会另立章节论述。

人体分清避浊的功能是否健全

什么叫膜的分清避浊功能？

自然界中，万物都有包裹自身、与外界或其他组织相隔的膜，这层膜是万物进行营养和能量交换的通道，也是自我保护的屏障。比如树叶、花瓣、草叶等新陈代谢快、需要与阳光、空气、雨露直接交换的事物，会直接用膜包裹自己，然后再与自然接触，通过这层膜完成物质和能量交换。

而复杂的生物，会用比膜更厚的皮肤包裹自己，皮肤之下的各个组成部分又会有膜包裹。我们的身体外表有皮肤包裹，内在的各个组织、器官、细胞又有膜包裹，无论是皮肤还是膜，作用都是完成营养和能量交换，屏蔽有害物质的入侵。

所以，蔡医生提出了"大皮肤"的概念，这些具有包裹、覆盖、屏蔽作用的膜，也可以视为皮肤。它们与皮肤一样，有着三种作用：（1）对外的屏障作用；（2）吸纳、输送营养物质的作用；（3）渗透、输送有毒物质排出体外的作用。它们都可以被视为类皮肤的组织，可以统筹在"大皮肤"的概念之下。

中医将皮肤或膜的这三种作用，叫做分清避浊的功能。

所谓的分清避浊，是形象的说法，就是提取"清"的，人体需要的物质进行吸收；避开"浊"的，人体不需要的物质。这个避浊有两层含义，一是人体不需要的有害物质将之屏蔽在外，二是机体不需要的代谢废料或进入后留存在体内的有害物质，也要能够渗透出去。它就是一个"把门将军"的作用，把好的放进来，坏的拒之门外或开门放出去。

我们各个组织、器官、细胞的膜并不是一张筛网，分清避浊的功能也不是简单的把直径小的、小分子的物质提取进来，把大分子的阻挡在外面。它更是一个功能的概念，提取的是对人体有用的物质，而对于有毒物质，哪怕是小分子小颗粒的，也不能放进来。

分清避浊的功能出问题，机体就会产生病症。

机体分清避浊功能障碍，会导致以下三类问题。

1."分清"功能障碍，该吸收的吸收不了，不该出去的出去了。

2."避浊"功能障碍，不该吸收的吸收了，该出去的出不去。

3.两类功能都出现障碍，该吸纳的吸纳不了，不该吸纳的吸纳了，该出去的出不去，不该出去的出去了。

比如，胃炎导致的胃黏膜的分清避浊功能出问题，该吸纳提取的水谷精微吸纳不了，就无法提供人体所需养分，会让机体收到饥饿的信号，食量上升，增加运化负担，时间一长，造成脾的运化乏力，无法输送肝脏所需的血液和肾脏所需的能量，影响全身气血运行，进而影响全身脏器功能。同样的，不该吸纳的毒素、大分子物质等被吸纳后，会造成脾经和胃经两条经络巡行部位的垃圾毒素堆积，这些毒素还会跟随血液循环到达全身，堆积在其他组织和脏器，大颗粒物质可能堵塞毛细血管，形成肺部栓塞、脑梗等；较强的毒素送到肝脏进行解毒后，如果毒素太强，一方面可能造成肝损伤，另一方面，肝脏代谢不了的毒素可能在肝周形成堆积，最后人体为了防止毒素进一步损伤脏器，不得不对其进行包裹，形成肿瘤。

身体缺乏某种物质，可能是分清避浊功能出现了问题，而不是缺什么补什么那么简单。

我们身体需要的营养物质，食物中都有，都能通过食物摄取。但我们为什么会出现某些营养物质的缺乏症?

很多营养学家给出的答案是偏食或饮食不均衡。这只是其中一个原因，并且这个原因导致的营养物质缺乏症很少。根本原因可能是身体分清避浊的功能出现了障碍，该吸纳的"清"提取吸纳不了，表现出缺乏的症状。还有一个原因可能是身体的运化能力弱，运化不出所需能量和物质。

因此，当身体出现某种营养物质的缺乏时，不是补充保健品来满足缺乏那么简单，需要考虑提升机体分清避浊的功能。"补"只能作为救急的手段，如果救急之后不从根本上改善机体功能，一味依靠补来维持人体所需，一是会让人体形成依赖，二是由于补充剂量与人体所能吸纳剂量的平衡难以掌握，会造成人体的代谢负担，进一步加重分清避浊功能的障碍。

而摄入太多食物，也会影响黏膜的分清避浊功能。因为摄入太多，人体需要大量气血去运化食物，同样需要大量气血去鉴别哪些可以吸收，哪些不能吸收，这样就耗损了人体的气血，黏膜得不到足够的气血充养，导致分清避浊的功能下降。

因此，对于脾胃功能弱的人来说，不仅要少吃，还要吃容易被吸纳的食物。脾胃功能弱的人，要多吃素食，尤其是多吃种子类的。

影响机体分清避浊功能的因素。

1.气血不足。导致机体膜得不到足够的能量支撑，功能下降，处于疲软无力的状态，对不该进来的物质没有能力拦截，对该进来的物质没有能力吸纳，对该出去的物质没有能力渗透。

比如，机体气血不足，导致某些细胞膜的功能下降，细胞内外的营养物质交换障碍，该吸纳的吸纳不了，细胞营养不足，机体缺乏活力；这些细胞膜对毒素的拦截能力也可能不足，致使细胞内毒素过多，而这些毒素又没有能力通过细胞膜被渗透出去，致使机体出现乏力疲软、胸闷、烦躁等症状。

2.受寒收引。寒主收引，膜的通道闭合，导致机体的吸收能力下降，该进来的进不来，该出去的出不去。

比如肾功能衰竭，就是典型的该出去的毒素出不去，避浊的功能出现障碍的表现。机体在新陈代谢过程中产生的尿素氮、肌酐、尿酸等一百多种代谢废物和毒性物质，通过血液进入肾脏，经肾小球过滤或肾小管分泌，随尿液排出体外。如果肾小球的过滤功能出现障碍，这些代谢废物和毒素排不出去，久而久之损伤肾脏，出现肾功能衰竭。也就是说，机体"开门逐寇"的功能出现了问题。而受寒，可能是引起这一功能障碍的重要原因。如果长期的膀胱经受寒，这些寒邪向下走就可能传导到肾，肾脏受寒，会导致肾小球过滤的膜收引，导致大量代谢废料和有毒物质排不出去而形成尿毒症。

3.亢进。这个与收引相反，烦劳或不健康饮食导致气血运行混乱，膜处于亢进张开的状态，就像热水澡或桑拿后皮肤毛孔处于张开的状态一样。不该吸收进来的进来了，不该出去的出去了。

比如喝酒之后，人体的胃、肠道、呼吸系统、皮肤等都会处于亢进状态，分清避浊功能紊乱。如果胃或肠道吸纳了不该吸纳的浊物，这些物质随着血液循环进入各个组织脏器，会造成这些组织脏器功能的损伤。如果皮肤亢进毛孔张开，受了风邪或寒邪，邪气进入后，就很容易损伤经络。

无论是哪种原因导致的膜的分清避浊功能异常，最根本的是这些原因损伤了人体的"三种火"（心火、肝火、肾火），导致气血能量对膜或皮肤的输布充养不够，或使气血能量的运行无序混乱所致。"三种火"受损是根，膜的功能障碍只是结果，或者说是标。当然这个结果再造成的结果也会反过来耗损人体的"三种火"。

在排病过程中，如果分清避浊功能出了问题，致病因素的排出就非常困难。

《伤寒论》中有一个重要的方子被称为群方之首，叫做桂枝汤。我们一般的理解是，这是一个解表的方子，桂枝鼓动阳气，将寒邪驱逐出去。它其实有双向调节作用，桂枝可以加强向皮肤黏膜的气血能量输送，可以振奋皮肤黏膜的功能，驱赶寒邪；白芍却可以闭合毛孔，不让外邪进入，加上人参等配伍，起到整体调节的作用。如果有必要，可以加上麻黄发汗解表，打开毛孔。

这个方子，历代医家的解释是解肌发表、调和营卫，准确来说，调和营卫，应该理解成调和表里，表里同时调和，让该出去的能够出去，该进来的能够进来。蔡医生认为，它起到的，其实是调整皮肤和黏膜分清避浊功能的作用。桂枝振奋皮肤黏膜，让该出去的"浊"出去了，该进来的"清"自然也就能进来了，这就是吐故纳新的原理。

在排病过程中，尤其是发热后，会出现小便特别黄、头皮油腻、体味重等排病反应，就是因为身体的毒素、污浊之物通过皮肤黏膜排出来了。经过这个过程之后，身体会感觉异常清爽，一方面是"浊"被排出，另一方面是因为"浊"排出后，"清"能够进来了。

身体排出的毒素多，分清避浊的功能改善，能够被吸纳的精微物质也就会多。

如果避浊的功能出了问题，那该排出的致病因素排出不了，身体必需的物质也就吸纳不了；反过来身体分清的功能出问题，必需的物质吸纳不了，就无法获得足够的气血充养排病的介质通道皮肤和黏膜，也没有足够的能量去排出致病因素，该出的也出不去。因此，分清和避浊功能，无论谁出问题，都会导致机体的功能下降，都会导致致病因素无法排出。

运化能力是否够强

生命的意义在于生生不息，而运化则是生命循环往复、生生不息的维持、推动力。

人体的运化是依自然之道建立起来的循环机制。自然界中的物质无一不处于循环运化之中，从风、雨、雷、电到植物的繁殖，再到单一生物、单一细胞的生长繁殖，无不是在循环运化中获得生生不息的能量。

运化的目的，是为了获取能量和生命所必需的物质。

从食物中获取生命所必需的物质比较好理解，比如微量元素、蛋白质、糖分等，都是生命所必须的物质。而能量则分为两种，一种是物质性能量，比如从糖、蛋白质化生而来的能量；另一类则是食物中的生命能量，这是构成人体"气"的一部分，比如两粒大豆，它们的蛋白等各种元素的含量基本相同，但一粒可以发芽，一粒不能发芽，那它们含有的生命能量是不一样的，不能发芽的大豆是没有生命力的，也就是说，它进入人体、被运化后，是难以为我们提供生命的推动力"气"的，所以，为了获取食物的生命力，我们要选择能发芽的大豆食用。

我们需要通过运化食物的生命力来维持提升我们的生命力，我们希望得到食物的生命力，使它们被运化后，变成人体所需的"气"这个概念的一部分。

我们处于一个物质过剩的时代，但大部分人仍表现出亚健康的状态，很显然，身体所吸纳的，并非物质不足，而是生命力不足，生命力是身体功能的动能。物质为阴，功能为阳，我们是阴有余而阳不足。

运化的过程，是生命力的体现。

人体通过对食物的运化，运化出我们所需的能量和物质，再将这些能量和物质运化成构成我们人体的红细胞、白细胞、头发、骨骼、经络、肌肉……

比如，我们摄入的食物，在胃中消化，被脾脏运化之后，经小肠吸收，化生气血，一部分提供给肝脏储藏，化生相火，为心脏的气血输布提供能量，从而化生全身所需的各种物质和能量；另一部分提供给肾脏，肾脏从这些气血中提取精，化生后天之火，为我们的神识提供能量，为骨骼和神经提供营养。脾源源不断地运化气血能量，满足全身各个机能的需求。

而被提取剩下的食物残渣，则成为粪便被排出体外，它们又为植物、微生物、动物提供养分，化生出我们新的食物，形成另一个循环。

这个运化的过程至少包含"运"和"化"两个基本动作，"运"是一个物理学上的行为，是对能量和物质的输送；"化"则是一种"变"的反应，我们称之为"化生"。

这个运化的过程，是一种生命力的体现。吃相同的饮食，进行基本一致的工作、作息，但有的人精力充沛，有的人则感觉提不起精神，排除心理因素，主要是因为运化能力的差异造成的。可能是运的能力不够，水谷精微的提取不足，也可能是化生能力弱，水谷精微化生的气血能量少。

不同的食物，"化"的能力是不一样的，哪怕是同样的食物，"化"的能力也是不一样的。有的食物，我们只需食用很少一部分，就感觉能量很足，对身体没有太多的负担感；而有的食物，需要摄入很多才会有满足感，加重运化负担，需要耗费我们大量的气血去运化，出现"饭饱神虚"

的状态。

因此，体质弱，运化能力不足的人，就只能摄入清淡的食物，多吃五谷类易于运化的；而体质好，运化能力强的人，就可以吃坚果等高能量的食物。

人体本身就有一个生生不息的运化机制。

根据现代医学的观察实验，血液中死亡的红细胞、白细胞，被输送到脾脏之后，会被打碎再利用，化生出新的物质能量。

人体本身就有一个生生不息的运化机制，很多物质都可以在我们体内被重复利用。比如水，正常人体可以形成水液循环代谢，可以重复利用几次，因此人体一两天不喝水是不会危及生命的。但是身体不健康人群，比如糖尿病患者，人体对水的循环利用能力非常弱，大部分人体所需的水分都从尿液直接出去了，所以随时有口渴的症状。

可见，无论是什么物质能量，人体的重复利用率越高，需要从外界摄取的就越少，人体就越健康，生命力就越强。

不是胃口越好身体就越健康。

"胃口好，身体棒。"一定程度上来说是一种误区。

一般来说，食量好的情况有两种，一种是体能特别强，比如运动员，从事强体力运动，属于高收入高消耗型，摄取运化的多，但消耗也多，因此需要大量食物提供运化来源；另一种是身体机能亢进的，身体能量使用不当，混乱度高，比如糖尿病患者总感觉饥饿，但摄入再多食物都没有精神。

这两类人的身体状况都不能说是太好，他们的气血能量不聚而耗散，无法运化出更多身体必需的物质和能量，很多运动员到晚年身体都不太好就是这个原因。

排病論

我们的气血能量不仅要高收入、低消耗，还要聚。有一句话叫"炼血成精"，说的就是人体气血聚，而化生出精的道理。

而食量差的人也有两种状况，一是身体特别好，运化能力强，物质能量在身体内的循环利用高效，身体生生不息的自主循环好；另一种是身体特别差，运化能力弱，多余的一点食物进入身体后都会成为负担，运化乏力。

人体能接受多少食物、什么食物，是因人而异的。

食量上升要考虑以下几个方面的因素。

1.运化能力弱，从一定数量的食物中能有效提取的能量少，必须摄取大量食物才能满足身体需求。

2.身体对能量的重复利用率低，自身生生不息的能力弱，需要不断从食物中摄取，以满足机体需要。

3.身体混乱度高，机体处于亢进状态。一方面，消耗大，需要大量食物满足运化需求；另一方面，身体混乱也会导致对能量的重复利用率低，需要大量摄取。

4.运动量大，机体处于高消耗状态。

5.排病做功暂时结束，身体需要更多食物补充排病的消耗。

人体哪方面的运化出现问题，都会影响身体的健康，也会影响机体的排病。

脾运化出气血能量后，再化生各种精微物质藏在各个脏器中，提供身体使用。因此，吸收水谷精微，吸收食物的生命力只是第一步，第二步则是让身体受纳这些食物的生命力，与这些生命力相合再化生出其它物质，这里更多的是一个受纳、接纳的概念。也就是身体的运化能力要没有问题，要有这个土壤才吸纳得了。

比如，缺钙大多是因为机体获取钙的能力下降，还有一种原因是人体对钙的运化使用能力下降，比如肾的能力弱，导致钙无法运化到骨骼，提供骨骼必需的养分，补钙是解决不了问题的。

如果身体某一方面的运化出了问题，那么，对于人体致病因素的排出就会产生影响。

一个气血虚的患者，一般都会考虑几个方面的问题：

1.脾胃的运化能力弱，不足以运化出支撑机体需要的气血；

2.心肺功能不足，心脏功能不足导致肺气虚，或者肺气不开，身体气机不畅，无法完成运载能量的任务和获取氧气的任务，导致气血虚；

3.受寒，寒主收引，使气血运行不畅，无法输布全身，表现出虚症；

4.体内垃圾导致血液不干净、膜的透析能力下降等，都会表现出虚症。

这些问题，其根源都可以追溯到运化能力的障碍；它们对于致病因素的排出，都有很大影响。首先，运化能力问题会导致气血虚，无法蓄积足够的能量，推动垃圾毒素排出体外；其次，各种运化能力问题，必然产生更多的致病因素；第三，本脏器的功能问题会导致本脏器的垃圾毒素堆积，如脾胃的运化能力不足容易导致胃部毒素难以代谢，造成堆积，肺部的运化能力不足，容易造成肺部的痰湿堆积。

脾主运化，而运化又存在于每一个脏器、组织、细胞内。

这里所指的脾，其实与现代医学解剖学上的脾脏不是一个概念，这里的脾，指的是一个脾系统。这个系统也不仅是狭义的脾脏及其经络体系，它更是每个脏腑、组织、细胞获取能量的功能。

蔡医生推论，从单一细胞开始，每个细胞就都有脾和脾脏的功能，每个细胞都在获取需要获取和能获取的能量，在内部化生出人体需要的精微物质。进而到每个脏器、每个组织无如不此。这一推论，用现代的DNA技术和克隆技术可以进行推导，我们知道，取人体的任何一个细胞，都可以检测出这个人的DNA，也就是说，人体一个单一的细胞内，已经包含了这个人的所有生命信息，当然也包括脾脏的信息。同样的，用一只羊的细胞，已经克隆成功了与它生命信息相似的克隆羊多利，一个细胞内所包含的信息，其实就已经是全局。全局也决定和影响着局部，脾胃功能不好，反应在每一个细胞的运化功能上，也会有问题，**通过调理脾胃功能，可以进一步改善每一个细胞的运化功能。**

这也是著名的"全息论"探讨的命题，整体可以通过局部显像。每一个局部，都代表着一个宇宙信息。

人体运化的参与，不仅只是脾脏，更是整个的脾系统，它包括每个细胞内所具有的运化能力。

情志是否经常起伏变化

情志是人体的致病因素之一。暴怒会使我们的气血运行逆乱，过度忧思会耗损我们的气血能量，惊恐会使我们的脏器（尤其是肾脏）的机能紊乱……反过来，身体机能的下降，也会影响我们的情志，导致情志问题，情志问题又进一步损伤身体的机能，长期下去形成恶性循环。

肉体与精神的关系，是阴与阳的关系。

人体是一个有机整体，精神和肉体构成人体的两个部分，肉体为阴，精神为阳，精神依托肉体而存在，肉体因为精神而表现出生命的活力。

身体健康，能提供的神识能量充足，精神就健旺，精神与肉体的阴阳相合就合得好，整个人的状态就是精气神俱足的；身体机能衰减，疾病缠身，人的精神状态就受此影响，阴阳相合合不好，整个人就会表现得萎靡不振。

当人体承受了巨大的精神压力时，阳先受损了，精神受到了损伤，阴阳只能勉强相合，时间一长也会波及肉体，身体也会得病。

在排病治疗过程中，如果我们不关注患者的精神问题，一味只治身体，可能事倍功半。当患者出现心理问题时，会打乱身体的排病反应，对治疗的进度造成干扰，还会产生新的问题，加大治疗的难度。此时我们需要重新调整方案，给予患者更适合的帮助。

很多心理问题都是身体原因导致的，寻求心理干预作用不大。

大部分医生往往建议抑郁症等精神类疾病患者寻求心理干预治疗，尽管这不失为好的方法，但这样做容易将心理问题简单与身体割裂开。

蔡医生曾治愈过的抑郁症患者中，有一类特别典型，他们都有一个共同特点：同时患有心脏神经官能症。在治疗过程中，暂时放下抑郁症不管，通过提升其心脏机能，改善其血管和神经的功能，将心脏神经官能症治好后，这几位患者的抑郁症也随之好了。

心脏的血管、神经功能问题，可能是抑郁症的病因之一。

中医说，心主神明，心脏功能减弱，会影响思维的正常运行。我们在人体的"三种火"中论述过，心脏得到的能量，有两个使用途径：第一、分配给机体各组织器官使用，第二、提供神识能量。如果心脏的功能出现了问题，它所能获取的能量就不足，分配给神识的那部分就会减少，出现抑郁等精神疾病也是正常的。

蔡医生在排病治疗实践中发现，大部分的精神疾病，都可以从身体着手，在提升脏腑功能，改善身体机能后，大部分精神疾病能得到好转。

意识真的只与大脑有关吗？

在很多人的观念里，认为意识活动是大脑在管着，心脏根本管不着，认为抑郁症就是大脑的问题。这是将我们的精神和肉体割裂开来的错误认识。

肉体是精神的土壤，精神是肉体的体现。精神和肉体，是人体的两个基本面，二者是无法割裂的。

如果肉体不健康，所能提供的能量不足，精神会出现问题。比如一个人脾胃不好，能运化产生的气血能量不足，大脑得到的充养不够，就可能出现情绪低落、少语懒言等症状；再比如，一个人肝气不舒，肝功能有问题，那会导致气血运行紊乱，从而出现烦躁、易怒等症状。

很多的精神问题都可能起源于身体问题。比如肝病患者往往容易烦躁、急怒，肾病患者往往容易惊恐、悲伤，心脏病患者往往容易抑郁、焦虑等。

对此，西医也有研究，西医认为，精神类疾病的病因除了社会、心理因素外，还包括体质、器质因素。具体到某种疾病，比如抑郁症，西医的研究已经具体到与某类激素的分泌状况有关。

大部分心内科医生对心脏病伴发抑郁症患者的建议是：科学地饮食、运动、睡眠、服药。西医认为，通过这些调节，患者的身体状况得到改善时，对解决心理问题有很大的好处。

长期处于某种情志状态时，对应的脏腑也会出问题。

很多患者描述，这段时间压力大，血压又升高了；还有人描述，这段时间压力大，总感觉心慌、胸闷等。长期的不良情志对身体能量的耗损不容小觑。

临床上经常会遇到一类患者，在承受了过大的精神压力或突发的意外打击之后，身体机能往往急速下滑，引发各种疾病。当压力过大时，体内的荷尔蒙就会大量激增，严重可导致身体免疫系统的彻底崩溃，直至威胁生命；压力过度，远远超出自己本身能调节的范围时，那就很容易让血糖急速升高，诱发糖尿病等新陈代谢类疾病；巨大的压力会促使体内皮下脂肪的大量、快速调动，以保证供应量，这样的反应很容易引起血脂水平的急速改变，而血脂的不稳定正是引发心脑血管疾病的重要诱因之一。

中医说，喜伤心，怒伤肝，思伤脾，恐伤肾。当我们长期处于某种情志状态时，对应的脏腑也会出问题。容易惊恐的人，我们在治疗时要注意他的肾脏有没有问题；容易暴怒的，要注意他的肝脏有没有问题。

这些不良情绪产生的毒素，会损伤我们的身体，伤及我们的"三种火"，耗损我们的气血能量，这就是构成机体伤寒因素的"内寒"。

人们常说的"头脑简单四肢发达"，看似荒谬，但却掩藏着一定的道理。

这里的头脑简单，不是说智商低，智力有问题，而是说欲求少、精神压力小、算计少，这样头脑一旦简单、放空了，身体得到的能量就会增加，机体就能更健康。

蔡医生曾有机会在精神病院接触过部分精神病患者很长一段时间，经过长期观察，他发现精神病患者的思维尽管是混乱的，但都很简单，而他们的身体，一般都很健壮，冬天穿得很少，但手脚摸上去是暖的；饮食上难以完全卫生，但极少生病；他们的力气很大，往往需要几个人合力才能控制住。

为什么我们的身体会被精神压力击垮，却在得了精神病后反而健康了？

蔡医生用排病理论给出认知：当我们的身体承受重大的精神压力时，会迫使身体做出一系列应急反应，调用身体储存的能量，当身体无法应付更大的压力时，为了保证身体不至于崩溃死亡，只有强制精神休息，而强制精神休息的方式，就是让其离开现实，不集中于某个点上。精神病患者天马行空、胡思乱想，但由于思维是简单的，不会纠结于具体的事物，因此很少耗损身体的能量，这样，保证了让身体获得足够的能量，因而更加健壮。

这是身体趋利避害，不得已做出的自然选择，是身体自保的一种方式，是一种妥协。

当我们的精神简单之后，身体能量就能最大限度供给机体使用，机体在获得更多能量之后，能够抵御更多的外邪伤害，更健康。

佛家修行提倡没有妄念、放空思想，以求达到更高的境界。通过思想的修行，最终使身体也得到提升，达到身心合一的境地，就是这个道理。

面对同样的精神压力，有的人挺过来了，有的人却出现了精神问题，

排病论

这是为什么？

对于普通人来说，能否挺过来的关键，一看心理承受能力，二看身体承受能力。

抛开难以衡量的个人心理因素不说，身体状况好的，比身体状况差的患精神类疾病的机率要低得多。

当然，我们强调过，评判身体机能好不好，不仅仅是衡量气血能量是否充足，还包括气血运行是否调畅有序。

很多抑郁症患者，周围的朋友根本看不出来他患有抑郁症，看上去很开朗，身体看起来也很健康，生活也没遇到太大问题，但突然之间，就听说因抑郁自杀了，让人觉得接受不了。看上去如此健康开朗的人，究竟是怎么得抑郁症的？

如果追溯起来，会发现他们中的大部分人都长期处于生活混乱的状态，昼夜颠倒，起居、饮食无常，导致气血运行混乱，遇到问题容易着急、烦躁，难以控制情绪。这类人身体看着好，但其实气血循环是乱的，且身体大部分时候处于亢进状态，看起来精力充沛，但其实是一种虚亢，极易引起各种内分泌紊乱，进而引发抑郁症等精神类疾病。

补足患者的气血能量，让气血运行调畅有序，提升脏腑功能，改掉生活恶习之后，很多精神类疾病也会随之痊愈。但患者往往不懂，不良生活习惯加剧身体的能耗，导致气血运行混乱，身体的高能耗和高混乱导致供应给神识的能量不足，让情绪更加烦躁、抑郁，长期下去，很难承受再多的外来压力。

外邪，尤其是寒邪也会导致精神问题。

受寒易悲。身体被寒所伤，阳气被困，容易烦躁、抑郁；寒主收引，人体被寒所伤，容易胆小，心律不齐，情绪不稳定等。

一切内邪、外邪都会耗损人体的气血能量，造成伤寒。而伤寒，最终伤害的是人体的"三种火"——心火、肝火、肾火，三种火受耗伤，一方面机体能量的生成不足，正常使用就会受影响，机体功能就会出现问题；另一方面，影响心火所化生的神识能量，神识能量不足，则容易产生精神类问题。

反过来，所有的不良情志，属于内邪，都会耗伤气血能量，对身体来说也是一种伤寒行为，身体被寒所伤，则能为精神提供的能量又会不足，进一步加重精神负担。

外邪伤寒——导致神识能量不足——造成精神问题——产生内邪伤寒——导致神识能量不足……继而形成一种恶性循环。

当患者出现明显的情志问题时，作为医生，我们要关注所对应的脏腑问题，帮助患者调理脏腑，提升机体的功能，给机体更强的应对心理压力的能力；同时，在心理上积极开导患者，双管齐下，帮助患者渡过难关。

需要说的是，除了帮助患者提升身体的机能，普通医生也往往承担着一定的心理疏导职责，否则，医学院校就不会安排《医学心理学》这样的课程了。

第五章

排 病 视 角

用正邪相争来看《伤寒论》

举例说明怎样读《伤寒论》。

"读懂《伤寒论》，可治天下的病。"

《伤寒论》作为治病之纲，是后世中医的治病总则，也是后世医家一直穷经皓首研究的经典。《伤寒论》难懂，人体可能出现的所有症，张仲景都进行了论述，并给出了治疗方案，但很多医家要么流于背诵什么症用什么方，要么苦苦纠结于条辨，要么将其视为治疗外感疾病的手册，内伤杂症则认为完全不可用。那到底应该怎样理解《伤寒论》，理解这部人类医学史上的扛鼎之作？

摘取一个例子来分析一下，《伤寒论·辨阳明病脉证并治第八》有一条"阳明病，不吐不下，心烦者，可与调胃承气汤。"

病在阳明，症状是不吐，大便不通，心烦。可以从以下几方面来解读这条辨证并治。

一、此病的症状有几个要点。

1.不吐：其实是想吐而吐不出，主要原因是运化乏力，中阻。

2.不下：中阻，想下而下不了。

3.心烦：想吐吐不出，想下下不了，故心烦。

二、此病的病因，可能由以下几种因素构成。

1.外感寒邪，向内传导为病；

2.阳明脾胃本气弱，伤食产生中隔为病；

3.情志因素，或大怒肝气横犯于胃，产生中隔为病，或忧思伤及脾胃，产生中隔为病；

4.酒肉过量，生冷寒凉摄入过量，不易消化，伤及脾胃，中隔为病。

我们知道了阳明病出现这个症状的病因，就不会去纠结《伤寒论》阐述的是外感引起的疾病、内伤引起的疾病，还是不良生活习惯或情志引起的疾病。任何一种致病因素都有可能，并且还可能是几种因素合而为病。

三、此证用调胃承气汤的用意。

调胃承气汤是一个标本兼治的药方，既调理脾胃，又解决大便不通、心烦等症状。但是，调胃承气汤有一个用药准则叫做"中病即止"。也就是将症状消除后就不能继续用药了，因为这类以治标为主的药方，止住症状后继续使用会损伤人体气血，导致新的问题。

既然此病的起因可能由上述各种因素引起，就需要根据患者的情况，在"中病"后调整用药，或者在用调胃承气汤的同时合并其他方药，治标兼治本。这里的本，就至少包含了两个需要思考的维度：（1）脾胃本身的运化功能；（2）直接病因的治疗，根据不同病因引起的这一阳明病的症状，并根据患者体质等情况进行辨证治疗（见下面第四要点的阐述）。

知道了这个症用调胃承气汤的用意，我们就不会陷入什么病用什么方的工具型思维，不会将《伤寒论》当作一本像字典一样的死书来读。

四、根据病的起因综合辨证并治，具备基本的二元思维。

《伤寒论》成书的汉代，造纸术刚刚发明，还未被推广使用，全书写于竹简及木简上，张仲景总结了各种症状的治疗方法，以及疾病的传导规律，至于哪些症状合而致病的综合治疗方案，且不说无法穷尽，就是可以穷尽，在竹简或木简上也无法一一阐述。因此，张仲景对所有疾病的描述都用了"辨证并治"，所有症都能辨清楚了，综合辨证并治疗也就不是什么问题了。

回到我们的例子上，"阳明病，不吐不下，心烦者"，以上各种症状出现如何辨证治疗？

1.如果是外感寒邪发病，症状会兼有恶寒、流清涕等症状，并且患者会有受寒史，在使用调胃承气汤的同时，可以合用桂枝汤，或者，先用调胃承气汤，"中病"后再用桂枝汤。

2.如果是脾胃本气虚弱者，用调胃承气汤"中病"后，可用温中、调动脾胃功能的方药，如理中汤等，也可根据患者的症状，在《伤寒论》中再选用一种方药。

3.如果是因为情志因素致病，可以在使用调胃承气汤时合用梳理调达肝气的方药，舒肝散、逍遥散等，可根据患者状况辨证治疗。

4.如果是因为过食生冷寒凉致病，可加大温中、健运脾胃的药物。

无论哪种原因致病，无论是一种原因致病还是多种原因合而致病，《伤寒论》都给出了辨证的方法，治疗的方法，以及疾病传导的规律。我们要做的是根据患者的具体情况辨证论治，而不是简单地将一个病对应一个方。

这只是《伤寒论》中随手拈来的一个普通例子，要说的是，不要将这本书当作一本工具书来读，更不要将它描述的症状当作割裂的单一症状来考虑，因为我们面对的是个体的人，而不是单纯的某个疾病或某个症状。

并且，疾病在传导过程中，由于正邪相争，会产生很多变量，《伤寒论》都给出了应对的方法，"传变"两个字，告诉我们的是用动态的思想去面对疾病，而不是阳明病就只会是阳明病，在正邪相争的过程中，它会因为正不胜邪而向内传导，也可能因为正气来复而出现好转。

《伤寒论》"论"的是什么？

伤寒，很多人的理解都是受外寒所伤，寒邪侵犯皮毛后由表及里地传导，或者再广义一些，是外邪引起的疾病的统称，这些外邪包括了一切外感因素，包括自然界的风寒暑湿燥火，包括细菌病毒等。这样的理解，前

排病論

者被称为狭义伤寒论，后者被一些医家称为广义伤寒论。

但是纵观《伤寒论》，文中只是阐述论及了各种疾病的症状、疾病的传变规律，以及治疗的方法，而并没有很具体地论及这些疾病是怎样出现的，是外感、内伤，还是吃错东西。《伤寒论》告诉我们的其实只是身体出现问题怎样解决，而没有论述身体为何会出现这些问题，这是一本实用性的书。如上所述，《伤寒论》和《金匮要略》记录在竹简、木简上，采取了一条一条记录的表述形式，文字极尽简洁，而疾病的成因千变万化，可能是某种因素单一成病，也可能是几种因素合而为病，难以一一阐述，所以历代医家有一句话叫做"熟读张仲景，不如临证多"。

《伤寒论》讲述的都是症，以及针对这个症给出的治疗方法。而到底是外感、内伤、生活习惯、情志因素致病则没有给出论述，这是医者要根据望诊、问诊去追溯的问题，每个患者的致病因素都可能不一样。

蔡医生在多年的实践中探索出的认知是，无论外感致病、内伤致病、情志因素致病，冬藏不好夏得病等，疾病的传变规律都是一样的，都可以用张仲景给出的方法进行辨证和治疗。因此，给出疾病的传变规律及治疗方法，而不去纠结它的成因到底是外感还是内伤，这才是张仲景写《伤寒论》的本意。

所有疾病的治疗都离不开《伤寒论》给出的三大法则：

治疗的理论基础——六经辨证；

判断疾病的辨证方法——条辨；

治疗方案——对应方药。

因此说天下内科疾病的治疗一本《伤寒论》就够了。

伤寒，"伤"的是什么？

比较容易理解的解释是，外邪进入人体后，人体需要调集大量气血能量对抗它们，在正邪相争的过程中，伤了人体的气血能量，因此产生伤寒的症状。

比如细菌或病毒进入体内，如果是在肺部，造成肺部感染，人体为了排出这些细菌病毒，就要调集大量气血能量去对抗它们，会产生咳嗽发热等反应。这个过程会耗费由心脏提供的能量；而心脏的能量又由肝脏储存的气血供给，这样肝脏就不得不调用存储的能量来提供给心脏对抗外邪；而肝脏的气血又来自脾胃运化的水谷精微，脾胃为了保证脏器运转正常，不得不加重负担，运化更多水谷精微；脾胃负担加重可能导致功能受损；这样，就伤及根本，脾胃提供给肾脏的生命力就会受影响。因此，我们说病来如山倒病去如抽丝，牵一发而动全身，哪怕只是一个单一的细菌或病毒入侵，都会损耗我们全身的气血能量，造成伤寒。只要有正邪相争，就会耗费气血能量，就会有伤寒的行为产生。

蔡医生提出了"大伤寒"的概念。并提出：伤寒，伤害的是人体的能量。

寒的对面是热，而热，代表能量。所有自然中的生命活动，都围绕能量进行，生、老、病、死，也由能量水平决定。

蔡医生提出，伤寒，伤害的是人体的能量，而一切伤害能量的行为，无论是外感的风寒暑湿燥火引起，还是内伤的熬夜、喝酒、忧思过度、饮食不节制引起，都是"伤寒"的因素，蔡医生把它称之为"大伤寒"。

伤寒，伤害的是能量的这三个核心节点：

1.伤害能量的产生。

2.伤害能量的使用。

3.伤害能量的储存。

这三者，就是一个"进——销——存"的关系。

能量的产生为"进"，好比一个国家财富的生产。它由脾胃的运化能力和其他脏腑的功能决定，包括肺的纳氧能力，机体废物回收再利用的能力，肾提取"精"的能力等。脏腑功能问题，会影响能量的产生，成为伤寒的因素。

能量的使用消耗为"销"，好比一个国家的财富使用。它要求能量运行有序，不浪费，从而达到低能耗的目的，而不是一味追求低能耗，该用的不用。无序和浪费会加剧能量的消耗，成为伤寒的因素。

能量的储备为"存"，好比一个国家的财富储存。我们说肝藏血、肾藏精，肝脏就好比国家的粮库，肾提取的精以髓的方式储存在骨骼中，好比一个国家的黄金储备，如果肝阳亢，或肾提取精的功能下降，就会不断调用储备，而机体又想多运化出能量以供储备，从而导致脾胃功能亢进，长期下去造成机体的混乱，能量的储备被调用的更多，成为伤寒的因素。

伤害能量的"进——销——存"这个链条上的任何因素和行为，都是伤寒。而这样的伤寒，蔡医生称之为"大伤寒"。

能量的产生、存储、使用，对应的是人体的三种火。

我们身体的能量由脾胃运化，由肾脏提取为精以髓的方式储存，血存于肝，供给心脏使用，它们对应的是人体的三种火，肾火——命门之火或先天之火，肝火——相火，心火——君火。伤寒伤害也是这三种火，是我们身体的气血能量产生的根本。

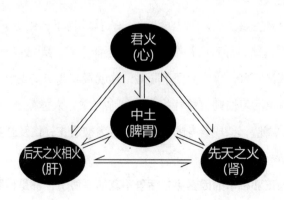

无论致病因素传导到哪个脏腑哪条经络，都必须耗费气血能量去与之对抗，而人体所有气血能量的提供，任何正邪相争，正气要争赢，都要依靠这三种火提供能量。这三种火是生命的根本，伤及这三种火，也就是伤及了生命，势必降低生命的活力。

正邪相争争赢的根本，一方面，气血能量要充足，另一方面，要及时让耗损的气血能量修复，这就要正确使用《伤寒论》的方法，帮助身体争赢。

三种火是怎样被伤害的？对身体又会造成怎样的影响？

引起伤寒的因素，不只是外感邪气那么简单，错误的生活习惯、不健康的饮食、不良的情志因素等，都可以成为伤害三种火的因素。

1.外感邪气。一般是因为正气不足，邪气才有机可乘，或者因为我们错误地应对外邪，导致邪气内传。外邪经皮毛或呼吸道进入伤肺，心肺本是相连的，肺气不舒或肺气不足都会导致心火受损，伤及心脏的功能，进而往里传导，心火不降，导致肾阳不温，伤肾。这是正气不能卫外，无力相争的情况。

2.人体摄入的阴寒之物主要伤及脾胃，致使脾胃运化乏力，脾胃为了排出这些阴寒之物，会努力调集气血能量与之相争，这样就影响了脾胃对肝脏的养分提供及对肾脏的生命力提供，间接伤及肝脏和肾脏。

3.七情六欲主要伤心，如思虑过重，人体不得不调用更多神识能量去对抗这些负面情绪，导致心神被耗，心火不能下降，无法与肾水完成水火既济，水火既济不好，生命力便不旺盛，这就直接耗伤了先天之火。

4.错误的生活习惯则直接耗损人体气血能量，人体疲于应付各种额外的耗费能量的事情，造成自身的削弱，生命力被透支，伤及全身。

一切引起正邪相争的因素（包括争不赢的妥协），都是伤寒。

这是一个"大伤寒"的概念，它由外寒和内寒共同构成。

一切需要调用正气去与之相争的因素，都会耗损我们的气血能量，会影响能量的储存、运输、传导、使用、获取。无论外感、内伤、不良习惯等，都是伤寒的因素，它们导致的症状，都可以用《伤寒论》给出的三大法则进行辨证论治。

　　可以将各种对人体造成伤害的伤寒因素分为"外寒"和"内寒"两大块，将外感因素造成的伤寒称为"外寒"，将内伤因素造成的伤寒称为"内寒"。众多医家已经充分阐述过"外寒"因素，我们在此匆匆带过，不再作详细论述，只对被大部分人忽略的"内寒"进行详解，以让更多人明白，《伤寒论》指导的治病原则，适用于所有因正邪相争而损耗人体气血能量，伤害到人体三种火的情况。

　　"外寒"的伤寒行为。

　　包括外界自然对人体的影响，以风寒暑湿燥火等邪气为主，包括细菌、病毒的侵袭，无论哪种邪气入侵，人体都必须做出防御和抵抗，都会耗费大量气血能量，伤及我们的生命之火。

　　还是用寒邪来举例，寒气进入皮毛，人体调集能量通过打喷嚏、流清鼻涕排出寒气；肺主皮毛，如果寒气此时不能及时排出，就会侵犯肺，人体就需要调集更多能量，可能启动咳嗽的手段将寒气排出去；但如果此时我们以为咳嗽是上火导致，吃凉药止咳，就会困住寒气，使它郁结而化火；寒邪被困住，人体又因为害怕它带来伤害，可能通过肺俞将它推送入膀胱经，企图通过足太阳膀胱经这条下水道排出寒气，人体也会调集气血能量，顺着膀胱经向上和向下代谢这些寒气；如果膀胱经的代谢不顺畅，而我们的认识错误，继续服用寒凉的药物，寒气就可能往里走，从足太阳膀胱经传导到足阳明胃经，侵犯脾胃，导致脾胃不舒服，伤及运化之本，人体又会以稀便的方式，排出这些寒气；如果我们此时人为止泻，继续服用寒凉药，就可能将寒气推至肝胆，在肝胆内郁结而化火，伤肝，使胆汁浓度变化，可能形成胆结石；因脾胃而生的寒气，加上膀胱经的寒气也会侵犯肾，可能导致肾结石；肾主骨，生髓，这又会导致一系列的脊椎病，如腰椎膨出、骨质增生等；而脑为髓之海，肾生髓的机能受影响，导致记忆力减退、头痛、掉发等一系列脑部症状也会接踵而来。

至于其他外邪的侵犯，可能人体排出邪气的症状有所不同，人体在对抗、排出它们的过程中，都会耗费大量气血能量，如果对病程的截断扭转不及时，也会伤及脏器的功能，造成功能性病变，甚至伤及脏器本身，造成器质性病变。

"内寒"的伤寒行为。

所有在人体内部化生的伤寒因素，都可以归于"内寒"的范畴。

1.摄入过多生冷寒凉，超出自身的运化能力，对正常运化产生了阻滞，人体就需要调集额外的能量加以运化生冷寒凉，与之抗争，产生伤寒；如果生冷寒凉太过，人体排出不了，就会进入气血循环，也会阻滞气血运行，产生伤寒。

2.饮食量过大，暴饮暴食，食量多，则产生的垃圾多，就需要消耗更多的气血能量加以代谢，还会加重脾胃负担，减弱脾胃的功能，从而影响整体能量的提供和转运，因此我们才会出现"饭饱神虚"的症状。过饱，对于人体来说是一种损伤。

3.肉类摄入过多。肉类为阴寒之物，难以消化降解，需要更多的气血热量来运化它，与它抗争，也会伤及三种火，造成伤寒。

4.抗生素、寒凉药、酒，这些都属于阴寒之物。比如抗生素，它以杀灭有害菌为目标，但每一种抗生素几乎都没有准确的靶向，杀灭有害菌的同时，也会杀灭有益菌。而人体为了清理抗生素的残余，以及补充被杀灭的有益菌，需要很多气血来与之抗争，往往是得不偿失的。还有寒凉药，我们都感觉上火了就要吃寒凉药，但前面已经论述过，大部分的上火

排病論

都是阴火、虚火，是因为寒湿郁结而发酵产生的，用寒凉药管用一小段时间，马上又会变本加厉。这些都是造成正邪相争的因素，也是产生伤寒的因素。

5.保健品。人体能够吸收的保健品很少，大部分都需要依靠脏腑功能代谢出去，脏腑为了代谢这些物质，需要调集更多气血能量，也是一种正邪的相争，这个过程必然造成气血能量的耗损，加重脏腑的负担，损伤其功能。比如维生素，人体对维生素的需要量很小，日需要量常以毫克或微克计算，绝大部分人都可以从食物和阳光中获得，很少会产生缺乏症，如果盲目补充，其实就摄入了大量人体不需要的，人体必须耗费能量将它们代谢出去，如若代谢不出去，还会产生各种损伤。比如大量维生素C进入人体后，绝大部分被肝脏代谢分解，最终产物为草酸，草酸从尿中排出成为草酸盐；有研究发现，每日口服4克维生素C，在24小时内，尿中草酸盐的含量会由58毫克激增至620毫克。若继续服用，草酸盐不断增加，极易形成泌尿系统结石，可引起尿酸剧增，诱发痛风。

6.情志损伤。长期的哀思惊恐悲怒等情绪，会影响人体正常的内分泌，造成情志性毒素，还会导致气血运行输布逆乱无序，使人体的气血流转不利，产生郁结，影响气血能量的输布。人体为了疏通这些郁结，让气血能量顺利输布到全身，就需要更多能量，更大的推动力去与之抗争，长期下去可能因为耗损能量而损伤脏器功能。比如，大部分人都有过的经验，悲伤会产生胸口痛，因为悲伤导致了心脏气血流转不顺利，影响脏腑功能的正常运转。大怒伤肝，又会让肝气横犯于胃，胃内气血流转不畅产生痉挛，肝气无法疏泄出去，让人体烦躁，处于高度混乱状态，导致气血能量的高度消耗。思虑过重、贪欲过重，都会耗损心火，导致心火不能下降，与肾水不能既济，阴阳相合合不好，耗损生命力。

7.不健康的生活方式。比如长期熬夜、抽烟、喝酒、不依四时养生等。我们的人体是一个小宇宙，与自然一样，人体的运动规律，也是需要遵循自然。自然春生夏长秋收冬藏，夜收昼用，人体也一样，如果冬天经常熬夜、受寒、饮食无规律，夏天就表现得乏力、肠胃不适、心烦等；如果夜间不睡，白天就会缺乏精力、腰椎酸痛、感觉身体发冷，这就是藏不好就用不好的表现。而如果夏天大量熬夜，吃生冷、喝酒等，气血能量用的太多、太耗散，冬天也会表现出不足，藏不好。该蓄积能量的时候蓄积不够，该用的时候肯定也用不好、不够用。既然不够用，人体就只能分一部分能量出来与这些不良生活方式对抗，这些能量本来是供养给组织脏器使用的，现在被消耗在对抗不良生活方式上了，这就消耗了三种火合成的能量。

所有伤害人体的因素，都可视为"邪气"，都需要调集"正气"与之抗争，都是构成伤及人体气血能量的因素，它们都是伤寒。《伤寒论》教我们建立的是系统观，是人体在正邪相争中的动态变化和传导，用动态的思维对待相争表现出来的症状，不只可预知疾病的下一步传导，预测服药后的走向，还可推演它的传导和撤退过程，判断是正向相争还是节节败退，才是对伤寒论的正确解读方式。

能量只有循环起来，处于有序的状态，才可能内生更充足的能量，将伤寒的因素尽快排出去。

正气存内，邪不可干。人体能量充足了，外邪就很难侵犯，这是对于"外寒"的侵犯而言。其实对于"内寒"来说也是一样的，当我们的气血能量充足了，大部分"内寒"都可以被代谢排出去，这就是为什么别人吃生冷没有问题，而你吃一小点就出现问题的原因，个体差异导致能量差别，能量差别导致代谢排出致病因素的能力差别。

正气的充足情况决定了能否对抗住外邪、内邪。而这个正气，或者说气血能量的充足，并不是一个单一的量的概念，它更是一个循环代谢的概念。能量只有循环起来，处于有序的状态，才可能内生更充足的能量，将

排病論

伤寒的因素尽快排出去。

三种火构成了人体的能量循环，**五脏六腑只是能量循环的物质节点，或者说传导介质。**这些节点构成了整个循环体系。

这里需要说明白的是，三种火构成的能量循环，并不是狭隘的血液循环系统。我们说气血能量，这个能量是气血相合而产生的，血是物质，气是功能，气血相合产生能量，能量产生我们的生命力，气血相合合得好，我们血液中的载氧量就高，能量就足，运载营养物质和垃圾的能力就强。能量不是一个虚无的东西，它是我们生命力的支撑。

能量在三种火之间循环，循环越有序，受到"外寒"或"内寒"伤害的可能就越少，能产生的能量就越多，能量就越能生生不息，正气就越充足。能量只有在相互传导的过程中才能生生不息，不是专门单纯补充就可以解决的。

能量输布循环有序，就很容易达到驱邪扶正的目的。

邪气侵入后，如果人体处于有序循环代谢的状态，就可能通过循环代谢将其排出去，人体调集正气与其抗争就不会产生对气血能量的过度耗损，产生伤寒的程度就小。

因此，《伤寒论》中，很多用药都是针对能量传导输布调整的，很少仅仅是纯补足能量的，《金匮要略》中，针对器质性修复的用药，也是通过能量输布传导实现的。如果仅仅只是补足能量，而能量不能枢转，补入的能量不能濡养全身组织脏器，不能形成对抗外邪的"正气"，亦没有什么用。

举几个例子感受一下。

《伤寒论》中，当我们的表里能量枢转不利，体表的体液输布出现问题的时候，给出的解决方案是麻黄桂枝汤。这个汤剂有双向调节作用，汗液太过、表不固可以用此汤敛汗固表；汗出不了，也可用此方发汗解表。

掌握了麻黄、桂枝、白芍的剂量配比，就可在解表与固表之间自如转换。

《伤寒论》中，病机在三阴三阳之间难以枢转的时候，给出的解决方案是小柴胡汤。如果能准确把握时机，努力将向三阴转变的病机拉回三阳，对由三阴向三阳好转的则给予协助，推其一把，让它顺利枢转到三阳，体质也会提升一个台阶。

《伤寒论》中，厥阴枢转不利的时候，给出的方案是四逆汤加减。厥阴的枢转是由里、由底面向表面的枢转，从厥阴枢转到三阳。

我们的脏器是活的，一旦正邪相争中，没有使用正确的方法排出邪气，邪气阻碍能量输布，脏器得不到能量的濡养，它的功能就会出问题，进而导致器质性的问题。而得到能量输布濡养后，脏器又能慢慢恢复正常功能，将邪气排出去。一旦枢转顺利了，能量是会内生的，正气就能存内，邪气就难以侵犯。

从桂枝汤的运用来理解"大皮肤"的概念

用桂枝汤可以治愈蛋白尿，原理是什么？

一位被诊断为肾小球性蛋白尿的患者，抱着试试的心态，来找蔡医生看病。蔡医生以桂枝汤为主给予施治，一年后，患者的疾病竟慢慢痊愈了。当初开出西医诊断的医生感觉难以置信，很多中医看过他服用的中药后也想不明白，桂枝汤为什么可以治疗肾病。

在医学界被认为预后很差的肾小球性蛋白尿，为什么可以用桂枝汤治愈？

这样的治疗，是建立在中医的系统思维之上的，而不是什么方治什么病那么简单。

因肾小球的滤过作用出了问题，血浆蛋白质特别是清蛋白滤出太多了，近端肾小管不能重吸收这么多蛋白，只能从尿液排出去，因此而形成了蛋白尿。

其直接原因，在于肾小球的滤过膜障碍，把对人体有用，本不该排出的血浆蛋白滤出去了。可以说，这是一层膜导致的疾病。

在蔡医生看来，皮肤和黏膜是一体的，一切具有包裹、屏障、过滤作用的组织或膜，都可以看作是皮肤，它们都有分清避浊、吐故纳新的功能。蔡医生把它们称为"大皮肤"。

具体到肾小球的滤过膜，其作用就是筛选，将肾排出的废料漏出去，而将蛋白等对人体有用的分子过滤下来，不让它们排出去，这就是肾小球滤过膜分清避浊的功能。一旦这个膜的功能发生障碍，分清避浊的功能就实现不了，该疏泄的时候不疏泄，该闭合的时候不闭合，该出的出不去，不该出去的出去了，就形成了蛋白尿。

治疗的思路就是调节肾小球细胞膜的分清避浊功能，而依照我们认识的"大皮肤"概念，用桂枝汤来调节肾小球滤过膜这一"皮肤"的功能就顺理成章了。

桂枝有双向调节作用，能增加向"大皮肤"的气血能量输送。给予桂枝汤后，可调节皮肤的疏泄和闭合功能，并激发细胞的活性，保持代谢通道的顺畅，加快受损组织的修复。皮肤的疏泄和闭合功能正常了，受损组织修复了，不该出的就出不去了。

当然，还可以再往上追溯病因，肾炎、肾血管病、多发性骨髓瘤等都可能引起肾小球滤过膜功能障碍，出现蛋白尿。

把"大皮肤"的概念一梳理清楚，桂枝汤为什么可以治疗此类蛋白尿也就很清楚了。

"大皮肤"是人体防御机制的一个系统，深入到每一个细胞。

皮肤是人体最大的器官，有保护、排泄、调节体温、感受外界刺激等作用。但如果只将它理解为是覆盖我们体表的表皮，那就狭隘了。我们的体表需要有皮肤覆盖、包裹，来抵御风寒暑湿燥火等外邪的入侵，需要这个排泄器官来代谢废料，纳入氧气；我们的脏器也需要皮肤的包裹，形成屏障，同时交换营养物质，排出代谢废料，因此，每个脏器都有一层膜包裹；我们的细胞也同样如此，必须有细胞膜的包裹才能形成一个完整的细胞，而细胞膜，则是细胞进行内外液交换的介质；我们的空腔脏器也是这样，大肠、小肠需要肠黏膜的覆盖，胃需要胃黏膜的覆盖，消化系统的黏膜肩负着筛选吸收什么样的物质，不吸收什么样的物质的责任；血管壁承担着血管内外营养物质交换的功能，同样具有皮肤的功能；包裹肿瘤的致密结缔组织，也是一种皮肤，它同样是毒素和营养物质渗透的介质（这个问题我们已在讲述肿瘤的时候详细论述过了）。

皮肤、黏膜、致密结缔组织的共同点在于：

1.它们将人体和组织、器官、细胞包裹、覆盖，保护起来，使之对外界形成了一个密闭的系统，当有害物质将要侵入时，首先是皮肤、黏膜、致密结缔组织将外界致病因素阻挡在外。它们是人体抗感染的第一道防线。

2.它们都有吐故纳新、分清避浊的功能，就是让该出的垃圾废料出去，让该进的养分进来；同时，让不该出的出不去，不该进的进不来。具体来说是具有覆盖、包裹、防御、吸收、分泌、排泄的功能。

3.构成它们的细胞都具有三个特点：（1）再生能力很强；（2）再生时需要气血能量供给；（3）使用和代谢周期短，需要不停再生。

包裹、覆盖脏器、细胞组织的膜出了问题，治疗上可以用皮肤的治疗思路来辨证论治。一切具有包裹、覆盖、具有分清避浊功能的组织都可以视为"皮肤"，都可以用桂枝汤来解决它的透析、分清避浊功能。

这里构建的是一个"大皮肤"系统，这个系统囊括了体表、各大脏器、脏器内的管壁、血管、细胞等的包裹、覆盖组织。可以说，这个系统管着人体的每一个部位，深入到每一个细胞，人体的很多问题，都是"皮肤"的问题引起的。如果没有这样的系统观，很多疾病就很难入手，治疗起来也会因为忽视各个脏器、组织的"皮肤"功能而难以达到效果。

"大皮肤"在脏的代表就是肺，改善肺功能，能提升全身的"大皮肤"功能。

大部分脏腑黏膜的分清避浊功能障碍，也需要从肺上着手。

还有，很多皮肤病的根源在肺，肺功能提升了，皮肤病也就好了。当然，我们不可忘了，肺与大肠相表里，大肠的问题也会影响肺，进而导致皮肤病，所以有的皮肤病又要从大肠着手。

具体问题具体分析，但从肺入手是一个大方向。

张仲景把桂枝汤运用得那么广的原因，其根本上就是从"大皮肤"系统着手的。

《伤寒论》中的方子有二百余首，桂枝汤及其加减变化而出者，有三十方左右，约占七分之一。而直接论述用桂枝汤治疗的条文达24条。可见，"大皮肤"系统在人体病机传变及治疗过程中的重要性。

张仲景将桂枝汤运用得非常广，既用来治外感，又用来治内伤。在蔡医生看来，张仲景已经充分认知了"大皮肤"系统，才将桂枝汤运用得如此出神入化，这也是桂枝汤被誉为"群方之首"的原因。

只可惜很多人没有理解这个大皮肤系统，要么停留于对桂枝汤的药理研究，要么不断去总结桂枝汤的适应病症，以病对药，往往是管中窥豹，很难真正理解桂枝汤的运用原理。后世医家总结的桂枝汤功效"滋阴和阳，调和营卫，解肌发汗之总方"，也是基于桂枝汤对"大皮肤"系统的功效得出的总结。没有了桂枝汤对各脏腑、组织内外交换的平衡调节，要滋阴合阳、调和营卫，如何做到？

任何包裹、覆盖机体组织器官的皮肤黏膜出问题，都会导致相应的病变。该出的出不去，该进的进不来，或不该出的出去了，不该进的进来了，吐故纳新的功能出问题了，阴阳就不合，营卫就不和，局部或整体的问题都会由此而生。

这用体表皮肤的屏障作用来理解就很清楚了，皮肤毛孔不舒张，该出的代谢废物出不去；皮肤毛孔舒张太过了，代谢废料、津液等该出去的不该出去的都出去了，氧气、寒气、湿气等该进来的不该进来的都进来了，人体的内部环境就会更加混乱。

来看具体组织器官的分清避浊功能，比如肾小球的滤过，要将有用的蛋白拦截住，将代谢废物排出去，是通过滤过膜实现的；胃与小肠的吸收，只吸收水谷精微，不吸收有毒物质，是通过胃黏膜与肠黏膜实现的；

大肠将粪便形成的毒素屏蔽，不吸收进入血液，是通过大肠黏膜实现的；阴道要避免外面进入的物质的感染，是通过阴道黏膜实现的；癌细胞要不扩散出去，气血能量要能进入肿瘤内部分解毒素，是通过包裹的致密结缔组织实现的；细胞组织要完成内外液的交换，是通过细胞膜实现的；血管内的血液要完成物质交换，主要是通过血管内膜实现的……这样举例下去简直没完没了，我们会发现，这类类似于皮肤的膜、黏膜、组织等，就是一种界线，是内外交换、阻挡垃圾毒素的介质，对我们的作用太大了，一旦哪儿的皮肤、黏膜、包裹组织出了问题，身体就会出现相应的病变。

无论是胃黏膜、肠黏膜、包裹脏腑器官的黏膜、口腔黏膜、某些皮肤病的分清避浊功能障碍，都可以加入桂枝汤来治疗。只要确实清楚了是哪部分皮肤导致的问题，桂枝汤用起来就可以得心应手。

比如一个肥胖患者，长期饮酒，嗜好辛辣，食量特别大，一般情况下是因为他的胃黏膜亢进导致的，在长期饮酒、辛辣饮食环境下，胃黏膜处于刺激亢进状态，黏膜充血，就像我们皮肤起红疹一样，"毛孔"处于舒张状态，不该吸收的垃圾毒素就会被身体吸收了，导致长胖；该吸收的水谷精微却可能得不到有效吸收，因为有效吸收的水谷精微少，因而需要大量食物来满足身体的需要，表现出食量大的症状。此时就需要用桂枝汤加葛根来调节胃黏膜的功能。为什么用桂枝汤已经很清楚了，为什么要加葛根呢？因为他的胃黏膜处于亢进，类似于炎症的状态，需要用葛根等类的药物来辛凉解表，去除黏膜的化热症状。所以，在这种情况下，桂枝加葛根汤可以用来治疗肥胖和胃病。

用桂枝汤后，很多病为什么可以"汗出而解"？

《伤寒论》中，伤寒后，尤其是太阳病，经常可以见到用桂枝汤，汗出而解的条文。后世不仅医家，很多人都知道，有些头痛、恶寒、发热的症状，发过汗后就好了。

这就是中医的汗法，通过发汗，打开皮肤的代谢通道，体内的寒湿等致病因素，在辛散类药物的作用下，被排出体外，致病因素一除，病症自然就好了。甚至深层的脏腑毒素，因为包裹脏腑的黏膜活性增加，也会被渗透出来，通过皮肤等通道代谢出去。

《伤寒论》中描述了汗吐下三大排病方法，汗法讲述的最多，是因为皮肤是人体重要的排泄器官，能将大量代谢废料、垃圾毒素通过这个器官代谢出去。

在蔡医生的临床排病治疗中，桂枝的运用非常广，他戏称自己是"桂枝派"，他接诊的每位患者，几乎在每个阶段的治疗中，都会用到桂枝。这是因为，一是他将皮肤视为重要代谢通道，随时保持代谢路径的顺畅很重要，这就相当于时刻准备好将致病因素通过皮肤黏膜代谢出去；二是因为桂枝在补气血的时候，可以增强组织之间交换的活性，它具有振奋皮肤黏膜的作用，这样，就能恢复皮肤黏膜分清避浊的功能，该进的进，该出的出，调和营卫，滋阴合阳就是顺理成章的了。

使用了桂枝之后，脏腑与脏腑之间、组织与组织之间、血管内外壁之间、人体内外环境之间的交换……原来不够兴奋的组织就会兴奋起来了，原来排不出去的代谢废料就排出去了，不该排出去的也就会留下来。

因此，排病治疗一段时间后，很多患者排汗量增加，身体出现异味，头油增加，大小便非常臭，甚至出现用桂枝汤后腹泻的症状，这是代谢废物通过各个路径排出的表现。

这就是部分伤寒后，用桂枝汤"汗出而解"的原因。发汗的目的，是让深层次的身体毒素，随汗液出来。

通过"大皮肤"的概念和桂枝汤运用的例子，我们可以大概清楚人体的致病因素是怎么排出来的，为什么本书理论称之为排病理论，为什么我们的治疗方案要叫排病治疗，排病治疗后为什么会出现各种令人不舒服的症状等。

用桂枝汤一段时间后，身体会发生一些让我们惊喜的变化。

很多人用桂枝汤一段时间后，会发现头油明显增多，脸部等皮肤也变油了，但增多一段时间后，大约三个月到半年，一些人发现自己的头皮变薄了，脸变瘦了，脖子变细了。为什么？因为头皮的皮下脂肪如果太厚的话，就会往下堆积在面颊部，甚至到达脖颈处，用桂枝汤打开代谢通道，头部和脸部大量的垃圾油脂通过皮肤排泄出去了，头皮自然变薄，面颊、脖子自然变瘦。

有人用桂枝汤为主进行排病治疗一段时间后，经常会出现面部长痘、长疹子等症状，等这些症状慢慢好了之后，会发现皮肤变白了，变光滑细腻了，斑变淡了。为什么？因为我们的身体会不停产生毒素，有很多毒素只能选择通过皮肤代谢，而如果气血推动力不够，或皮肤的代谢通道不顺畅的话，这些毒素就会堆积在皮下，让我们的皮肤看起来污浊不干净，或形成色斑，通过桂枝汤疏通皮肤的代谢通道后，大量毒素通过皮肤排出，在有些地方就会形成瓶颈，刺激体表细胞，就形成了痘、红疹等，一旦这些毒素被清理干净，皮肤就获得了一个干净、健康的环境，变白、变细腻光滑都是很自然的事。

也有很多接受排病治疗的患者，在用一段时间桂枝汤后，发现自己的身体变臭了，汗臭味很明显，身体的异味也开始出现，但这样臭了一段时间后，不仅身体的臭味慢慢消失了，身体还变瘦了，头脑变清醒了。为什么？也是同样的道理，用桂枝汤解表后，大量垃圾毒素随汗液排出体外，所以汗液变臭了；一些垃圾毒素通过气态从皮肤毛孔排出，身体就变臭了。等这些毒素排得差不多了，人体的代谢就会比以前顺畅，代谢废料的速度增快，因而身体变瘦；而大脑不清醒，是因为体内浊气太多，上扰清阳之府，就会感觉昏昏沉沉的，用桂枝汤疏通皮肤毛孔，部分浊气通过皮肤代谢出去，加上气机调畅，大脑自然就慢慢恢复到了清明的状态。

该进的养分进去了，该出的代谢废料出来了，身体出现以上这些排病症状就是很自然的事情了。

无论哪种疾病，补气血到一定的阶段后，都要用到桂枝汤。

在排病治疗中，我们论述过补气血非常重要，但无论哪种疾病，补气血到一定的阶段后，都要用到桂枝汤。

补气血之后一段时间，人体已经有了驱赶、排出毒素的能力，而皮肤是最大的代谢通道，此时这个通道一定要通畅，如果不通畅，不仅垃圾毒素难以代谢出去，还会堆积在皮下，导致郁而化热，出现各种皮肤问题。

比如被视为顽固性皮肤病的牛皮癣等皮癣病，大部分情况下是因为体内的毒素已经排到皮肤表皮的下面了，但因为皮肤的疏泄功能不通畅，这些毒素堆在这儿出不去，不停攻击皮肤，希望找到出口，长期反复发作，导致局部皮肤受损，形成顽固皮肤病。此时，给予桂枝汤解表，疏通皮肤代谢通道，振奋皮肤的功能，再调理气血从内部推它一把，一段时间后，这个顽固性皮肤病慢慢就好了。

在蔡医生看来，致病因素已经排出到皮肤之下了，那就是离真正地排出只差"最后一哆嗦"了，疏通通道，助推一把，就很容易将致病因素排出了。

有的人会说，很多疾病就不通过皮肤排病，这个说法岂不是谬误了吗？这样的提问和认识又进入了狭隘的皮肤概念，别忘了我们说的是"大皮肤"概念。

无论哪种致病因素，即便它最终没有通过人体表皮的皮肤代谢，它总是在我们机体的某一个部位，某一个组织、某一个脏器、某一个腺体内，很多致病因素要从脏腑、组织、血管、腺体等内代谢出来，都需要透过包裹它的"皮肤"，如果这层"皮肤"的疏泄和闭合功能障碍，该出的出不来，该进的进不去，气血补起来以后，推动力再足，垃圾毒素的代谢也不会顺畅，反而会郁结在脏腑组织内，郁而化热，这就是很多人一补气血就

排病論

出现上火的原因。

补气血后出现上火的症状，不能寒凉降火，一定要打开"大皮肤"的代谢通道"开门逐寇"。

扶正是为了祛邪，祛邪也是为了扶正。补气血是为了扶正，扶正到一定阶段，有了祛邪的能力了，再打开"大皮肤"的代谢通道，将邪气驱逐出去就很自然了。当然，这里没有固定的先后顺序，很多时候，也需要一来就"打开门窗"，疏通皮肤的疏泄功能，让邪气出去，所谓邪去正安，不让正气受到邪气损害。这就是张仲景说的"随证治之"。

身体的状况是千差万别的，什么时候该扶正，什么时候该祛邪，什么时候扶正与祛邪同步，都要根据个体的状况决定，随证治之。

一个"随证治之"，看似简单，实则考验的是医生对病程的把握，只有做到有预见性、有定见，才可能用得随心应手。

有的人开始补气血之后就出现上火的症状，为什么？不是气血旺盛不用补，而是因为体内的气血能量提升了，正气可以起来祛邪了，但皮肤黏膜的交通代谢不通畅，正气驱逐邪气的过程中，"门"是关着的，邪气没地方出去，只有乱窜，要么在体内郁而化热，要么寻找突破口，"破门""破窗""破墙"而出，出现流鼻血、嘴唇长泡、口腔溃疡、皮肤病等症状。

说到这里你就会发现，桂枝汤居然可以治疗口腔溃疡、皮肤病。这就是明理的力量，我们说的理、法、方、药，明理辨证一定是第一位的，这也是我们写本书的目的，希望学医者能先去明理，再去治病。

这种情况下，如果我们认为上火了就用寒凉药降火，那就是南辕北辙了，此时一定要打开皮肤的代谢通道，就要扶正和祛邪一起进行，补气血的药和桂枝汤同步并用，增加葛根、薄荷等清表热的药以化解郁而化热导致的上火症状。当然，如果出现其他情况也需要随证治之，加减用药。

有些皮肤的功能问题，用桂枝汤是解决不了的，这又是为什么？

很多看起来应该解表的病，与"大皮肤"有关，但用桂枝汤却无法治愈。这又是为什么？

这就要深层次探究皮肤开合功能的主管脏器了。

肝主疏泄，肾主纳主收引。也就是说，人体开、疏泄的功能由肝来管，关、闭合的功能则由肾来管。打个比方，开门由肝来管，关门由肾来管。具体一点，睁眼这个动作是由肝来管的，闭眼这个动作由肾来管；伸开手掌、伸直关节这些动作是由肝来管的，握紧拳头，曲起关节这些动作是由肾来管的。再具体到皮肤就很明白了，皮肤的疏泄功能由肝来管，皮肤的收引闭合功能由肾来管。

如果肝的疏泄功能不行，该出的出不去，那再用桂枝汤解表也没有用。如果肾的收引功能不行，桂枝汤的双向调节也就基本失去了作用，寒湿邪气就很容易入侵，不该进来的就进来了。这种情况下，就不是桂枝汤可以解决的了，要追溯到肝和肾的功能上去调理治疗，向上一层去寻找原因。

比如失眠，有一种是肝脏上的问题，我们知道，人一躺平，全身的大部分血液就会往肝脏回流，肝把这些血液储藏起来，让人体进入睡眠状态，修养好了，以供给第二天劳作所需的血液。所以，一躺平，体表的血液向内收藏，供给体表的血液减少，人就卫表不固了，人的体表就会怕冷，就需要盖被子。这就是中医说的"肝藏血"。但是，如果人体烦劳太过，各种忧虑、纠结、欲望太多，劳累过度，那就会出现"烦劳则张"的状况，张，就是闭合不了，藏不了，本来睡下之后，人体回流的血该藏起来的，但现在藏不住了，不断的张弛耗散，血藏不了，人体就无法进入安静状态，就会失眠。这样的失眠往往伴随着烦热、不怕冷的症状，这是因为气血在体表游走，回不到肝脏里去的原因造成的。

所以，很多患者说自己不怕冷，或者说自己睡时怕热，实际上是人体

桃病論

的气血无法正常向脏腑收藏。这并不是我们认为的身体好，而是气血收藏功能变差，身体处于耗散状态所致。这样耗散气血对身体是一种伤害，也是一种伤寒。

疏泄太过，看似是实证，其实是虚症，这是一种虚亢，毛孔是打开的，随时出汗，但出的汗是没有味道的水汗，体内的垃圾废物跟随汗液带不出来，这样的出汗对于排出致病因素来说没有任何意义。因此，《伤寒论》才会有很多条文描述"汗出不解"，出了汗，致病因素没有跟随汗液排出来，病症怎么可能解除呢？

此时用桂枝汤来调节疏泄功能行不行呢？大部分情况下都是可以的，因为桂枝汤中有芍药，芍药就是柔肝、养肝的，如果肝的疏泄功能太过，那就要减少桂枝的用量，增加芍药的量。这里，桂枝汤不仅只用于皮肤的疏泄功能调节了，也用于深层次的肝的疏泄功能调节。

另一种情况是肾脏的收引功能障碍导致的失眠，因为肾脏的收引不利，该闭合的闭合不了，该藏的藏不了，人体同样处于耗散状态，但这种耗散不是烦劳张弛的那种耗散，而是默默地耗散。很多人说"我什么都不想，也不烦燥，就是睡不着"，就是这种状况。这就要在用桂枝汤调节闭合功能的同时，主要治疗肾虚。

还有一种情况，用桂枝汤之后，皮肤的疏泄闭合功能也不能得到很好的调节。这类人往往有一个典型症状是补气血后就开始咳嗽。为什么？因为气血补起来了，热气需要散出去，肺部也是很重要的排泄通道，但肺气又不开，身体只有通过咳嗽的方式调动肺气，强行把热气散出去。这样的咳嗽，其实是在散热气。所以补气血的过程中，一定要同步开提肺气，而肺主皮毛，肺的纳氧量增加了，皮肤的开合功能才能正常，才能做到该出的出，该进的进。因此，用桂枝汤的时候，也需要在肺上来做文章。

人是一个整体，各个症状都是关联的，不要只盯着一个症状治疗，那样是治标不治本的，也许连标都治不好。

肾与神经类疾病的关系

从心脏的起搏思考它的"电能"来源。

西医发现，心脏起搏点是一个固定的点，但心律紊乱的病人，就会出现异位起搏，出现两个或以上起搏点，我们称为二联律或三联律。针对这样的状况，一个有效的治疗手段就是通过微量电击，刺激心脏，让紊乱的起搏点归位，回到一个固定的起搏点上。

心脏起搏的支撑能量是一种类似于电能的能量，可以大而化之先称为"电能"。心脏要不停跳动，就要不断起搏，完成泵血功能，维持生命。而心脏的起搏需要源源不断地得到类似电能的能量供给，就像一部汽车，需要依靠电瓶不断供电，才能工作。而这个起搏点，就相当于汽车的火花塞，每次电流通过的时候，促使它打火，发动汽车，电能通过心脏的起搏点，刺激它的感应神经，促使心脏起搏做功。每一次的起搏，都相当于一次打火，发动汽车。

火花塞过电打火，只是一种刺激手段，汽车要一直运行良好，首先是发动机的养护要得当，其次是电瓶要能持续供电。"电能"对心脏也一样，只是一种刺激手段，目的是调动心脏的潜能，让它完成自我调节，恢复正常工作。因此，对于心脏动能不足的患者来说，安装心脏起搏器肯定不是一劳永逸的办法，它只能机械刺激心脏做工，对于心脏所需的能量供应问题，却没有解决。

那么，提供给心脏动能的"电瓶"又在哪儿？

一幅心脏的动能循环图，告诉我们起搏点"电能"的来源。

人体是一个精密的系统，心为君主之官，是全身脏器的君主，相当于汽车的发动机，肝藏血，相当于人体的加油站，不断为心脏提供气血，而肾藏精主骨生髓，精髓化生人体的各种能量，通过神经传导，维持生命运动，而肝血和肾精的来源，都由脾胃从后天摄入的水谷精微中源源不断地运化而来。

到这里，一幅心脏的动能循环图就出来了。

肝脏为它提供气血，相当于汽车的汽油，肾脏为它提供能量，相当于汽车的电能，脾胃作为大后方源源不断地提供补给。而为心脏提供动能的"电瓶"，就是肾脏，电能藏在髓中，肾脏生产髓，相当于发电站。我们可以发现，这幅心脏的动能循环图，就是我们之前论述过的人体的三种火的核心循环图。其中，肾为先天之火，为我们的身体提供神识能量。

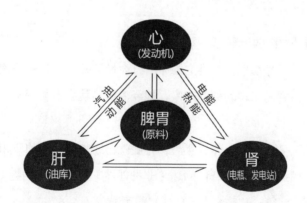

肾藏精主骨生髓。怎样读懂这句话？

祖国传统医学认为，肾所藏的精是精气，包括从父母那儿得到的先天之精，和后天水谷精微运化的后天之精，机体的生长、发育都靠肾精。在蔡医生看来，肾的功能之一是提取精、生髓。这里的髓，包括骨髓、脊髓、脑髓等人体的一切髓质，脊髓上通于大脑，髓聚而成脑，所以说"脑为髓之海"。

肾精究竟藏在哪儿？肾小盏中的精很少，不足以储藏人体所需。在蔡医生看来，肾不是藏精，而是"使精藏"，肾提取精藏在髓中，肾是藏精的先决条件，肾小盏中的精只是提取出来的一小部分。就像脾生血，但脾内只有少量的血，血并不藏于脾中。

肾中精气旺盛，则骨的生长发育良好，脊髓和脑髓充盈，人体反应灵敏，思维活跃。当肾气不足的时候，人体的脊椎因为得不到髓质的有力支撑，会出现无力感，记忆力也会下降，反应的灵敏度会下降。

肾藏精主骨生髓，可以从几个方面来理解。

一、肾的功能不是产生精，而是提取精微物质形成髓。

蔡医生认为，"精"来自脾胃运化产生，肾就是一个提取精的工厂，肾功能好，分清避浊的能力强，就能提取更多精微物质，以髓的形式储存起来。

二、髓是神经的土壤。

现代医学研究发现，脊椎的椎体内有大量神经束，脊髓是这些神经的传导介质，当脊髓出现问题的时候，神经的传导就会出现问题，产生各类疾病。

而现代医学认为，人体成年后，脊髓就已经长定，它的质和量都不会发生改变，因此，如果是脊髓问题（非物理性）导致的神经类疾病，比如肌无力、渐冻症等，几乎没有治愈逆转的可能。

但是，临床上也有一个现象值得关注，一般脊髓空洞的患者，或者其他脊髓疾病的患者，在中医诊断上大多会出现双肾虚，脾脏运化乏力的症状。因此，在蔡医生的治疗实践中，有肌无力患者，通过调理脾胃，补足肾气，填精益髓的方案治疗后，治愈了。这样反推，证明了肾生髓，肾脏为神经能量提供者观点的正确性。

而西医也有运动神经损伤断裂后，神经根发芽，再生出代偿损伤神经的案例。尽管现代医学还不能解释，这样的再生能力是不是由肾提供的，但结合中医理论，至少给了我们一种探索研究的方向。

肾负责提取精产生髓，髓为神经提供能量，髓是神经生长和存在的土壤，神经越富集的地方，髓越多。比如脊髓是脊神经发出的地方，脑髓则是脑神经系统的发端。髓好了，神经才会好。

三、肾与骨髓的关系。

肾主骨生髓。骨的生长发育依靠骨髓提供营养，而骨髓是由肾提取的精化生的。

骨髓有很强的造血功能。未成年人的骨髓主要是红骨髓，红骨髓能制造红细胞、血小板和各种白细胞；成年人的骨髓有黄骨髓和红骨髓两种，以黄骨髓为主，当人体受到大的创伤，需要生成更多的血液时，黄骨髓会变成红骨髓，发挥造血功能。

而临床上，慢性肾功能不全患者，发展到中末期常见的并发症就是肾性贫血。由此可见，肾对于骨髓造血功能的影响和重要作用。

四、肾与脑髓的关系。

《灵枢·经脉》说："人始生，先成精，精成而脑髓生。"《医林改错》论述，"精汁之清者，化而为髓，由脊骨上行入脑，名曰脑髓。"精化生髓，髓中清透的那部分，通过脊椎上行，汇聚于脑，形成脑髓，所以说"脑为髓之海"。

中医经常描述的"髓海空虚"，主要表现为听觉失聪、视物不明、嗅觉不灵、腰膝酸软，记忆力、逻辑力、判断力等智力下降，甚至有老年痴呆症的症状，严重的话会导致脑瘫甚至脑坏死，或者小儿发育迟缓、囟门迟闭、身体矮小。现代中医有很多关于用补肾、填精益髓的方法治疗老年痴呆取得疗效的论述，说明肾对于脑髓的重要性。

各类神经系统的疾病，大部分可以从肾脏入手治疗。

各类神经系统的疾病，追根溯源大部分是髓出了问题，再往上推导，是肾的功能出了问题。因此，在治疗此类疾病的过程中，会从肾的功能入手。无论是视力下降、听力下降、头晕乏力、记忆力下降等脑神经疾病还是运动神经类的疾病，甚至是脊椎问题，骨髓空虚导致的类风湿等，都可以用这个思路治疗。

而肾的濡养，又来自于脾胃的运化能力，加上肺的氧气交换能力，以及心火下降完成水火既济的能力。在治疗中，需要根据患者的身体状况，决定是健运脾胃为主；还是补足或开提肺气为主；或导龙入海，完成水火既济，确定治疗顺序。

而开篇说到的心脏的起搏所需的"电能"，只是肾脏所能提供的身体的众多能量之一，身体神经的正常活动，都需要得到肾脏的能量支撑。如果把所有能量都看作是与心脏起搏所需的电能类似的话，肾脏就相当于一个"发电厂"，为神经和心脏起跳提供电能。所以，有些心脏疾病的治疗要从肾入手。

肾提取精生髓的能力要好，需要几个条件。

可以用下面两个导图来解读：神经是人的控制系统和信息传导网络，很多系统失调的疾病都可以在这里找原因，并从肾脏入手。

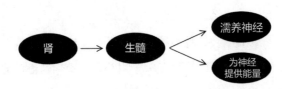

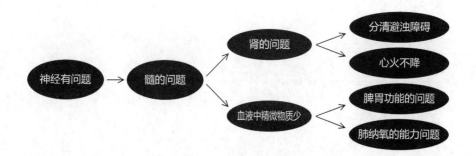

很明显，肾提取精生髓的能力要好有几个条件。

第一，血液中要有足够的精微物质可供提取，这就有两个要求：一是肺功能要好，摄入的氧份要充足；二是脾胃功能要好，能运化出足够的精微物质。在治疗中，要充分考虑肺能否提供足够的氧份，脾胃能否运化出足够的精微物质，否则，所谓的填精益髓就是一句空话。肺和脾胃就是气血之根。在提升血液中的精微物质时，脾胃功能好的患者，就可使用滋腻的药物，如枸杞、巴戟天等，达到填精益髓的目的。

其实不只是髓的问题，所有脏器功能要好，肺的纳氧能力和脾胃的运化能力都必须好，身体的很多障碍，抓住这两个问题都不会有错。

第二，肾提取精的能力好。这也有两个要求：一是膜的功能要好，能够分清避浊；二是心火要能够下降温润肾，与肾水深度相交。在治疗中，要能够辨别问题所在，是该提升膜分清避浊的功能，还是引心火下降。

血脂猜想

我们认为很多病都是高血脂造成的，比如说脂肪肝、血管栓塞等。因此，查血脂，是筛查疾病、检测健康状况的一项重要指标。

但蔡医生提出了血脂是人体免疫屏障之一的观点。

为什么人体需要血脂？

血脂在血液中的存在状态是片状、絮状的游离物，无论身体多健康的人，血管内也有血脂存在，因为它是人体必需的。很多保健品吹嘘具有血管"清道夫"的功能，但其实，血管的这个"清道夫"是人体自带的，它就是血脂。

临床上，可以发现很多人的血脂已经变了色，不是正常的脂肪色，我们称为棕色血脂，由此可以判定这名患者的血管清洁程度并不理想。

血脂为什么会变成棕色？蔡医生给出的认知是，因为它包裹、附着了大量的血液垃圾，并且与众多脂溶性垃圾发生反应，因此，它已经成了一个打捞、包裹、融合血液垃圾的垃圾包，颜色自然就发生改变了。

可以用一杯浊水来做实验，在这杯浊水中投入一片片的棉絮后，摇晃这杯水，然后静置几分钟来看，可以发现水变清了，当然一部分悬浮物沉入了水底，还有一部分附着在了棉絮上，捞出棉絮来看，它变脏了。把水杯里的棉絮全部捞掉，再摇晃水杯，可以发现它明显比一开始的那杯浊水要清澈得多。这是因为众多垃圾被棉絮带走了。

血脂清洁血管的原理，与此相似，但它多了一个棉絮所没有的功能，可以络合众多脂溶性维生素、金属、运化不完全的代谢物等。

为什么会出现血脂高的指标？

血脂升高的原因可能有以下几个。

一、自体代谢产生的垃圾毒素，人体无法代谢时，就需要更多的血脂进入血管，对这些垃圾进行吸附、包裹、络合。这时，人体会产生大量血脂，输送到血管内，体检中出现血脂高的指标。这看似是血脂的问题，实则是血液垃圾的问题。这就像人体发生炎症时，白细胞会升高是一个道理，看似是白细胞的问题，实则是炎症的问题。

二、人体分清避浊的功能失常，该屏蔽的屏蔽不了。一般来说，健康的人体都有分清避浊的屏障功能，如果屏障功能强，脂类一般不会进入血液，但也可能有一部分漏网之鱼，并不绝对。分清避浊的功能减弱，过多的脂肪就会进入血液，导致血液血脂升高。

三、人体的运化能力出现问题，该代谢的代谢不了，会让一些人体不需要的垃圾毒素进入血管内，造成血管内血脂过多，导致血管受损，增加其他脏器的负担。

四、摄入过多高脂饮食、垃圾毒素，人体无法代谢，需要血脂吸附包裹。

五、情志类产生的垃圾毒素，自身难以代谢时，也需要血脂吸附包裹。

这些问题都会导致人体发胖、血脂升高，出现脂肪肝等症状。有的人生活规律、饮食节制，但思虑过重，产生毒素，这些毒素被血脂包裹起来，也会出现高血脂、脂肪肝的症状。

因此，如果要给出治疗方向，至少有几个：一、清理血液中的垃圾；二、健运脾胃；三、控制摄入；四、改善"大皮肤"的功能；五、调整情志。可以用排病理论指导来解决各种问题产生的垃圾毒素，具体治疗方案得依据患者的情况而定。

那些包裹了毒素的血脂去了哪儿?

肝脏是人体最大的解毒器官，相当于人体的一个垃圾降解、分化中心。被送来的垃圾，在肝脏进行毒素降解后，一部分变为能量被身体利用，一部分身体不需要的原料则进入胆汁循环，通过肠道排出。因此，人体就是一个自己会进行有机循环的系统。

包裹、络合了众多毒素的血脂被送到肝脏解毒，在肝脏排队等待被加工降解。如果送来的有毒血脂太多，肝脏负担不了，就会出现在肝脏的堆积，形成脂肪肝。当然，还有一部分被堆积下来的血脂，是因为包裹的毒素太毒，肝脏分解不了，只能暂时摆着，堆积在那儿，运化分解后等待合适的时机从皮肤等其他通道排出。

还有一部分吸附了毒素的血脂跑到了其他地方，这些血脂就可能堆积在身体的各个部位。比如肩背、乳房、心包、血管壁等。这些血脂长期得不到代谢，会引发身体的一系列问题，导致疾病。如，心包血脂过多会导致各种心脏疾病。

这是蔡医生基于排病理论对血脂得出的认识，在排病治疗中，对这一认识的运用，可以解决脂肪肝、血管堵塞等很多问题。

怎样补足气血？

排病治疗中为什么强调要补足气血能量？

在讲述排病理论的过程中，本书一直在强调"补足气血，排出致病因素"。因内、外邪引起的各种问题，都需要调用气血能量来进行相争，从而将这些问题解决掉，达到排出致病因素，让气血不断内生良性循环的目的。

在与身体的致病因素抗争的过程中，气血能量就是抗争的本钱，排病治疗本身就是补足气血能量，来解决身体的毒素、痹阻、妥协等问题的过程。

补足气血能量的本质：是改善身体机能，让身体更好地实现阴阳相合，获得更多气血能量，去发起正邪相争，排出致病因素；而通过正邪相争排出致病因素，又是为了更好地阴阳相合，提升气血能级，让生命生生不息。

物质为阴，功能为阳。所以，可以这样理解：

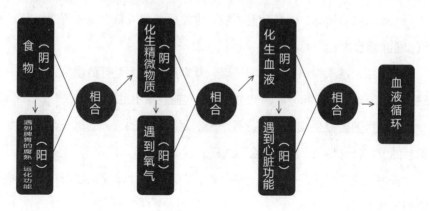

气血在功能和物质之间相互转换，在这个过程中，所有节点的阴阳相合顺畅，气血的量就足，质就好，循环就顺畅有序，生命力就健旺。任何一个节点的阴阳相合合不好，气血的质或量就会受影响，就会出现输布障碍，从而导致各种问题，排出致病因素也就困难。

此外，骨髓又是人体重要的造血组织，而肾主骨生髓，只有肾功能良好，骨髓的造血功能才会好，人体排出致病因素的能力也才会强。而肝藏血，藏不好也会用不好，也会影响气血的质和量，影响致病因素的排出。

补足气血首先要考虑的，是气血产生、循环各个节点上的阴阳相合是否能够合好。

比如，吃的不好，经常摄入垃圾食品，脾胃的功能再强，能运化产生的气血能量也有限；而吃的好，但脾胃的运化功能不行，能产生的血液的质和量也都会有问题。

比如，肺功能减弱，吸纳氧的能力下降，也会导致产生的气血的质和量不够，并且，纳氧不足，反过来又会影响胃的腐熟能力，血液生成就会受到双方面因素的制约。

比如，心脏的功能不足，对气血的循环推动力不够，则脏器组织得不到足够供养，能量不能被有效利用，生命力就不足，气血就白白被耗损。

比如，血管堵塞，心脏功能再强，也需要耗费大量气血去疏通堵塞，气血能量就会因耗用而不足。

再比如，某些组织脏器功能障碍，就需要调用大量气血能量去充养，这样就会导致其他组织分配的气血减少，气血能量不足。

每一次的血液生成和循环，都是一次阴阳相合的过程，每一个生成和循环的节点，也是一个阴阳相合的过程。

补足气血能量不是一个单一的问题，涉及到各个节点的阴阳相合能否合好问题。

排病論

在生成气血的阴阳相合循环中，决定气血生成多少的节点主要是这几个：

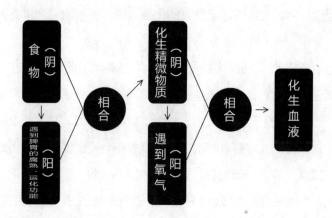

影响气血多少的因素主要有六个：

1.摄入的物质是否能提取出足够的精微物质，也就是我们吃得是否健康，是否营养，是否乱吃不健康的垃圾食品。

2.人体是否具备从水谷中提取精微物质的能力，以及是否具备将这些精微物质运化出气血的能力，这主要考核的是脾胃的功能是否健全。

3.在运化过程中，是否有足够的氧气参与，这要考核的是肺的功能是否健全，是否能提供充足的氧气。

4.循环是否调畅有序。

5.肾提取精生髓的能力是否有问题。

6.肝的功能是否健全。

可见，补足气血绝对不是"吃点什么"那么简单。吃得好，吃得营养，只是其中的一个条件，如果脾、胃、肺、肝、肾的功能不健全，我们就是吃得再好，气血能量的生成也是会有问题的。

提升气血能量的几个核心。

一、改善脾胃的运化功能

中医学认为，气血来源于脾胃运化摄入的水谷精微，"水谷入胃，脾阳磨化，渣滓下传，而为粪溺，精华上奉，而变气血。"

西医的研究则发现，脾脏与气血的关系不止于此，还有进一步的延展。西医认为，脾脏首先是人体的"血库"，当人体休息、安静时，它贮存血液，当人体处于运动、失血、缺氧等应激状态时，它又将血液排送到血循环中，以增加血容量。其次，脾脏犹如一台"过滤器"，当血液中出现病菌、抗原、异物、原虫时，脾脏中的巨噬细胞、淋巴细胞就会将其吃掉；它还有对红细胞打碎再加工的能力，也就是我们说的重复利用功能。

这里，我们至少可以看出，人体气血充足与否，除了与摄入的水谷有关，还与脾胃的运化能力有非常大的关系。脾胃的健运能力，是补足气血能量该考虑的第一要点。

不得不说的是，改善脾胃功能，这与补足气血一样，看似是一句简单的话，但绝不是用一堆健运脾胃的药那么简单。它可能涉及到多种问题：比如脾胃的枢转能力问题，比如脾胃黏膜的分清避浊能力问题；比如脾脏对精微物质的重复再利用能力问题等，而这些问题，又可能是并存的，需要综合考量。

二、提升肺气

我们之前论述过，血是物质，气是功能。机体功能调畅有序，能生血、能行血，所以说"气行则血行，气滞则血瘀"。气与血又是互根的，"血可以化气，气可以化血"，这里的气，包含了脏腑的功能，不是狭义的氧气。气血相互转换，加速体内垃圾毒素的代谢。所以，没有气，血就无法运载能量和完成垃圾代谢，没有血，气就失去了存在的根基。

而在西医眼中，气的概念要窄很多，主要是指氧气。人体如果没有氧气的供给，器官组织功能会迅速衰竭。肺连续性地提供氧气，氧气由肺

排
病
論

泡扩散到血液里，血液中的二氧化碳进入肺泡，完成气体交换。通过气体交换，排出身体的废弃物，增加血氧饱和度，可以消除疲劳，储备新的活力。

而血液中的氧气依靠红血球搬运，血液中的氧气增加，意味着搬运氧气的红血球增加，即血液量增加，得到的气和血的供给都增加，血管内外、细胞组织内外的物质交换能力增强，垃圾毒素随着气血循环被带出体外，达到我们所说的排出致病因素的目的。

尽管中西医在视角上有所不同，但我们至少可以看出，能量的产生，离不开肺提供的氧气。

肺气开，则浊气就容易排出去，人体得到的氧气就多，精微物质转化成的气血能量就多。

都说肺主气，司呼吸，但肺的呼吸又不是单一靠自己能完成的，需要多个脏腑和系统的协作。肝主疏泄，肾主纳气，肺的一呼一吸又分别与肝和肾有关；肺与大肠又互为表里关系，所以大肠对呼吸也会有影响；而心肺又是一体的，心脏对呼吸也必然有影响。因此，提升肺气也不是一个单一的问题，需要考核肝、肾、大肠、心脏的功能是否与之匹配。

此外，我们还论述过，在蔡医生提出的"大皮肤"概念里，肺是大皮肤作为脏的代表，肺气改善，还有一个重要的作用是可以改善皮肤、黏膜、细胞壁分清避浊的功能，可加快黏膜、细胞内外的物质交换，获得更多的气血能量充养脏腑组织，增加将废弃物排出体外的能力。

三、调理肝肾功能

如果气血能量补起来了，还需要将能量再提升一个能级，使阴阳相合合得更好，生命力更健旺，这就需要从肝肾入手了。

提升气血能级和补气血是两个不同的概念，补只是基础，把不足的补足，而提升是向上一级跨越。那为什么提升气血要从肝肾入手呢？

我们知道，肝藏血且有解毒净化血液的功能。如果肝功能不足，一方面该藏的血就藏不好，夜间藏不好则会亢奋失眠白白耗费气血能量，冬天藏不好则春夏用的就少，该在春夏排出的病就排出不了，这样脏腑组织得到的血液就少，身体机能就会大大减退，出现各种虚亢症状；另一方面，可能导致肝脏净化血液的功能下降，血液中的垃圾毒素多，会污染各个组织脏器，造成血管堵塞，导致高血压、高血脂等各种问题。

肾提取精生髓，而骨髓又具有造血功能。如果肾功能下降，则髓也会受影响，髓的造血功能也会随之下降，机体的组织脏器就没有充足的血液充养，容易出现倦怠乏力，头晕，容易被外邪感染等。

知道了从肝肾入手之后，也不是吃补肝肾的药那么简单，要会判断到底是肝的问题为主还是肾的问题为主，之后还需判断，是哪些具体的问题。比如肾的问题，到底是因为肾小球滤过膜的问题；还是肾脏太寒，心火下降后不能很好地完成水火既济，温煦肾脏；又或者是各种原因导致的肾脏负担太重，致使肾功能减退等。

只有判断清楚了患者的具体原因，才可能做到真正的提升气血能级，否则，盲目地服用杜仲、肉苁蓉等补肾的药下去，反而可能加重身体的负担。并且，在这个过程中，患者还可能夹杂各种症状，这就需要我们再去辨别症状的虚实缓急，需要急则治标缓则治本。

此外，我们日常的太极、站桩等运动，练的是静功，有调息肝功能，引导心火下降的作用，都是提升气血能量的有益方法。

值得注意的是，生活中有很多人为因素都在伤害气血能量，这些因素也往往是机体阴阳相合合不好的原因。不去除这些因素，哪怕方向再正确，气血也补不起来。

《黄帝内经》第一篇《上古天真论》告诉了我们可以不生病、不用补气血的方法："法于阴阳，和于术数，食饮有节，起居有常，不妄作劳，故能形与神俱，而尽终其天年。""恬淡虚无，真气从之，精神内守，病安从来？"

也就是说，只要做到了节制饮食，早睡早起，不过度劳累，不动怒不生气，没有太多欲望，气血就能内生，身体就能健旺，就能长命百岁，又怎么可能会生病？如果你能够做到第一篇所说的这些要点，后面论述怎样治病的章节你都不用看了，因为根本就用不到。

但是，大部分人都会生病，都不能长命百岁，是因为我们总是会做一些耗损、伤害气血能量的事情。

1.熬夜。夜间能量得不到蓄积，反而处于耗散的状态，损伤我们的气血能量。

2.摄入太多，加重脾胃运化负担。

3.酒肉太过，运化不了。

4.烦劳，一个是烦，是情志因素，烦躁、愤怒、忧虑等都属于此。另一个是劳，劳累过度，体力透支，其中也包括劳心。烦劳会耗伤气血能量。

5.嗜食生冷，需要大量能量腐熟运化。

6.受寒，包括穿太少，突然感受寒邪等，需要气血能量来对抗这些寒邪。

7.摄入不健康的食物，需要耗费大量气血能量去代谢这些食物。

如果一方面医生在为你补足气血，另一方面你生活的恶习不改，不断在耗损气血，一边补一边漏，那无论方法多正确，也是补不起来的。

怎样利用气血能量发动正邪相争，排出致病因素，让气血内生，让生命不息？

一是利用现有条件，调用气血能量，排出致病因素，让能量内生。

二是创造条件，补足气血，提升气血能级，排出致病因素，让能量有序循环、内生。

而到底是用第一种思路还是第二种思路，在于对患者气血能量级别的评估。首先要看身体储备的能量是否能排出致病因素，医生对帮助病人打这场战有多大的把握；然后是辨证论治，判断标本虚实，制定战术，帮助患者打赢这场战。

在治病之前，要会判断患者的气血是否够用，是否能用，会不会白用。

比如癌症患者，在气血能量不充裕的情况下，我们就不能用桂枝汤去打开包裹肿瘤的"皮肤"毛孔，让毒素透出来，因为此时身体的气血能量不足，无法代谢这些透出来的毒素，它们就会随血液循环去污染其他组织脏器，让身体陷于危境。此时的气血能量如果用了，不仅白用，还会产生危害。这就不能用第一种思路了，只能创造条件，帮助患者补足气血，再谋求排出致病因素。

这就好比我们去推一块挡住去路的石头，在推石头之前，并没有评估石头对力量的承受有多大，我们的力气够不够推开它，不推开它目前会不会造成致命影响？只是盲目用力，这样的力气用了不仅白用，还会耗损我们的能量，如果身体状况不佳或者还有其他地方需要花费力气的状况下，我们还盲目去推石头，那就会让自己处于被动且危险的局面，这样的力气根本不能用。

如果气血水平尚可，但外感邪气太盛，比如受寒，需要先排出寒邪，让气血能量不要继续消耗，防止脏器受损，就是我们说的驱邪以扶正；如果气血能量不足，寒邪又较重，那就要边补足能量边驱除寒邪，给身体更大的排出邪气的能力，不让余毒留存在体内；如果身体气血能量不足，很多垃圾毒素堆积在体内无法代谢出去，那就要先补足气血能量，再依靠气血能量来排出致病因素，这就是我们说的扶正以驱邪。当然，同时还要会判断患者的代谢通道是否顺畅，其他症状的轻重缓急等。

排出致病因素的目的，是不断为阴阳相合创造条件，让气血内生，让生命不息，而不仅仅是为了消除症状。所以，中医的理法方药，先要明理，然后才是方法，先要懂战略，然后才是战术。

围绕气血能级的评判，可以得出排病治疗的两种方案。

一、以扶正为主，补足气血，提升能级，再进行排病。

这种方案，多用于慢性病的治疗，比如糖尿病、高血压、类风湿等，不能一蹴而就，就必须蓄积能量，利用能量逐步分解、代谢致病因素、疏通堵塞。

二、以驱邪为主，利用现有条件排出致病因素。

这种方案多用于受外邪侵犯的症状，比如感冒、受寒等，调用自身气血能量，打开皮肤等代谢通道就可驱邪外出。

但是，人体受到致病因素的伤害往往不会是单一的，表现出来的症状也不会是单一的，所以，大多数情况下，我们都是驱邪与扶正同步进行，《伤寒论》和《金匮要略》中的很多方子，都是驱邪和扶正同用的。

举一个《金匮要略》中的方子——桂枝去芍药加麻黄细辛附子汤来说明这个问题。这个方子的组方是这样的：桂枝、生姜、甘草、大枣、麻黄、细辛、附子。它是一个典型的驱邪与扶正同步进行的方子，适用于体质在太阴体，同时少阴受寒的患者。

方中的麻黄、细辛驱寒，起到驱邪的作用；生姜提升脾胃功能，辅助气血内生，主要是扶正的作用；大枣提供物质补充，让气血生成有来源；附子增加全身热量，可驱寒，也可增加胃的腐熟能力。

这个方子，包括了调用气血以驱邪；枢转脾胃、提供物质补充让气血生成以扶正的功能。并且，任何一种组成药物都不能少，如果少了麻黄、细辛，则寒邪不除，就将继续耗费气血；如果少了生姜、附子，则脾胃功能不健运，无法运化出所需气血；如果少了大枣，脾胃健运起来后也没有物质可运化，气血生成仍不足。这是一个有机整体。

两种方案，不会是完全割裂的，只是以扶正为主还是驱邪为主的问题。

在帮助患者补足气血、排出致病因素的过程中，医生往往需要进行四

个步骤的工作。

1.引导患者改变认知，去除不良生活习惯，追求积极健康的生活规律。这不仅可治病，还可提高其生命质量。

2.找到患者生活中是什么恶习导致的疾病，找到患者的病因，针对性给出纠正方案。

3.评判患者求医时的气血能级状况，体质是三阴体还是三阳体，是虚还是亢，能量是否够用等，对能否帮助患者补足气血排出致病因素基本心中有数。

4.根据患者的具体情况，制定排出致病因素的方案。

我们最关心的第四步骤，怎样补足气血、排出致病因素，其实是建立在前三个步骤的基础上的，如果患者的生活恶习不改，找不到主要的病因，无法判断患者的身体能级情况，只凭一大堆补药，医生再怎么努力也是没有用的，患者的病也治不好，甚至只会南辕北辙。

中医是一种能力

中医大家，几千年才出屈指可数的几位，没有哪个朝代出现群星璀璨的现象，也没有一门出数位大家的现象。

似乎到了张仲景，就将天地万物的精华吸纳完了。天将降大任于斯人，降下的这个大任，就是让他搞明白疾病之于人体是什么样的存在。

因此，之后的数千年，无数中医穷经皓首，只是在钻研张仲景留下的《伤寒论》，或窥得它其中的一二真谛，就已经可入名医之列了。

张仲景及他的那个时代，没有人超越，也不可能再出现。似乎出一个张仲景，已经够用几千年了。

良好的中医与优秀的艺术家一样，都是凭个人的知觉能力进入相应世界的那个人，大量的基础训练只是成为一个艺术工作者、医学工作者的基础，要成为名家，这些远远不够。

为什么中医难出大家？

中医是一种能力，更是一种修行，不是单纯的知识和经验积累可以完成的。

古代没有解剖学，但古人能够通过自体的感知，清楚地描述出每一个脏器的位置、形状、功能，以及它们与宇宙万物的关系。肝属木，自然界中属木的万物，比如青色，比如木星都跟它有关系。

《神农本草经》告诉我们，茯苓：甘平，主胸肋逆气，忧恚，惊邪，恐悸，心下结痛，寒热烦满，咳逆，口焦舌干，利小便。古代没有精密的仪器进行药理分析，神农氏单凭尝百草是怎样知道的？为什么别人就尝不出来？

针灸治疗是根据经络和穴位的原理进行的，到了当代，现代医学仍难以找到经络和穴位的存在，那古人是怎样建立这样完善的系统的？

这些，都不是知识可以告诉我们的，不是通过学习，通过努力就能感应出来的。它们是医家在不断的修行中，在与天地万物的对话中，在内证自己身体的过程中，得出的认知。

前人已经为我们总结了这么多真知灼见，形成了系统的知识，为什么我们还是不能通过学习成为像他们那样可以手到病除的神医？

因为你没有经历和他一样的过程，没有去证悟自然之道，没有去内视自己的身体，对他们给出的真知灼见，只能知其然而不知其所以然。

总之，你没有经历修行的这个过程，没有通过训练驯化打开自己的知觉系统，你的心灵还没有接入宇宙之"道"，你的认知和能力一直局限在自己的世界里，也就是说，你还不具备一个真正的中医应该具备的思维。就像一台独立的电脑，还没有接入互联网，具备电脑的所有功能，但无法联通世界。

这就是中医的能力。它是通过练功、打坐、内证、外证、冥想等路径获得的认知加感知。

一个真正的中医必备的条件：中医思维+能力。

什么是中医思维？

所谓的中医思维，其实与知识没有多少关系，它是在阴阳体系内建立的一种思想体系，严格来说是一种心法，或者说是介于心法和方法之间的桥梁。

如果用一棵树来表示的话，它应该是这样的：

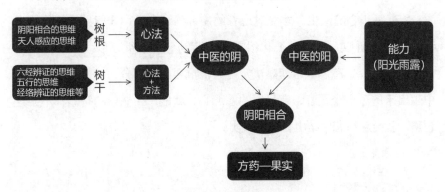

有了树，也就是有了中医思维，但如果没有阳光雨露的滋养，同样没有生命力，无法结出好的果实。这就是能力的重要性。

具备了中医思维，只具备了一个真正中医的一半，如果没有能力，就相当于缺了一条胳膊。因此，另一半同样重要。

中医思维相当于一个中医的阴，能力相当于一个中医的阳。只有负阴而抱阳，阴阳相合，才能成为真正的中医，才能开出适合患者的能治病的方药。而具备了后者，显然比前者更重要，因为前者可以通过学习获得，后者却必须靠个人的修行。只要具备了能力，知识就能交融，无论选择成为一个中医还是艺术家或别的社会角色，都不会有太大问题。

中医的能力如何获得?

练功、打坐、内证、外证等，这些都是提升自体知觉，打通与天地万物联系的方式。就像佛家通过"戒""定"获得"慧"；道家通过修炼功法打通身体的知觉系统去认知万物，再从认知万物推演到整个宇宙系统。如果没有驯化，是不可能天然获得这种能力的，再有灵性的人，要保持灵性不被磨灭，就只有修行、训练自己这一条道路。

1.将先天的知觉能力打开，同时，知识、理智、知觉又可通过后天训练获得，将二者相融相合，能更好地辨证治病。

2.有慈悲心的医生，才能对患者的痛苦感同身受，才能更好地体悟患者的病患。所以，医者的德化很重要，节制各种杂欲，以"戒"来做到"定""慧"、慈悲。慈悲是决定能力很重要的一部分，"慧"是从慈悲中生出来的。一个医者，有足够的慈悲心，就能产生做事的智慧，不会走歪路，就会从慈悲中结出智慧的果实。

医生要有预后的能力

一位患者刘某，四年多前，43岁，因风寒感冒找蔡医生看病，发现患者形体肥胖，腹部肥胖，脸部和嘴唇发乌，脉管硬。当时判断患者已经有高血压、糖尿病的前兆，嘱咐其改变生活方式，接受排病治疗。但患者不以为然，既不接受治疗，生活方式也没有任何改变。四年后，患者果然糖尿病、高血压、脑梗都相继发作，这时候再来治疗，已经是难上加难了。

医生对患者的情况，要有前瞻性，不是到了有病才去治疗，平时就要引导病人关注自己的身体变化，一旦身体有异常症状，就要注意调养，停止不良生活习惯。这就是历代医家奉行的"不治已病治未病"。

这名患者数年前就出现形体肥胖的症状，是因为嗜好肥甘厚腻，导致身体的代谢负担加重，形成垃圾堆积导致肥胖；同时，身体在代谢这些垃圾的过程中，运化不完全，产生了很多燃烧不充分所致的代谢产物，进入血液，导致血液污浊，脸色、嘴唇发乌，如果针刺指尖，可发现血液暗黑、黏稠、有腥臭味；垃圾毒素堆积在血管内壁，导致脉管变硬。这里，随便拿出一个症状来，都足以成为医生前瞻性的重要证据，比如一个面色、嘴唇发乌，医生至少应该看出两个问题浮现了：1.身体垃圾太多，血液污浊；2.身体血氧饱和度不够。

此时，如果患者能停止不良生活习惯，做到及时"止损"，或者接受清理血液的治疗，身体蓄积起一定的气血能量后，尚可分步将这些垃圾毒素代谢出去，医生也有时间可以对患者身体状况进行整体把握，找到切入点，分步治疗。但到了数病齐发，医生的治疗就容易因为症状的多、急、重而被打乱，既要急则治标，又要兼顾治本，就很难从整体上对患者进行整体把握，那就已经从"治人"变成了"治病"，至于还能不能、有没有时机进行整体治疗，就只能看患者个体的情况了。

千里之堤毁于蚁穴，任何疾病都有一个从量变到质变的过程，身体在与致病因素的抗争过程中，因正不胜邪，生活恶习累积，一步步形成妥协，小妥协不断累加，变成大妥协，最后形成病症。在病症演变的每一个阶段，如果都能够及时得到治疗，或能够及时改变不良生活习惯，在每一个阶段，都还有扭转的机会和可能。而等到身体节节败退，退无可退，正邪相争中正气已经争不赢的情况下，任何致病因素的新进入，都可能成为"压垮毛驴的最后一根稻草"。

《黄帝内经》说，"有诸内者，必形诸外"，一个人身体内部有了问题，在外面一定会表现出来。

一般来说，腹部肥厚、摸上去硬，是寒湿重的表现，是摄入了过多的肉食，或不健康的生活习惯所致。脸色灰暗、肢体僵硬、肩背疼、关节痛等，大多是寒症所致，脾胃虚寒和外感寒邪一般是重要原因……

这与一个国家，一个家庭是一个道理，与自然万物同理，一个国家有了问题，在政治经济上会表现出来；一个家庭有了问题，在各种琐事上就会表现出来；自然运转出了问题，在虫蚁走兽、河流、气候等的异象上会表现出来。

医生预后的能力，或者说对患者身体的前瞻性，源于对各种"形诸外"的症状的采集和分析。我们说："望而知之谓之神"，扁鹊通过观色就能判定蔡桓公的疾病传导到哪儿了，我们毕竟很难做到"望而知之"，但凭借望、闻、问、切的四诊合参，凭借各种症状的叠加，再通过五行辨证、阴阳辨证、六经辨证等，如果多种辨证结果都指向一个相同的方向，再加上西医的检测，那就会得出比较准确的判断。

法官们有一句经常用的话是："先不要认定一个人有罪还是无罪，先去收集证据。"收集的资料越多，做出的判断越准确。

从一定程度上来说，中医定病，与法官定案很相似。法官判定一个人有罪，讲究证据，并且各种证据要同时指向某一个人犯了某种罪，要能够形成证据链。中医定病也是这样，望、闻、问、切收集到的各种证据综合，要能指向同一个方向，得出同一种判断，收集到的证据越多，错误率才会越低。

详尽、细致、认真，是中医不可少的态度，也是一种需要训练的能力，知识加能力，才能成为一个有定见的医生。

玄之又玄，众妙之门

老子说，"玄之又玄，众妙之门"。

搞懂了什么是玄之又玄，就打开了认识天地万物之门。

那什么是玄呢？玄是黑色的影子。古人在地上堆起一个土台，通过土台的高度及土台投射在地上的黑色影子的长短、位置，来测知节气，测知太阳和地球的相对位置。

而玄学，就是通过表象推知本质的学问。

那什么是玄之又玄？玄之又玄就是通过多种表象的总和，推知本质的综合情况。

举个例子，通过太阳投射在地球上的影子，可以推算出节气，这是玄；再进一步，通过太阳的运行可以推算出地球在太阳系的相对位置，这是玄之又玄。

具体到中医思维的运用上，比如，能够认知到肺与大肠相表里，肺出了问题会反推大肠的问题，大肠出了问题会反推肺的问题，这是基本的中医二元思维，最多算是玄。比如能够认知到某种湿热痹阻型类风湿的传导是：脾胃——肝——筋——骨，这就是三元思维，是玄之又玄。作为一个医者，对玄学看的越远，对人体之间的关联就越清晰明白，就越能把握疾病的病机，对疾病的扭转就越有利。

按照现代医学的解释，以人为代表的动物因为有心脏，产生泵压，所以可以将血液输布灌流到全身。但有一个问题，植物没有心脏，它又是靠什么力量将营养成分输布灌流到每一片树叶的？又或者，植物的心脏藏在哪儿？它的推动力藏在哪儿？

蔡医生证悟的观点是：生物的每一个细胞中都包含有一套类似于全身系统的完整功能，比如人体的细胞，每一个细胞内都含有心、肝、脾、肺、肾等五脏六腑，它自己有内在动力，能够完成与外部的能量交换，会产生代谢产物，也有自身的屏障作用。可以说，它就是人体的一个缩影，它包含了"道"的所有信息和能量，与整体的人得到的信息和能量是一样的。

因此，现代克隆技术才有实现的可能；现代检测技术也才可能提取一根头发就能检测出拥有者的DNA。因为任何一个活的细胞内包都包含了人体的所有信息，人体该有的都不会少，如果少了，那就是变异了。

可以将人体看作是单细胞衍生而来的生物，因为需要，形成了无数这样的细胞组成的人体，而人体又模仿细胞的结构，完成了身体的构造。

每个细胞都有皮肤的功能，因此人体就有了皮肤系统；每个细胞都有运化功能，人体就有了由脾脏统领的运化系统；每个细胞都有解毒及储藏能量的能力，于是就有了肝脏系统……

这就好比一个公司，公司小的时候，出纳、会计、销售、策划等都集于一个人的身上，一个人就是一个公司，对应到人体上，这就是一个细胞包含的所有功能；公司壮大了，就会分化出财务部、销售部、策划部等，对应到人体上，就是运化系统、皮肤系统、肝脏系统等。

植物也是这样，每一个细胞都具备一株植物完整的结构和功能，一样的汲取营养的根系，一样的"抱阳"、向着阳光的天性需求，一样进行光合作用。这些由无数细胞组成的内生动力，让整株植物不需要心脏的泵压也可以汲取养分，并将这些养分输布灌流到全身。因此，一片树叶就可能插出一片森林，一粒种子就可以繁衍出一片稻田，因为这片叶子内包含的是整株植物的完整信息，这粒种子里包含的是整株水稻的信息，以及它们对外界自然条件的需求。

因为植物的每一个细胞都具备整株植物的结构和功能，所以，它的每一个细胞都是有灵性的，它知道接近它的人对它友不友善，知道对友善的人包容，对不友善的人怀有敌意。这是电影《指环王》在探讨的问题，电影里假设的"树精"，也许就存在于你饲养的每一盆花草中。

蔡医生说他茶桌旁边的那瓶水发阔叶植物"是胸怀很宽广的"，煮茶的时候，经常有蒸汽烫到它的叶面，但它仍能够不计较，长得那样好。

搞清楚每一个生物"德道"了多少，"德道"了什么，是玄学。而搞清楚了这个生物体内每一个细胞都"德道"了该生物所"德道"的，是玄之又玄。

有人将"玄之又玄"解释为"同之又同"，应该就是按此释义的吧。

认识天地万物的方法，有一种是"格物致知"。对事物众多的认知累积在一起，认知了植物的玄之又玄，认知了动物的玄之又玄，认知了微生物的玄之又玄等，总能找出天地万物存在的信息及能量，寻找"我是谁？我从哪里来？我要到何处去？"的终极哲学命题的答案。

正如读此书，也是我们认知的方式之一。

第六章

排病理论治疗病案

病案一：孙某某

类风湿排病治疗四年：能感觉毒素从骨髓里钻心地疼出来

基础病案：

孙某某，女，34岁。髋关节、手指关节疼痛11年，西医确诊为类风湿性关节炎6年。

就诊时双手手指关节、肘关节、脚趾关节等变形严重，双手背肿胀变形，全身头以下骨骼疼痛剧烈，无法坚持工作，正常生活受影响严重。

曾服西药控制疼痛，用过多种偏方，接受过远红外线治疗。

接受中医系统排病治疗两年零八个月，身体变形关节基本恢复正常，骨骼肩背脖子等身体的疼痛感消失，身体其他状况好转，尚在继续服药中。

初次采访时间： 2016年4月

最后追踪采访时间： 2018年1月

从发病到无法工作，只用了半年时间

2010年，那是孙某某生活的转折点，在发现手指、脚趾关节疼痛剧烈后，她到西医院检查，被告知患上了类风湿性关节炎。医生告诉她，这类疾病只能控制，无法彻底根治。她从医院里出来，手里拎着几大袋

药物，对这个病仍然有些茫然。她努力回忆，只记得五年前，生完孩子后，曾经感觉髋关节疼痛，但时轻时重，过了一段时间就没感觉了，便没在意。现在回想起来，这个疾病在那时就已经显露出苗头了，只是没被重视。

蔡医生点评：骨是人体对寒湿的最后一道防线，孕期髓海空虚，精元不足，自身骨骼防御性差，长期淤积在体内的寒湿毒素很容易入骨，形成骨痹（也就是西医所称的类风湿）。患者孕期寒湿已经入骨，潜伏五年才发病，这五年中，身体骨骼也必然是不舒服的。

接下来的两个月，每次感觉疼痛，孙某某就吃一大把药下去，吃完药，疼痛就缓解了。但她慢慢发现，只要哪天停药，马上开始疼痛。她有点害怕了，这样下去，最终不知道会怎样。

李医生点评：西医对于类风湿性关节炎的治疗标准是：休息、理疗、补充营养以及应用药物。由于病因不是很明确，西医的药物治疗，大多是针对患者症状的治疗，并不是病因治疗，所以患者需要长期坚持服用药物，这些药物包括：非甾体类抗炎药、激素、磷酸氯喹和硫酸羟基氯喹、柳氮磺胺吡啶、青霉胺、金制剂（金诺芬）、甲氨蝶呤、来米氟特等，它们具有止痛快的功效，但副作用也不容小觑，尤其以肝肾损伤和不孕不育为主。（各类常用药具体作用及副作用见文后附录）。

病情发展之快超出了孙某某的预料，两个月后，她的手脚关节、髋关节、肩关节、肘关节，除了膝盖到处疼，整个人感觉没精神，随时感觉累，需要睡觉。半年后，她感觉连胸口骨骼相连的地方都开始疼痛了。并且，各处关节已经开始变形，双手伸不直，手背肿得厉害，肿消后手背凹陷下去，各处关节膨出，感觉骨头都缩小了，穿的鞋都小了一码。

李医生点评：根据近年欧洲前沿医学做的调查，类风湿性关节炎发病年龄越年轻的患者，由于体内的免疫系统更强，其病情进展相对较快，故关节变形率、骨质破坏率高，常在1～2年内发展成严重残疾，并且可以同时侵犯身体多个重要脏器，伴有重要脏器侵犯的患者，5年生存率低于50%。

此时，乘公交车接送孩子上下学对孙某某来说都已经很困难，每次坐在公交车上，哪怕一个小颠簸都会令她很紧张。每天早上，她必须睡到10点才敢起床，因为"要等太阳出来，身体暖和起来才能慢慢的动。"走路的时候，她明显感觉自己的腰往后坠，很多人都说她变矮了，有段时间感觉只能整天躺在床上。她无奈地关闭了生意稳定的水站，一心治病。

李医生小结：在西医来看，在类风湿关节炎的患病因素中，遗传、激素、一些病毒或者特殊细菌的感染、环境等因素均参与了类风湿关节炎的发病。而孙某某自感的患病因素，在特定的相互作用的条件下，就产生了类风湿关节炎的结果。西医近年来通过分子生物学、细菌学、基因分析、病理学等学科作为基础理论的研究，都是希望能掌握类风湿关节炎的发病原因，从而能给患者病因性治疗，而不是姑息性的症状治疗。因此，其实中西医的研究方向殊途同归，都在于病因治疗，止痛和手术都只是止病的姑息疗法，而非治病思路。

四处求医，被告知这是"不死的癌症"

从此，孙某某走上了对抗类风湿的漫长道路。

从昆明各大医院到上海的各大医院，她得到的答案都是相同的，"这个病只能控制，不能根治。"最令她灰心的是，一位治此类疾病的专家告诉她"这就是个不死的癌症"。她觉得自己的人生已经被拖进了类风湿中，不知道怎样才能挣脱出来。

此时，她已经不再寄希望于吃大把的西药来控制病情，转向尝试各种偏方，拜访民间医生。全家人开始想方设法给她找药、找医生。亲戚去外地出差，只要听说对这类病好的药食偏方，都会带回来。二舅去保山出差，听人说用开白色花的木瓜炖鸡吃对类似的疾病有效，便把包腾空，背了一包木瓜回来。她的姐姐去西藏，论克出售的藏红花买了一万多元的回来，还帮她联系温泉疗养。她吃过虎骨追风丸，吃过60度的白酒煮鸡蛋；尝试过按摩、推拿、泡脚、中药包热敷；接受过远红外仪器治疗，医生甚至建议她每年做一次手术，切除变形的骨骼。

李医生点评：西医近年来对类风湿病变所致的畸形可在静止期行手术治疗，这些手术都是为了保证患病肢体以及关节保留功能而采取的姑息性手术，并不是治疗性手术，故部分患者一生中同关节可以经历1~4次同样手术，为患者带来了巨大的经济负担，给身体带来了极大的治疗痛苦。

她吃过的药、试过的治疗方式，连自己都记不清了。此时，她和家人寄希望于遇见妙手回春的神奇中医。

先生曾带她去看过一位有名的藏医，带回很多咖啡色的药丸，这个药丸越吃越疼痛，便不敢再吃了。后来了解了排病理论后，孙某某觉得这位藏医的治疗方法应该是对的，只是可惜没有坚持。他们还去看过多位有名的中医，去过蒙自、晋宁等地方，但似乎都没太大作用。很多药一吃就是半年以上，有时虽然疼痛控制住了，但她感觉自己的身体在慢慢变僵硬，又不敢再坚持，只有忍受着疼。

蔡医生小结：中医的治疗讲究整体的辨证论治，是针对病因的治疗，治的是整体的人，而非某一个症状。中医排病理论治疗类风湿的原理在于，根据患者整体的机能情况，调理其脏腑功能，提升其气血能量，调动气血能量，通过发烧、咳嗽、腹泻等方式，将沉积在骨髓内的毒素逐步排出去，从而达到康复的目的。如果只是单纯性止痛，只能暂时缓解患者的痛苦，只能达到暂时止病的目的，并非治病的思维。

第一次认识自己疾病的成因

2013年9月，朋友介绍她去看蔡医生。据朋友介绍，此前，蔡医生已经治好了很多类风湿病人。

此时，孙某某已经被类风湿折磨了四年，感觉身体已经垮了。她感觉腰特别怕冷，说话的时候牙齿都会打颤，头以下的骨头像被磨过一样的疼，"每次脚落地的时候，都感觉是从脚底疼到胸口"，背上很沉重，像有人爬在上面一样，夜里睡不着，感觉呼吸困难。

所有医生都告诉她，这病治不好，她很难相信她的病还有救，碍于朋友的情面，她觉得去试试也无妨。

第一次看病的时候，蔡医生告诉她，她的左肾只有正常功能的一半左右，右肾只有正常功能的三分之一不到。她有些不以为然，因为之前医院的体检报告显示她的器官都运转正常。蔡医生接着问："你是不是非常怕冷？"这话戳中了孙某某的神经，之前没有医生关心过她的感受。蔡医生安慰她："你好好吃药，我已经治好很多了。"

但蔡医生也跟她交流，排病的过程会很痛苦，让她做好准备，大概会有骨头疼的症状，还会出现感冒、发烧、腹泻、出疹等，并告诉她，发烧时骨头会更疼，让她一定要坚持住。她觉得，再痛苦，也不会比看着病情一天天恶化痛苦。

第一次诊断，在蔡医生的询问下，孙某某也开始认真地梳理自己的类风湿成因。小时候家住昆明长水村，需要下地干活，夏天里，爱偷懒的她随便干一会就在田埂上睡觉，种烤烟的时候正是雨季，经常全身淋湿还继续干活，上学也不安分，雨天穿着雨鞋去上课，贪玩地上的积水，积水灌进雨鞋里，脚就这样泡在水里一整天，下午放学回家鞋子已经干了，长大以后也不太注意保暖，正是点滴的生活习惯，让寒湿气慢慢渗透进了骨髓里，酿成了这个痛苦的疾病。

因此现在，无论在哪儿，无论别人能不能接受，看见穿得少的女孩，或看见喝饮料吃冷饮的小孩，孙某某都会过去劝他们注意保暖，爱惜身体，她不希望再有人染上这种让人痛苦万分的疾病。

蔡医生小结：一般认为，类风湿性关节炎属中医痹症范畴，《素问·痹论》指出："风寒湿三气杂至，合而为痹。"但是，由于农药、添加剂、防腐剂、色素、塑化剂等大量使用，现代人饮食内含毒素增多，也容易接触化工类毒素，这些毒素进入人体后，弥散入骨，郁而化热，形成痹症，或与风寒湿邪相合郁而困骨，形成痹症。孙某某的疾病成因大多源于寒湿入骨，郁而化热，相对毒素入骨来说，排病治疗要容易一些。这些寒湿之邪入骨，日积月累沉积在骨内，郁而化热，困阻不得出，便会寻找最有利于人体的排出通道。关节是唯一的可能，而选择通过手指、脚趾小关节排出，是最不伤害人体的方法，因此，一般来说，类风湿患者通常小关节先受到冲击。关节为了配合寒湿毒素的排出，必然需要降低骨密度，加上寒湿毒素的冲击，才产生关节肿胀变形。其实这些都是人体智能调节的结果，排病的思路就是顺应它，也可以说是一种顺势治疗。

感觉疼从脊椎里透出来，身上却轻松了

第一次，蔡医生给她开了五付药。五付药吃完，孙某某感觉前所未有的轻松，特别能睡，很有精神，背也轻多了，她感觉自己走路都能跳起来了。但蔡医生告诉她，下次的药之后，她就跳不起来了，因为要将她的病从骨髓里排出来，会是一个很痛苦的过程。

果然，第二次的五付药之后，孙某某感觉全身骨骼的疼痛加重了。但这个病已经磨出了她的忍耐力，便坚持下去。开始吃药的半年内，她明显感觉自己的整条脊柱游离疼痛，从大椎到尾椎，疼到睡觉都躺不平。

蔡医生点评：开始调理患者的脏腑功能后，气血能量慢慢提升，身体一旦有了能够攻击骨内寒湿的能量，便会攻击之，想将它驱逐出去，因此，疼痛是本病排病过程中必然要经历的阶段。

大约两个月的时候，尽管疼痛在加重，但她感觉自己的肩部越来越轻松了。继续服药一个月，感觉腰慢慢不怕冷了。大约半年左右，孙某某感

觉自己的呼吸顺畅了。

疼痛感越来越强，疾病看似越来越严重，但全身的感觉却越来越轻松了，刚开始服药那段时间，她经常从头天晚上9点睡到第二天中午，似乎把前几年被病痛折磨睡不够的觉都补回来了，人也轻快起来，"走路的时候我的脚能提起来了，不会拖着，虽然还是很疼。"

蔡医生点评：充足的睡眠是身体补足气血能量的方式，此时，患者的所有能量都调集用于排出脊髓内寒湿毒素，睡眠一方面有利于补足气血，另一方面让患者的机体处于低能耗的状态，以蓄积能量，排出骨髓内寒湿毒素。

有段时间，她感觉自己的手都快要能伸直了，尽管手的疼痛在加剧，感觉骨头扯着筋在疼，膝盖疼到蹲不下去。蔡医生告诉她，这是必须经历的过程，并介绍她看一些相关书籍，帮助她渡过难关。这时，孙某某感觉，只要忍耐过去，就能见到曙光了。

但是，接下来的一场意外，才是对她最大的考验。

咳了一个月黄痰，肩部的沉重感减轻了

在讲这场意外之前，先插一段孙某某的排病反应。

大约是2014年1月，服药五个月左右，孙某某开始咳嗽，咳出大块大块的黄痰，咳了十多天，变成了白色泡沫痰，每天大量咳痰，好像把几年积攒在肺里的垃圾都咳出去了。

咳嗽持续了一个月才慢慢好转。这次咳嗽后，她感觉肩部的沉重感明显减轻了。以前感觉肩部太重，经常去接受按摩，但每次按摩师都说她的肩膀硬得像一块铁板，根本就推不过去。

这次之后，孙某某感觉她的肩背越来越轻，到2016年4月接受采访时，已经完全没有沉重感了。

蔡医生小结：在中医排病治疗过程中，咳痰基本在每个病人身上都会

出现。我们说，肺朝百脉，人体的寒湿毒素等垃圾都会堆积于肺。心肺本又是两个相连的脏器，咳嗽，相当于给心肺做体操，提升心肺功能，将堆积在肺部的垃圾以痰的形式排出来，肺清理干净了，心肺的载氧能力会大大提升，有利于加速身体的浊气代谢，改善气血循环，提升气血能量水平。肩背都属于肺的反射区，咳痰后，寒湿排出，肩背沉重感自然减轻，大部分咳嗽是机体排病的方式，错误的止咳只会降低身体的机能。

意外怀孕，让她经历了噩梦般的疼痛

就在孙某某感觉见到曙光的时候，一场意外怀孕竟让她经历了噩梦般的痛苦。

2014年4月，她开始失眠，（**蔡医生点评：**这是气血不足所致的失眠）去医院检查发现自己意外怀孕了。蔡医生说她此时的气血极差，孩子不能要。不得不做了人流手术后，刚刚有点起色的身体状况急转直下，满脸长色斑，像戴了一层面具，所有骨骼变形的地方都钻心地疼。

李医生点评：应用西医方法治疗的类风湿关节炎患者，由于雷公藤/激素/免疫抑制剂等药物的应用，很多患者的生育能力受到了很大的影响，不孕不育的患者比比皆是，孙某某能够怀孕，和她停用西药治疗，改用中医治疗，恢复了身体的机能是有很大关系的，但是由于怀孕，又做了人流，导致她的内环境再次失调，故之前的治疗效果停滞并出现反复。

每次走路，都感觉脚像踩在棉花上一样软弱无力，却又从脚底传来钻心的疼，走200米都坚持不了。那样的疼痛感，孙某某描述感觉跟生孩子时忍受的疼痛差不多。她觉得任何一双鞋子都有问题，把鞋柜里的鞋都丢完了，换成最舒适的鞋还是无济于事。

这时的孙某某，公交车都已经很难爬上去了，到了车上，哪怕眼前有位置都因为怕疼不愿意挪过去坐。

"哪怕只是动一下手指头，疼得心都能抽一下"。筷子拿不稳，甚至

排病論

也不敢拿。膝盖不能弯曲，最严重的时候甚至坐不下去。

安徒生童话《海的女儿》中，美人鱼让巫婆将尾巴从中间劈开，变成两条腿后，她每走一步，都感觉是在刀尖上行走，几乎要痛昏过去。孙某某经历的，正是这样的疼痛。

2014年感觉太难熬了，家人和朋友都不理解，都觉得她被蔡医生治废了，劝她放弃，但只有她自己知道，其实自己整体的身体状况在不断好转。胃不再疼了，也不再怕冷了。"我的精气神都在好转，失眠也慢慢缓解了。"

她几乎断绝了和所有朋友的往来，一个是不想解释自己为什么要坚持受这般罪，一个是实在无力走动，有时候朋友开着车到小区门口接她出去，孙某某都会推脱说不在家，从家里到小区门口那很短的一截路，她走出去都已经很艰难了。

蔡医生小结：意外怀孕是患者排病过程中遇到的最大困难。本来好不容易蓄积起来的气血，本可有望于对疾病发起攻击，分数次排出致病因素，但前面已经讲过，怀孕会导致髓海空虚，气血完全被调用于供养胎儿，不仅让前面的治疗功亏一篑，且体质更差，更不利于排病治疗。在后续治疗中，补益起来的气血一方面要用于填补人流后的空虚，另一方面还要与身体的寒湿毒素进行抗争，气血无法完全用来进行排病抗争，这个抗争的过程就会很痛苦，以致花费了更大的力气，患者承受了极端的痛苦，才取得了成效。

骨骼的疼痛结束，筋疼开始了

从2014年9月开始，折磨了孙某某将近一年的骨头疼终于消停了一些。11月份，她惊奇地发现一些变形的骨头缩回去了，以前感觉自己的腿生来是弯曲的，这时候发现它竟然变直了，身高也长高了一截，以前手去抓握东西时，感觉像是短着一截，总够不着，现在竟然慢慢灵活起来了。

2014年12月，她与家人去玉溪游玩，竟然能够跟着家人爬山，走完近百级台阶。虽然感觉全身像地震般地抖，但心中的兴奋却难以描述，"我能爬山了！"她告诉自己。

到2015年5月，孙某某感觉她的生命又重新恢复了活力，她开始尝试着出去工作。此时，她的右脚几乎全好了，左手也恢复得差不多了，身体其余关节正在逐步恢复中。

2015年10月左右，孙某某觉得筋开始疼，身体的关节活动的时候，感觉筋牵扯着疼，但疼痛的强度已经不像骨痛那样难以忍受了。

相反，孙某某开始感受身体的疼痛，她自己总结说，这应该是骨头疼完，身体毒素的排出已经经历了透骨那个最艰难的时段，现在到筋了。

蔡医生小结：患者的这个感觉是准确的。我们先来讲这类类风湿的传导路径，患者积寒严重，伤及脾胃，脾胃运化不足而伤肝，致肝不藏血，无法养筋，筋拘急，寒气入侵形成痹症，筋养骨，如此而致骨不得濡养，机体失去抵御寒湿毒素的最后一道屏障，寒气再传入骨，产生骨病。患者经过排病治疗，气血健运之后，有了排出疾病的能力，而疾病的来路就是其去路，寒湿透骨而出后，下一步便是筋，然后是肌肉、皮肤。因此，患者才能清晰地感觉"骨头疼好了，筋疼开始了。"治疗思路上，补足气血是本，顺应传导代谢路径排病是标，二者结合，才能事半功倍。

一场高烧过后，身体的恢复加快

2015年7月，接受中医排病治疗已经两年的孙某某，终于开始发热。高烧持续了四天，一直维持在41℃，发热的时候感觉全身像虫子在爬，痒，并且感觉冷，但除此之外，她并没有感觉过多的痛苦。

痛苦的是接踵而来的嗓子疼，疼到说不出话来，咽不下水去。这时，蔡医生告诉孙某某一定要坚持吃药，水药从嘴里进去，从鼻子里流出来，流完再喝，能下去一点是一点。孙某某照镜子，看到满嘴都是泡，感觉喉咙里也是泡。她洗干净双手，用手指去摸，果然嘴里喉咙里密密麻麻的都是泡，有的已经结痂了，这样反复用手指探索，她玩笑自己都已经弄清了口腔的构造了。

蔡医生点评： 因人体的十二经络都从咽喉经过，因此，排病过程中的很多问题都会在咽喉表现出来，发烧又打开了大分子垃圾代谢的通道，将细胞内外的垃圾都清理了一遍，众多垃圾毒素通过经络汇集在咽喉，才导致患者咽喉痛、起泡等痛苦症状。

伴随发热而来的咳痰量也很大，因为口腔溃疡，咳出的痰上都是有结疤的。

喉咙疼加咳嗽的症状大概持续了七八天，这次高烧及伴随而来的症状过后，孙某某竟感觉神清气爽，骨骼的疼痛结束了，身体有了热的感觉，关节的恢复似乎也加快了。

蔡医生小结： 治疗任何一位病人都像打一场仗，从做好总攻前的准备工作到发起总攻，再到清理余寇和最后的修复，每一个环节医生都该有定见，准备中就会有小打小闹，医生和病人都要沉得住气，每次大打、小打或总攻后，也会耗损气血，需要休养生息。发热就是一次大争的表现。无论大争还是小争，争斗的目的是为了修复，这就是我们说的，正邪相争是为了阴阳相合。随着争斗不断进行，修复得会越来越快。

第二次发热，身体的那些疼痛消失了

2016年4月，孙某某经历了排病治疗以来的第二次发热，这一次的排病反应已经不像第一次发热那样激烈。这次的发热持续在40℃以下，两天就退热了。伴随而来的咳嗽却让她发现了身体的其他变化。

从类风湿发病开始，她的脖子就僵硬不能转动，跟人说话要转过身子才行，脖子上可以摸到一颗颗硬硬的淋巴结结节；还有，膝盖难以弯曲，从来没有尝试过可以蹲下去，背部的疼痛一直让她感到痛苦。

排病論

这次发热的那几天，孙某某发现她的脖子两侧鼓起核桃大的几个包块，摸上去硬硬的，很疼，还有响声。三天后，这些包块消失了，她突然发现脖子、头和肩背都不疼了，脖子已经能转动自如，怕冷的现象已经不再明显，脖子上的淋巴结结节突然少了很多。

发热后的几天，她蹲在鞋柜旁找鞋，站起来的时候，她突然反应过来，自己能蹲下去了，膝关节的恢复让她欣喜异常，特意找了一双稍高的高跟鞋穿着出去转了一圈，见了朋友，发现这样也没有任何问题。

她又试了自己的手，原来右手拿茶杯都困难，现在发现不仅凹陷下去的地方长好了很多，手背也能翻转到侧面了。她的手肘关节膨出的部位已经恢复了正常，只是还不能完全伸直。

这次发热，孙某某感觉又把她体内的毒素清理了一遍。

蔡医生小结：这次发热，其实做的就是一个清理余寇的工作，这次过后，因为气血耗费，身体又会妥协一段时间，随着气血能量水平的提高，这样的争斗还会出现，每次争斗过后，都会得到一次修复，直至完全康复。

因病而起的观念转变

生病后，孙某某经常与同类病人分享自己的治病历程，尤其是接受中医排病治疗后。看到别人不良的生活习惯，不管认识不认识的人，她都会过去说一说，"就是希望类风湿在我这儿终止。"

随着病情逐渐好转，她也开始有意识地改变自己，无论是生活方式的改善还是脾气的收敛。

之前，她追求车子、房子、存款等外在的幸福指标，如果听说哪儿有个好吃的东西，不惜长途奔袭，非要去吃了才甘心。现在，她对生活的要求降低了，"有健康的身体，能吃饱饭，有幸福的家庭就足够了"。

孙某某说她以前很爱哭，那些疼得睡不着的夜里，半夜起来坐在客厅不知道哭了多少次，现在已经不再哭了。以前会烦，会急躁，会抱怨，但这些毛病都慢慢消失。曾经也因为吃药后的疼痛产生过心理斗争，不知道是自己身体就这样，还是吃药把自己弄成这样的。但体会了身体的变化之后，又会很坚定地坚持。

只要有机会，孙某某会走路去接女儿放学，她经常提前一个站下车，慢慢走过去。体会走路和出汗的愉快，对她来说是一件非常幸福的事。

到2018年1月最后一次追踪采访时，孙某某已经基本恢复了健康，变形的关节恢复正常，功能活动也正常了，原先最明显的右手手背的凹陷也已经恢正常。

四年的治疗，尽管中间经历过钻心的疼痛，饱受了折磨，但孙某某的身体和生活观念的变化惊人。她目前仍在继续服药中，为身体体质的改变作努力，而她对身边人的影响也越来越大。

附：西医治疗类风湿的常用药物及方法

	名称	作用	副作用
药物	非甾体类抗炎药	这类药物起效快，有很好的止痛作用。	可以影响肝肾功能，还可以引起恶心，呕吐，消化性溃疡、胃穿孔，血小板减少、哮喘等不良反应
	激素	可以减轻临床症状	长期使用可以引起水盐、糖、脂肪、蛋白质代谢紊乱以及严重感染等不良反应
	磷酸氯喹和硫酸羟基氯喹		不良反应多，可以引起.恶心、呕吐、血细胞减少、心脏毒性，长期使用可以引起视力减退甚至失明

名称		作用	副作用
药物	柳氮磺胺吡啶		主要不良反应是引起骨髓抑制以及男性不育。
	青霉胺		造血抑制、损伤肾功能，还能引发重症肌无力。
	金制剂（金诺芬）		对有肝、肾及血液疾病的患者慎用。因为这类药品对患者的肝肾功能均有极大的影响，还能抑制造血。
	甲氨蝶呤		这类药品对肝脏及造血系统的破坏是非常巨大的，故用药期间应严密监测肝脏及血液系统的情况，部分患者还能引起肺部病变。
	来米氟特		长期使用可以引起血压升高。
	硫唑嘌呤/环磷酰胺/环孢素/雷公藤/生物制剂等类联合用药/长期用药的原则来治疗	可以迅速缓解临床症状/减轻患者痛苦	从长期用药来看，患者可以由于药物的不良反应，带来更多/更严重的疾病以及重要脏器的损害，从而带来更加巨大的经济负担及治疗痛苦。
干细胞移植法	干细胞移植	自体干细胞移植，疗效一般可持续24个月左右，	费用高昂，易复发。
手术法	滑膜切除术	主要用于掌指关节、腕关节及膝关节等，可对病变的滑膜进行切除。滑膜切除后应在支具帮助下逐渐恢复关节功能。	滑膜切除以后，关节腔由于缺少滑膜，故关节腔粘液分泌减少，患者容易出现关节腔粘连，关节活动受限。
	关节冲洗＋镜下滑膜切除术	在大关节，尤其是膝关节，可以在关节镜下行滑膜切除，同时进行反复冲洗，以求更换关节液的成分而达到缓解关节炎症状和改善关节功能的目的。	反复的关节冲洗容易引起关节粘连、活动失常，并且增加了关节腔感染的风险。

排病論

	名称	作用	副作用
手术法	关节成型术	对负重关节，尤其是足部的跖趾关节，当出现爪状趾畸形影响负重时，可行跖骨头切除术，以期形成新的关节而达到改善负重功能及缓解疼痛的目的。	
	人工关节置换术	对严重的类风湿患者，当其髋或膝关节严重受损，以致无法修复时，可酌情采用人工关节置换术。此类情况在高龄患者中多见。	费用高昂，效果一般。

排病論

病案二：王某某

糖尿病接受中医排病治疗五年：感觉每次发热都是对身体的一次调整

基础病案：

王某某，男，43岁。2004年接受肝胆切除手术，2009年西医确诊为2型糖尿病，餐后血糖超过25mmol/L。2013年西医诊断感染上登革热。

2009年接受中医排病治疗，就诊时形体浮肿，口面部及舌发黑，口腔异味严重，针刺皮肤，出血为深褐色，血质黏稠，腥臭味明显，精神萎靡。

曾服盐酸二甲双胍、注射胰岛素控制血糖。

接受中医排病治疗五年，血糖值恢复正常，体重维持在75公斤左右，精神状态良好，身体康复，采访时已停药。

采访时间： 2016年3月

病案前小述：

在王某某被查出糖尿病前八个月，他因为陪亲戚来看病，已经认识了蔡医生。当时，他顺便要求蔡医生为其诊脉，蔡医生告诉他，他的身体污浊，血液黏稠、脉象张弛，容易得糖尿病和高血压。那时，他的理化指标一切正常，并不以为然。八个月后，果然查出糖尿病。这个小述的目的，是为了说明医生对疾病预见的重要性，所谓上医治未病，能够防患于未然，在治疗中会减轻患者的诸多痛苦，治疗起来也更简单。

突然查出2型糖尿病，对可能出现的并发症很恐慌

2009年，王某某明显感觉自己的身体出了问题，他发现自己脚后跟开裂，喝水很厉害，随时都有口渴的感觉，饭量也特别大，身体浮肿，口里还散发出难闻的臭味，面部、嘴唇和舌头的颜色越来越黑，头面部油油的，他感觉自己的精神状态也不好，莫名的情绪低落，提不起精神。他不知道哪儿出了问题，只知道五年前接受了胆囊切除手术，之后就没有生过大病。但他感觉到，这次的身体异常，绝不是平时感冒咳嗽那样的小事。

到景洪市人民医院一检查，医生告诉他是2型糖尿病，餐后血糖25mmol/L，比11.1mmol/L的诊断临界点足足高出两倍多。

蔡医生点评：西医将糖尿病的诊断指征归纳为"三多一少"，即多饮、多食、多尿、体重减轻。中医将糖尿病称为消渴，又分上消、中消和下消。上消为肺消，表现为多饮，故患者经常表现为口渴，常想饮水自救；中消为胃消，主要表现为多食；下消为肾消，主要表现为多尿。患者常年抽烟、喝酒、生活饮食不规律，疾病表现以中消为主，兼有上消，下消的症状不明显。在治疗中，以中消为主，兼顾上消。

之前，因为周围的亲朋也有患上糖尿病的，因此，王某某对糖尿病有点模糊的认识，他知道这个病没法根治，只能靠药物和饮食控制，如果控制得不好，可能会引发眼底出血、尿毒症、心脏病等并发症。这些认识与医生告诉他的基本一致。那时，他才36岁，正值壮年，有一段时间，感觉精神都快要崩溃了，他甚至觉得自己得了抑郁症，对这个病可能给他带来的并发症及对将来的生活不敢想象。

李医生点评：糖尿病是一种高代谢性疾病，因代谢高，患者随时感觉需要吃东西，大量的食物摄入，会刺激胰岛素过量分泌，胰岛素的过量分

排病論

泌，又会让患者感觉饥饿，陷入恶性循环。而摄入的大量糖分堆积在血液中，肾脏代谢不了，日积月累导致肾损伤及眼底出血等并发症。

服西药一个月，对副作用产生了畏惧

接下来的一个月，王某某开始按照医嘱认真服药并注射胰岛素，控制饮食，希望病情不要恶化。但是一个月后，他的变化都让自己惊心，体重一下子掉了10公斤，整个人的精神更加萎靡，已经无心无力做任何事情。

李医生点评：在"三多一少"的诊断指征中，体重变化是判断病情演变的一个的重要标准，患者一个月内体重掉了10公斤，证明病情演变很快，机体高代谢，大量营养物质变成糖从小便中流走，临床上这种情况一般建议打胰岛素对症治疗。

一天，他翻看自己服用的西药，看到某种药的副作用，包括乏力、疲倦、头晕、肝肾功能异常等。对照自己服药一个多月的变化和身体反应，他害怕再服下去损伤肝肾，便停了药，他将从医院拿回来的西药收了四大袋准备丢掉，再次找到了蔡医生，决定寻求中医的帮助。

李医生小结：西医治疗糖尿病，能稳住血糖，但长期服药或注射胰岛素，会导致体质越来越差，精神越来越差，反应迟钝。糖尿病并发症是该类患者致死的大部分原因。

做个好病人，先改掉不良生活习惯

与其他病人怀着试试的心态不同，因为八个月前蔡医生已经预见过他会得糖尿病，且现在又放弃了西医的治疗，王某某了解了中医排病治疗的原理后，对此怀着极大的希望，从景洪到昆明看病的他，认真听医嘱治病。

他吃药特别认真，并且对之前的不良生活习惯戒除得非常彻底。按时吃药，按时睡觉，不喝酒，多吃米饭，不在外面吃饭（包括早点）。

蔡医生点评：外面餐馆的饮食都含有味精、鸡精，味精、鸡精会夺津，加重患者的口渴症状，进一步损伤患者的健康。

王某某曾经做过十年的大货车夜班司机，生活极其不规律。并且，在结束了这一职业后，仍改不掉黑白颠倒的生活习惯，夜里经常出去吃肉、喝酒，凌晨两点前很少回家。随便一个感冒咳嗽就去打抗生素。

几付中药过后，王某某感觉特别想吃东西，蔡医生告诉他，除了垃圾食品、冰冷的东西不能吃，其他的饮食都不用忌，饭、菜、肉，想吃什么就吃什么。有时想吃红糖煮鸡蛋，一碗吃下去也没有问题。

李医生点评：据欧洲前沿医学杂志《柳叶刀》论述，糖尿病人在治疗中不应绝对控制糖的摄入，因脑细胞代谢需要大量的糖，严格控制糖的摄入，患者易得老年痴呆。

胃口开了之后，他感觉自己的精神状态也好了很多，抑郁、萎靡的感觉几乎不见了。这段时间，他几次测血糖，发现自己的血糖比较稳定，并且还有所下降。

排病开始，感觉自己臭臭的有点受不了

蔡医生告诉他，此后会出现屁臭、小便臭、身体臭等反应，还会出现感冒、发烧、腹泻、出疹等症状，这些都是正常的排病反应，让他不用惊慌。

让王某某记忆深刻的排病反应到一年后才出现，但在这之前，身体就已经出现了各种排病症状，这些症状都在医生告诉他的范畴内。对身体的每一点反应和变化，他都很欣喜地接受。

吃药后，他就开始放臭屁，屁非常多，很臭，如果不是专心在家治病，很难想象怎样出去工作，与人相处。

蔡医生点评：患者的屁臭及后面所述的小便臭、汗臭，都是毒素以气态的方式排出来的表现，一般患者服药后，首先出现的排病反应就是

臭味。

有一段时间，他发现自己的小便很臭，像大便味，家里一直弥漫着那股难闻的臭味，冲刷很多次厕所都不大管用。

身上也是臭的，换下来的衣服上总是有汗印子，被子需要经常洗，否则整个家都是一股酸臭味。尤其是经历了后面的两次发热后，因为受不了被子上的汗臭味，从床单、被套到棉被、枕头芯子全都丢掉了，全部换成了新的。

李医生点评：一般糖尿病人身上都会有一股类似于烂苹果的酸臭味，这是因为糖尿病酮酸等代谢物质在体内聚集排不出去产生的臭味，其中以口臭最为明显。

然后就是嘴角长泡，一长就是两三年，反反复复不会好，因为已经基本了解了排病理论，便不去管它。

蔡医生点评：患者的消渴症以中消，也就是胃消为主，患者的体质为土型，胃属土，他患的是土型人的本病，治疗的切入点就是脾胃，健运脾胃，排出胃经的毒素是治疗的第一要义，患者接受中医排病治疗后不久即出现嘴角长泡，这是胃经的毒素通过其循行路线的最佳出口——口腔排出来了，从原理上来说，嘴角长泡这样的排病反应越激烈、时间越长，证明排出毒素的通道越顺畅。

脚上也开始长水泡，大个大个的水泡，断断续续地长了五六年，踩在地上都小心翼翼的，随时有踩破的危险。

蔡医生点评：足部是人排出浊气的重要通道，脾经和胃经都经过足部，如果浊气无法从脚底排出，便会上扰清阳之府大脑，导致头昏、头部腥臭油腻等问题。患者脚底排水泡，是浊气找到了正确的排泄通道，水泡长好后，身体会越来越舒服。

脚后跟开裂的状况似乎也加剧了，感觉脚后跟疼，落地都困难。这些状况持续到身体康复才全部好转。

蔡医生点评：脚后跟开裂是膀胱经的排病症状。膀胱经为人体代谢垃圾的最重要通道，无法代谢的垃圾会暂时堆在这条经络链接脏腑最多的背部，更多的垃圾下行，通过脚后跟排出来。

李医生点评：脚后跟开裂是西医所说的"糖尿病足"的前兆，过多的血糖沉积在脚底无法代谢出去，如果控制不好会得无菌性坏疽，严重者需要截肢。

第一次发热后，感觉身体在进行自我调整

大约接受中医排病治疗后一年，王某某开始发热。这次发热持续在38℃以上，伴随着感冒、流涕、咳嗽。他对这次咳嗽的印象特别深，"是那种很深的咳，每一口痰都感觉是从肺的深处咳出来的，痰的颜色从黑到绿，是那种硬硬的死痰。"这次发热过后，王某某感觉真整个人都轻松了很多，似乎多年积攒在体内的垃圾被清理了一遍。（**蔡医生点评**：患者多年抽烟，肺内垃圾堆积太多是导致其"上消"的原因，也为他日后得登革热埋下了隐患。清理了肺内垃圾后，他的口渴症状就得到了缓解。）

这次明显的排病反应过后，王某某最明显的感觉是自己的骨骼经常响，皮肤上会有黄色的积液渗出。骨骼似乎在进行一次自我调整。

蔡医生点评：这其实不是骨骼在调整，而是筋在调整。因为骨骼需要依靠筋传送气血来濡养，患者多年的生活恶习损伤了肝脏，肝不好，使筋得不到濡养，进而骨骼受累。经过排病治疗后，患者气血功能改善，能够"淫气于筋"，使筋得到濡养而变柔和，"筋急"的状况得到缓解，筋松弛下来，骨骼自然得到调整，患者感觉骨响。

并且，王某某有了一个惊奇的发现，十来年前，因为骑摩托，他左边的小腿被排气管烫伤，留下了一个大约4厘米长的深褐色疤痕，这个疤痕在他身上十来年，已经习惯了。发热后大约一两个月，王某某突然发现这道

疤痕开始痒，接着就一层层蜕皮，颜色变得越来越浅，最后几乎就要与皮肤的颜色融为一体了。他觉得非常不可思议，与蔡医生交流，蔡医生告诉他，因为他体内的气血水平提升了，身体已经有能力去改善之前妥协放置的疤痕。现在，他的这道疤痕已经很难看清楚了。

蔡医生点评：人体是一个智能系统，当气血水平不足时，会将一些对人体无伤害的问题暂时搁置，采取妥协，等蓄足了气血，有能力解决的时候，再来解决。患者的疤痕就是这样的，当身体补足气血后便会在解决主要问题的同时，顺便解决这些小问题。

一次又一次重复发热、咳嗽、腹泻，对每次排病既期待又怕

第一次发热之后，有点一发不可收拾的意思。接下来的三年中，王某某几乎每年都会发热，到登革热来袭之前，发热、咳嗽、腹泻的排病反应他至少重复了四五次。一面是发完热就会轻松一截，一面是发热过程的痛苦，王某某对这样的排病循环感觉"既期待，又有点害怕"。

每次发热，身上的臭味都特别明显，汗臭、小便臭，加上头疼、身上疼。

这几次发热后，王某某腹泻的症状特别明显，有时两三天，有时四五天，有时不发热也会泻，泻完之后就感觉特别清爽。直到现在，他还经常有腹泻的症状，但无论泻几天，都没有脱水的感觉。

蔡医生点评：患者的中消症状比较明显，得的又是他的本型病，脾胃的排病症状会比较明显，腹泻一直都是在解决他的多食遗留下来的问题。

记忆最深的一次咳嗽大约是在2011年，那次发热四五天，胸口一直感觉闷闷的，咳不出来，很难受。大约到第四天的时候，他开始了猛力的咳嗽，撕心裂肺地咳了一夜，没有咳出痰来。第二天早晨，又是一阵猛烈的咳嗽过后，感觉有什么东西在喉咙下面堵了一下后，突然咳出一大块又硬又大的灰黑色痰来，大约有大半个核桃大。这块痰咳出来后，瞬间感觉胸

闷感没有了，身体一下子很舒畅。咳完后，体温也降了下来。

蔡医生点评：我们称这种痰为"顽痰"或"死痰"，是患者多年抽烟沉积所致，不咳出来，可能郁结化火，形成炎症，当身体再无力排出时，为了避免这个炎症反复发作，身体便会选择将其包裹起来，形成肿瘤。死痰的危害前面理论部分已经详细讲述过。

这几次发热之后，他身上的臭味，尤其是口臭不知不觉减轻了，面部、嘴唇和舌头颜色逐渐趋于正常。

蔡医生点评：患者体内的垃圾减少，气血载氧能力上升，代谢垃圾减少，面色得以改善，体味逐渐变淡。

登革热突然来袭，全身疼痛难耐

对王某某来说，最大的考验发生在2013年下半年。

这一年，他的身体经过三年多的排病治疗，已经恢复得差不多了，血糖尽管还没完全恢复到正常水平，但在稳定下降，对他的身体已经没有太大影响了。此时，他的身体正处于需要调动全身气血能量排出毒素的时期，经常出现发热、腹泻等症状，时常感觉乏力和虚弱，但他知道，这是好的反应。

但是，一场突然而至的登革热，让王某某经受了极度的痛苦考验。

2013年下半年的一天，王某某突然感觉高热难耐，腿酸，他站立不稳，蹲在了地上，这时，妻子发现他背部都是麻点，掀开衣服一看，肚子上也是麻点，皮下还有出血点。他们那时刚好在外地山上疗养，医疗条件差，对照症状后判断可能是登革热，便到最近的防疫站化验，医生的初步判断是登革热，需要马上进城进行进一步化验并隔离，但这样来回颠簸，王某某感觉自己会吃不消了。

咨询蔡医生后，蔡医生说，王某某的身体体质状况及病程的推进他掌握得很清楚，利用中医温病的治疗原理，继续服中药治疗没有问题，还可以利用这次高热，彻底清除身体残留毒素，达到以病治病的目的。

李医生点评：登革热病毒传染性强，毒性大，进入体内后破坏人体单核吞噬性细胞和淋巴组织，释放毒素，可形成两次毒血症。患者可出现高热、淋巴结肿大、关节剧烈酸痛、骨髓造血功能被抑制等。本病发展迅速，可因呼吸衰竭及出血性休克在24小时内死亡。如出现口鼻出血，则预示着内脏弥散性出血，是快速危及生命的征兆。西医对此病无确切有效的病原治疗方法，主要采取支持对症治疗，死亡率高。此病又分轻型和重型，以王某某的情况来看，属于重型，能够用中医以病治病的思维治疗痊愈，非常不易。

蔡医生驱车前往给他诊疗，告诉他，继续服药，出鼻血后病情会慢慢好转。但他仍然有些担心，按照所查到的登革热资料，出鼻血已经是登革热病人病情恶化的征兆。蔡医生解释，这是中西医治疗原理不同导致的不同认识，不用担心。几天后，王某某果然开始流鼻血，流出来的血看上去接近黑色。鼻血断断续续流了两天才住，鼻血止住后，开始腹泻，体温慢慢降下来了。

蔡医生点评：中医将出鼻血称为衄，一般是吉兆，排病过程中出现衄症，多表示人体阳气充盈，正气得张，对病体恢复有利。

那几天的痛苦常人难以想象，一直持续高热，感觉高热从骨头里烧出来，骨头都烧疼了，身上到处疼，手不小心摸到皮肤都疼。喝水的时候，感觉白水都是苦的，汤里稍微放点盐就感觉有一股怪味道。用他的话来说，这次发热是"刻骨铭心"的痛。

蔡医生小结：登革热在中医属于温病范畴，虽然因为起病急，病程发展快治疗有些棘手，但治好的病例很多。并且，中医很讲究因人而异，因病而异的治疗思路，善于以病治病，抓住机遇将坏事变好事。经过几年的治疗，患者经历了多次典型的排病反应，已经清楚地掌握了患者的体质，体内气血水平，病情的好转情况等，已经有把握利用此次高热，将其变成一次清理深层毒素的时机。

大病过后，感觉年轻了十岁

这次大病总算过去。但王某某整个人都感觉不精神，有种大病初愈的感觉，整条脊椎酸痛，皮肤摸上去都是塌软的。

蔡医生点评：患者在与疾病抗争时，所需的大量气血及免疫细胞都由脊髓生产，这样正邪激烈的抗争，耗损了大量脊髓的能量，导致脊椎酸软。因此，后期的治疗思路就是填精益髓，调用大量气血来养脊髓，患者慢慢就可康复。

蔡医生告诉他，这次发热烧到他的脊髓里去了，将整个身体的免疫系统都重新调整了一遍。接下来，蔡医生又给他开了很多补益脊髓的药，身体才慢慢康复。

蔡医生点评：这次不仅治了他的病，还让他的生命质量上了一个很大的台阶。

这个阶段服药的过程中，王某某一直重复着服药—身体异味—咳痰—腹泻的排病规律。

并且，他一直感觉很困，想休息，经常吃完一会儿就睡，醒来吃饭吃药，休息一会又接着睡，这样将近睡了一两个月，才感觉缓过精神来。

蔡医生点评：此时，患者需要足够的气血促进机体恢复，睡觉让人体处于低代谢状态，是生养气血的必要条件。

一天照镜子，他发现自己竟然有了容光焕发的感觉，觉得精力充沛。他测了一下血糖，数值已经恢复到正常值，之后直到现在也没有再高过。

康复后去见朋友，他的状态让所有人大吃一惊，人瘦下来了，精神了，朋友说，别人得登革热是老了十岁，他看上去却像是年轻了十岁。直到现在，每年冬春交替时节，王某某还会经历一次发热感冒，这几次感冒，流清鼻涕的症状比较明显。每次烧完，他都能感到身体轻快，他觉得这都是对身体的积极调整。

蔡医生点评：一个正常人每年大约感冒四次，发烧两次，对排出身体的寒湿气是有好处的，不要盲目用抗生素，那样会抑制住人体自觉排出寒湿气的症状。

李医生点评：西医也认为，咳嗽发烧都是机体的保护机制，咳嗽有利于排出肺部细菌，发烧有利于调动人体的免疫机制，不主张一来就上抗生素治疗。

王某某现在感觉静得下来了，空闲的时候静静地呆在家里休息、喝茶，并且想主动做一些家务。以前脾气躁，很难听进别人的意见，现在也能听别人讲道理了。"身体好了，才能让自己静下来。"

蔡医生点评：治疗前，患者因浊气太重，上扰清阳之府大脑，导致烦躁、失眠、情绪低落等问题。此外，患者脾肾虚寒，虚则冗，则心不宁、神不安。解决了二者的问题，则心得宁，神得安，人才可能静下来。

排病论

病案三：陈某某

肥胖月经不调排病治疗四年：怎样吃进去的疾病就怎样排出来

基础病案：

陈某某，女，37岁。肥胖史十七年，月经不调七年，曾停经一年，西医检查肾功能指标异常，乳腺小叶增生，失眠。

就诊时体重86公斤、形体虚胖浮肿，月经断断续续、量少，乳腺疼痛至抬手困难，诉经常烦闷、失眠、嗓子痛、爬楼喘、饥饿感频繁，查脉沉细弱。

曾坚持以服减肥药、跳舞健身等方式控制体重，一直未见效果。

接受中医系统排病治疗四年，体重下降至60公斤，月经恢复正常，睡眠正常，食欲正常，体检肾功能恢复正常。仍继续服药中。

第一次采访时间： 2016年3月

最后追踪采访时间： 2018年1月

20岁开始，体重一路飙升

19岁，陈某某从学校毕业参加工作，她感觉一下子获得了自由独立，可以脱离父母，掌控自己的生活，感觉从此生活就像打开了万花筒，爱吃吃、爱喝喝、爱睡睡。她没想到，这样的意念一起，生活对她打开的并不是万花筒，而是潘多拉的魔盒。生活在热带西双版纳的她贪凉爱吃冰淇淋，每天最少一个，爱吃热狗，每天至少三根，熬夜、烧烤、喝酒，几乎是昼夜不停息的折腾，生活和饮食几乎无规律可循。加上陈某某从小就贪吃，吃饭一定要吃到全饱，有时直至反呕才会停筷。

无节制的吃喝加上熬夜等不良生活习惯，仅仅只用了一年，她一下子从45公斤长到了60公斤。

这个20岁的姑娘慌了，开始想尽各种方法减肥。交钱去跳健美操，一坚持就是半年，累到要死却没有任何效果。吃减肥药，吃完就腹泻，拉完之后感觉有点瘦了，但又立即反弹，体重比之前还更胖了。

她没想过是自己的生活方式出了问题，也不想去改变它，每次从健身房出来，要立即买一瓶冷饮喝着，还要再吃一碗凉粉解暑，一到晚上，就要约着人去宵夜。

24岁那年，陈某某已经到了65公斤。这一年，她放弃了做美丽新娘的愿望，以胖新娘的姿态结婚了。25岁，女儿出生，此时陈某某已经到了70公斤。这之后，体重一路飙升，75公斤，80公斤，85公斤，越来越胖。

蔡医生小结：患者属于虚寒体质，大量冰激凌和凉粉等寒凉食品损伤了其脾胃，导致脾胃更加虚寒运化不力，加上其他垃圾食品和不良生活习惯，使体内垃圾迅速堆积，而代谢乏力。此时，为避免伤及脏腑，身体以肥胖、垃圾堆积的方式在代脏腑受过，这其实是保护脏腑的行为，继续恶化下去，垃圾毒素随血液循环进入脏腑，势必使其受伤。

30岁停经一年，却没有唤醒她的警觉意识

30岁那年的夏天，陈某某突然发现自己停经了，检查不是意外怀孕，便没太当一回事。想不到月经一停就是一年，这让她有点慌了，尽管之前月经也不太正常，但30岁就停经，让她意识到了身体状况的糟糕。

这一年后，陈某某的月经就没有再正常过，不仅不规律，量也很少，

一直稀稀拉拉的，颜色暗红，偶尔有血块，直到第一次接受采访前才基本恢复正常。

从这时起，陈某某开始害怕夜晚的降临，因为她睡不着，一夜辗转反侧，睁着眼睛到天亮，着急却毫无办法，但第二天却仍然很兴奋。睡不着就想出去活动，喝酒、宵夜。她发现自己开始心慌，爬楼也会喘上半天；动不动就嗓子疼，吃几颗龙眼就受不了，随时带着各种降火的凉药，吃完烧烤就吃一把；乳房也开始疼，有时疼得抬不了手。而她的体重，一直维持在65公斤左右。

这时，除了胖，她对自己身体机能的下降和疾病的来袭，还没有太多感觉，神经大条的她，一直延续着以前的生活方式。

蔡医生小结：对女子排卵的条件来说，肾气相当于种子，气血相当于土壤，这二者具备，才可能排卵。排卵后，卵泡进入子宫，要形成月经，必须有足够的气血能量与之相应。月经由肾气推动，以气血为载体，还要由脑垂体发出行经的信号。患者因为多年的生活恶习，导致肾气不足，气血亏虚，月经的推动力不够，加上垃圾浊气太重，阻塞交通，阻滞或干扰了脑垂体发出月经信号的准确性，或导致停经，或导致月经紊乱。患者长时间失眠，面色晦暗，体内垃圾浊物太多，表现出少阴兼太阴的症状。

不良生活方式伤及生命之本

2013年10月，因为丈夫王某某患糖尿病接受蔡医生的排病治疗，效果显著，陈某某也开始找蔡医生治疗月经不调和失眠问题。尽管此时，因为丈夫治病，她已经认识蔡医生多年，但并没有想过自己的问题会很严重。

蔡医生告诉她，长期的生活恶习损耗了她的肾脏，肾脏非常虚弱，脉搏几乎摸不到，并建议她先去做个肾功能检查。检查结果出来，她被吓到了，肾功的各项指标都不好。

李医生点评：患者因大量垃圾食品的摄入导致肥胖，夜间通气障碍，造成吸氧量降低，身体处于无氧酵解状态，大量酸性代谢物分解的多，身体可转化的少，致使大量垃圾堆积，损伤血管壁，进而损伤心脏、肾脏等重要脏器。

蔡医生告诉她，以她目前的身体状况，如果不注意，不出几年就会肾衰竭，必须戒除不良的生活习惯，冷饮、热狗要立即停止，回归正常的生活作息，还要注意保暖。蔡医生嘱咐她，吃药过程中会出现各种排病症状，如感冒、发烧、腹泻、出疹子等，坚持吃药，身体状况会好转的，体重也能回复到正常。

开始，她对治病减肥不抱任何希望，只想赶快把肾脏调理过来，解决困扰她多年，让她痛苦万分的失眠问题，改善月经不调的症状。她甚至开玩笑，要是能把她的体重恢复正常，必送一份大礼。

治疗一段时间之后，陈某某才理解了蔡医生所说，自己肥胖和失眠、月经不调等各种症状的根源，在于不良的生活方式导致太多毒素堆积在身体内无法代谢出去，进而损伤内脏，伤及生命之本肾脏。

蔡医生小结：患者的肥胖是因为浊物、垃圾在体内堆积太多，在身体内留存，无法代谢出去，体内的垃圾、毒素需要肾脏过滤，肾脏长期负担太重，使肾脏受损。要彻底改变患者的身体状况，排出垃圾、毒素是必须的，这样得到的"附作用"（这里指的是附属的第二或第三作用或效果）就是，患者的身材越来越好，皮肤越来越细腻红润，但这些其实只是治病的结果，并不是治病的主要目的，不宜过度将治病的注意力专注在这上面，有的病人服药一段时间后，可能身体的气血能量暂时不支持改善其身材和皮肤，但身体的其他机能好转了，坚持下去，必然会看到美的效果的。

令人不舒服的排病症状开始，饥饿感减轻，睡眠好转

开始接受中医排病治疗后，几付药下去，陈某某开始感觉身体酸胀、

乏力、烦躁，像要感冒那样难受，浑身不舒服，并且，她开始不停地放臭屁，屁臭到连自己都受不了。她不敢再吃药，停了几天感觉好点。见到蔡医生后详细了解了排病原理，医生告诉她这些都是正常反应，才又接着认真服药。

蔡医生点评： 放臭屁是身体开始正邪相争了，毒素以臭屁的方式排出来，很多刚来看病的患者对治疗过程中出现的排病症状都会惊慌，甚至终止服药，因此跟患者的沟通很重要，服药后可能出现的症状有时需要多次强调。

2013年底，大约是服药三个月后，陈某某出现了第一次发热，这次发热烧到39℃以上，持续了三天。高烧的那几天，她觉得世界都不真实了，有时甚至出现了幻觉，感觉房间内有人走动，但除了头昏，其他并没有太多难受的感觉。蔡医生说，要坚持服药，并让她用药渣泡脚，嘱咐她烧到腹泻就好了，热就会退了。

到第四天，果然开始腹泻，之后，高热退去，一下子感觉世界清爽了很多。并且，腹泻也没有痛苦的感觉，反而觉得很轻松。

蔡医生点评： 发热是身体排出毒素的手段，是体内正邪相争最激烈的过程，高、中、低，不同程度的发热，反映了正邪相争的激烈程度，发热越高，相争越激烈。发烧完成后，排病的代谢物，从细胞内渗出的毒素必须排出体外，这些毒素排出体外的路径，向外可通过皮肤汗液排出，向内可通过肠道以腹泻的方式排出。因此，腹泻是发烧的产物。患者描述的臭屁，还有她吃过药一段时间后表现出来的身体的酸臭味，都是排病的表现。

这次之后，她发现自己的饥饿感缓解了，原来吃饭吃不饱一口都会难受，发热过后，不知不觉就不想吃了。

李医生点评： 肥胖病人胰岛素水平经常不稳定，因为多食，容易刺激胰岛素分泌，胰岛素分泌又会刺激患者多食，进入恶性循环，极易得糖尿病。

睡眠开始好转，睡觉打鼾和夜间睡不着的问题解决了，有时一夜睡到天亮，陈某某感觉这是很多年没有的幸福。

李医生点评：是否打鼾是评判肥胖病人是否患有心血管病的一个重要指征。体脂指数高且伴有打鼾的肥胖患者，容易出现呼吸暂停综合症，易导致高血压、冠心病、脑血管疾病、糖尿病、夜间猝死等。

蔡医生小结：患者原来是典型的虚症，饥饿感是身体气血能量不足的呼喊，但脾胃又无法运化出身体所需的水谷精微。二者产生的矛盾，致使患者进入饥饿—多食—伤脾胃—饥饿的恶性循环中。接受治疗后，首先的治疗方案就是健运她的脾胃，补足她的气血，为身体提供足够的水谷精微，以便启动垃圾代谢功能。随着脾胃功能逐渐好转，气血能量水平升高，她的饥饿感会逐渐下降。此外，胃不和则卧不安，脾胃健运之后，对患者的睡眠也能起到改善作用。此次发热，是身体有了气血能量与体内毒素抗争的表现，已经开始启动垃圾代谢了。

第二次发热，咳出黑痰，小便带有热狗味

大约距离第一次发热一个多月后，陈某某开始了排病治疗以来的第二次发热，这次是与丈夫一起发热。那几天，家中弥漫着咳嗽声和各种腥臭味。这次发热的体温在39℃左右，头昏的感觉不明显了，但却伴随着各种症状。

首先是大块大块地咳痰，咳出绿色的脓痰、硬痰，甚至夹杂着灰痰和黑痰，连自己都感到害怕，"自己的肺里竟然存着那么多脏东西，如果不咳出来不知道会怎样。"

蔡医生点评：几乎每个病案的排病反应都会出现咳嗽症状，这是身体排病的典型反应。该患者属于大肠通畅后肺气得以宣通的表现。

其次是发现自己的尿非常臭，每次小便都带有热狗味，这股难闻的味道在家中久久弥漫，怎么冲厕所都无法及时消去。身上也是臭的，发热那几天出汗特别多，总感觉汗味特别难闻，才换下来的T恤就会有个汗印

子，家中需要随时开窗对流换气，不然味道会难闻到受不了。

蔡医生点评：臭屁、尿中的臭味、汗臭味等，属于致病因素排出的"气态"，臭味的排病在患者身上表现得比较明显。

两年中不断重复感冒发烧腹泻，感觉每天都在瘦

这两次发热后，陈某某的排病过程加快，两年中，不断重复感冒、发热、腹泻。"已经记不得发热多少次了，有时候每星期都会发热，高烧好几次。"

每次发热，烧两三天，症状就过去了。经常腹泻，断断续续的，有时两三天，有时一星期，甚至都不敢放屁，害怕控制不住地泻出来。

蔡医生点评：随着身体气血能量的增加，身体会出现多次正邪相争的结果，在不断的相争中相合，排出毒素，使身体逐步趋于康复。

但是，这个过程丝毫也没有让她感到痛苦，腹泻完之后感觉神清气爽，身体轻松、轻快。慢慢地，陈某某发现自己好像瘦下来了，上称一称，体重果然减下来了。

大约吃药一年后的某段时间，她感觉自己每天都在瘦，体型缩小了好几圈，衣服明显宽松下来，裤子的腰围都需要改小了。"慢慢感觉自己的锁骨都露出来了，坚持下去，我都可以成为锁骨美女了。"她自我玩笑。但是，体重并不是直线下降，有时感觉瘦了，去称体重反而上去了，蔡医生告诉她，这是因为身体的垃圾减少了，体型瘦下来了，但气血水平上去了，体重反而增加了。

蔡医生小结：垃圾在我们体内应越少越好，而气血能量应越多越好，真正的减肥是减垃圾、提气血。很多来减肥的患者都是体型越来越好，但体重并没有减轻，有的甚至出现体重反而还上去了的现象，这都是因为垃圾减少了，但气血增加了的缘故。因此，不应单纯以体重指标来衡量减肥成效。

头、背部、舌头、肠道等，一切都在变轻快

也是从大约吃药一年后开始，陈某某觉得之前沉重的头变轻了。原来一直感觉头是沉重的，天空低垂，看什么都感觉灰蒙蒙的。一天开车的时候，她突然感觉像有一阵微风吹过脑门，以为是空调没关，检查了一下发现并不是，她突然发现自己的头不重了，非常清爽，世界变得明亮起来。

蔡医生点评：《黄帝内经》论述，六腑清阳之气，皆上注于头部，因此，头部又被称为清阳之府。如身体浊气重，便会上扰清阳之府，出现头部昏沉、重浊，灰蒙蒙的感觉，重者甚至导致抑郁症，现在大部分的抑郁症都是因为身体浊气太重所致，都是可以治愈的。

并且，原来背部对冷热没有知觉，肩背都硬邦邦的，一直是木的，现在感觉会疼了，有了知觉，有时还能感觉一股热气从尾椎升上来，一直到达大椎，背部热热的。

蔡医生点评：背部和膀胱经是人体垃圾代谢的重要通道，患者背部和膀胱垃圾堆积太多，加上不注意保暖，被寒湿气侵犯，形成痹症，出现肩背疼痛、变硬，直至麻木、知觉降低，排病治疗后，有了足够的气血能量疏通经络，进入背部肌肉，开始散痹，背部才会开始感觉疼痛。

"连舌头都感觉变瘦了。"之前，她一直觉得自己的舌头是厚的、木的，看病的时候医生让伸出来查舌苔，一直感觉只能伸到嘴唇外，现在感觉舌头变瘦变尖了，也变灵活了，甚至可以伸到下巴了。

蔡医生点评：舌为心之苗，当心被浊气所困，舌会出现言语不利，舌体笨拙等症状，当心脏浊气得清，舌又会重新变得灵巧。

原来爬楼都要喘上半天，感觉呼吸很浅，现在爬十楼也没有问题"原来呼吸似乎只能到嗓子，现在感觉可以到胃了，蔡医生说要到丹田才是最佳状态。"原来便秘，几天不解一次大便，医生说是吃多了撑坏了脾胃，

排病論

导致肠道不工作了，现在这个问题已经彻底解决。

蔡医生点评：患者感觉呼吸浅的原因有两个：一个是直接原因，体内寒湿毒素堆积太多，肺部痰湿太重，导致肺泡被痰湿黏住，交换氧气的功能下降；另一个是大肠被大量毒素浊物附着，肺与大肠互为表里，就跟肝胆互为表里是一个道理，大肠不通，便秘，也会通过经络影响肺的呼吸功能。因此，肺有问题先治大肠，大肠有问题先治肺是最基本的中医治疗二元思维。该患者大肠通畅后，肺气马上得到宣通，咳出大量痰块，呼吸逐渐变深。

原来动不动就上火，喉咙痛，龙眼不能吃，现在反而是西瓜之类的寒凉水果吃了会不舒服。

而她的体重，已经从85公斤降到了65公斤。

蔡医生点评：患者感觉的这个上火，其实是阴火，因气血循环不好，郁结而产生。

说起自己身体的变化，陈某某非常兴奋和满足。但是，这些都伴随着痛苦的排病过程，接下来的排病，让她痛苦了很长时间。

脚底水泡断断续续长了一年多，走路都感觉心惊肉跳

2014年中，陈某某和丈夫发现他们的脚底都长了大个的水泡。因为喜欢去洗脚城泡脚，他们还以为是在洗脚城染来的脚气，用各种药外用都不见好。

一次去看病，蔡医生问他们身上有没有长疹子或水泡，才想起这也许就是之前医生嘱咐过的皮肤的排病反应。蔡医生告诉他们，这是毒素从人体最末端的足部排出去的反应。

脚底的水泡断断续续长了一年多，那段时间非常痛苦，感觉又痒又疼，走路的时候，她经常能感觉自己脚底的水泡被踩破了，甚至能听到破裂的声音。因此，每走一步都小心翼翼，心惊肉跳的。普通的鞋子都不能

穿了，全部换成了船型的鞋子，"直到现在，那种鞋子还有好几双。"

蔡医生小结：脚是人排出浊气的重要通道，如果浊气无法从脚底排出，便会上扰清阳之府大脑，导致头昏、头部腥臭等问题。患者脚底排水泡，是浊气找到了正确的排泄通道，排出后，身体会越来越舒服。

月经中排出大块脓血，妇科问题解决了

2015年春天，大约接受排病治疗一年半之后，陈某某发现她原来断断续续的月经开始正常起来了，每月按时来，量也变大。几个月后的一次排经，她发现排出了大量血块，"月经有点像脓血水"，这样的月经状况持续了两三次之后，彻底转向正常了。

陈某某之前一直有小叶增生的问题，有时乳房疼到抬不起手来，接受排病治疗后，疼痛的症状似乎加重了，有段时间，开车都开不了，睡眠都受影响。但随着月经通畅正常，乳房的疼痛感消失了，乳房摸上去很柔软，没有任何痛感。

蔡医生小结：患者出现的脚底长水泡、小叶增生、月经问题这三个问题应该合起来讲，它其实属于一类问题。过去吃进去的毒素堆积在脾经和胃经上，这是脾经和胃经的毒素堆积和排出的反应。足阳明胃经和足太阴脾经的循行路线都经过了乳腺、子宫、足部，且脾胃本是一家，互为表里，两条经络又会互相影响。堆积在脾经和胃经的毒素如结在胸乳部，就会导致乳腺小叶增生；如往下走堆在子宫，则会导致月经不调、子宫肌瘤等；垃圾堆积在乳腺和子宫，也是一种机体的排病妥协，等时机成熟了，毒素会从小便和脚部排出来。男性因少了乳腺和子宫两个堆积垃圾毒素的器官，一般通过痛风的形式表现出来。

身体好了才能静下来，生活方式彻底改变

之前感觉在家里根本就闲不住，随时想出去玩，白天晚上都很亢奋，

不停需要吃，身体好起来之后，陈某某发现她竟然开始宅起来了，吃得很简单，并开始吃素，食量也少了。能够静静地在家中休息、做家务、站桩，还开始了阅读。蔡医生推荐的书，她都读完了，自己也会去买书来读，这是之前从未有过的。

"只有从思想上彻底转变了，才可能真正好起来。"每次跟人交流的时候，陈某某都会说这句心得，她觉得，这个排病治疗的过程，完全是对自己的一次再塑造。

蔡医生小结：治疗前，患者因浊气太重，上扰清阳之府大脑，导致烦躁、失眠、情绪低落等问题。此外，患者属典型虚寒体质，虚则元，则心不宁、神不安，表现为随时想出去玩，失眠，静不下来。解决了二者的问题，则心得宁，神得安，人才可能静下来。通过排病改善患者的观念，才能让患者获得幸福健康。在排病过程中，医患沟通很重要，治病治根，而患者的观念往往就是病根所在，要帮助患者从观念上戒掉不良生活习惯，不能只是盯着症状治疗。

病案四：丁某某

高血压排病治疗两年半：身体发生惊人变化，高血压未再复发

基础病案：

丁某某，男，48岁。高血压病史8年，2008年曾进行动态血压监测，血压达到高压临界值，同年被确诊为高血压。2014年开始有眩晕、无法忍受饥饿等反应，血压在150-160/110-120mmHg之间。1995年曾接受胆囊切除手术。曾服三七粉、辅酶Q10等保健品稳定血压。

就诊时面唇双手皮肤发乌、黑，口腔、身体异味较重，形体肥胖。

接受中医系统排病治疗一年，血压稳定在130-140/70-80mmHg的正常范围，头晕、无法忍受饥饿等症状消失，口腔、身体异味基本消失。接受排病治疗两年后，身体各种症状痊愈，已于2017年10月停药。

第一次采访时间： 2016年5月

最后追踪采访时间： 2017年11月

一次几乎致命的饥饿反应

2014年初，丁某某发现自己开始头晕，尤其是休息不好的时候，会很严重。最让他感到害怕的是，无法忍受饥饿。

有一次在高速路上开车，他感觉饥饿难耐，一下子就开始冒冷汗，头

晕，浑身发抖难受，感觉方向盘都握不住了，整个人似乎就要昏迷瘫软下去。离最近的服务区还有一段距离，他开始觉得眼睛花，只好冒着危险停在路边在车上找东西吃，把能吃的都翻出来了。吃过东西之后好长时间，他才感觉整个人才慢慢恢复了活力。

丁某某被自己的经历吓到了，他知道自己有高血压，大概7年了，但因为了解降压药的副作用，所以拒绝服药，也一直没有去管它。但这一次的无法忍受的饥饿反应，让他开始对自己的身体有点担心。

之后，这样的饥饿感经常出现，一到下午6:00左右，丁某某必须马上吃饭，不然全身发抖，出冷汗，感觉快要昏迷的症状就来了，并且，在吃晚饭之前，下午三四点左右，也一定得吃点东西，不然会感觉坚持不到晚饭。他总是在车上、背包里准备着食物，以便随时补充。同时，他发现，头晕的症状好像越来越频繁，每次晕的时间也似乎在增加。他开始查阅各种资料，知道自己这是高血压向糖尿病转变的前兆了。

不想把自己的余生交给降压药

因为从事泰语翻译工作，丁某某曾经有很长一段时间在云南省中医院为泰国交流团进行翻译，对中医萌生了兴趣，也进行过一些了解，尽管还没遇到能治愈高血压的中医，但他相信祖国医学的博大精深，期待用中医的方法来解决自己的高血压问题，而不是靠一大堆降压药维持生命。他不想把自己未来的几十年都交给降压药和胰岛素，以及那些只能"终生服用"的各种药。

曾服用三七粉、辅酶Q10等保健品以期稳定病情

而他没有想到，一年之后，他真的等来了可以治愈高血压的中医。因为同事在接受蔡医生的排病治疗，丁某某见证了同事好转的整个过程，决定接受蔡医生的排病治疗。

2015年夏天，同事介绍他认识了蔡医生，第一次见面是同事约了蔡医生一起吃饭，蔡医生告诉说，他在外面不看病，要治疗的话让他第二天到诊室来。因为对中医的了解和热爱，他非常认可蔡医生看病的这种态度。

第二天，丁某某如约而至。蔡医生告诉他，他的病是因为长期抽烟喝酒等不良生活习性，导致血液中垃圾太多，造成大循环和微循环障碍，血液无法灌流、供养到全身组织，机体为了满足全身组织的需求，不得不加压，导致血压升高，这是身体的一种自救和代偿机制。将血液中的垃圾清理干净，血压自然会稳定下来，并且，他的脾胃功能和肝功能也不好，再将脾胃和肝功能调理好，其他问题也可以得到改善。

反省：体能大幅下降，而不知是大病将至

从蔡医生那儿出来，丁某某开始梳理自己的身体情况，年轻时练过武术，练过铁布衫，自信身体体能还不错。尽管大约20年前，一位名老中医曾经告诉过他，他的肝脏有问题，心血管狭窄，40岁后会有问题，但那时年轻，并未引起重视。1995年胆囊切除后，就有人告诉他该注意身体的问题了，但他也没有在意。从大学开始，他就有了抽烟的习惯，还经常出去喝酒，这些习惯一直未改，其间还经历过在泰国摔伤长时间昏迷的重创。

2008年，他感觉头晕，怀疑是高血压，到医院进行了动态血压监测，结果是高压到了临界值，也是这一年，单位体检，他被查出了高血压。

从2010年开始，他就开始感觉身体机能大幅度下降，做事效率低，以前读一本书很快就能读完，记忆力也很好，但现在需要慢慢读，并且读上一段时间就感觉疲倦；爬楼的时候最明显，爬上几层楼就开始喘，这对一个曾经练武术的人来说，也是痛心的；开车的时候非常容易疲劳，不敢开快；并且他可以明显闻到自己口腔的异味，这对从事泰语翻译工作的他来

说，影响很大。

也曾经有医生告诉他，这是血管堵塞的症状，但因为拒绝现代医学的折腾方式，他没有去检查，不知道堵塞到什么程度。他只是感觉自己老了，年轻时的身体状况似乎已经永不复返。

他总结，因为长时间抽烟，损伤肺；长时间喝酒，对自己的脾胃和肝脏肯定有损伤，也会影响血液。因此，他非常认可蔡医生的观点。

排病反应来得特别快，差点将它当作感冒治疗

有了上面这些认识，丁某某服药特别认真。他的排病反应来得非常快。第一次，蔡医生给他开了七付药，嘱咐他两天服完一付。没想到，七付药还没吃完，大约十天左右，他感觉头晕，一直低烧，接着就开始腹泻了，泻得比较频繁，有时候他在给学生上课也会忍不住想跑厕所。这样的症状持续了三天，感冒症状就来了，一直不停地流清鼻涕，咳嗽也很厉害，伴随着黄色的口痰。那几天，爬楼对他来说是害怕的事情，因为总觉得没力气。

尽管之前，蔡医生说过会有咳嗽、发热、腹泻等排病反应出现，但丁某某感觉，发热咳嗽应该是排病反应，但腹泻拉得那么严重，应该是吃坏了，他吃了一次黄连素止泻，还想去买点感冒药来止住这些让人难受的症状，刚好蔡医生从同事那儿听说了他的反应，给他打电话说这是排病反应，让他不要吃感冒药，止泻药也必须停止，说咳嗽对锻炼心肺功能很好的，是给心肺做体操的一种形式，放心咳。

五六天过后，这些症状好转，他感觉身体一天比一天清爽。

蔡医生点评：当病人出现严重排病反应时，医患的沟通很重要，良好的沟通能提高治疗效果。

全身起红疹，就像冒青春痘

但是，这样的清爽只持续了不到一个月，丁某某发现他身上起了很多红疙瘩，开始在大小腿上，后来腋窝附近、背上、肘关节附近、腹股沟等，到处都是，大片大片的，连头上也是一抓就冒出来，就像冒青春痘似的。

尽管之前到泰国的时候，或者每次吃小米辣吃多了，还有服用三七粉的一段时间，他的后腿腘窝附近也会起小红疹，像湿疹似的，但不是特别多，也不是特别痒。这次，是全身此起彼伏地起，这片好了那片又起来，似乎把身体有关节窝的地方和背部、头皮都起了一遍。这些大颗大颗的红疙瘩让他感觉痒，尤其是肘关节两侧的，随时想去抓，一抓就感觉有点黄水冒出来。有次去朋友家做客，感觉皮疹很痒，但又不好意思抓，就硬忍着，实在忍不住了也会隔着衣服蹭蹭，那种感觉真的太难受了。

皮疹前前后后起了一个多星期，但起完后感觉身体又轻松了很多。

这之后，丁某某发现他的腰背部开始长脂肪瘤，数量有点多，几乎成片，将近一年时间，又慢慢消下去了，现在只有腰部还剩下几颗。

蔡医生点评：一般毒性太强的毒素，如果走肝肾代谢会损伤脏器，机体会选择从皮肤通过皮疹等方式排出来，因此，皮肤起疹是体内较强毒素排出的表现。

咳嗽一个多月，感觉把肺里的脏东西都咯完了

服药大约三个多月，2015年国庆节前一段时间，丁某某开始了没完没了的咳嗽，一边咳一边咯黄色和绿色的浓痰，有时候咳的会猛烈一些，咯痰也会特别明显，有时候平息一些。这样的咳嗽咯痰反应持续了一个多月。

最激烈的咳嗽咯痰反应发生在这一年的国庆节那几天，他约了弟弟妹妹去环滇池骑行，骑行完坐下来休息的时候，也许是排病治疗加大量运动

的驱使，他突然开始猛烈咳嗽，一边咳一边咯出大块大块的黄色和绿色浓痰，中间还夹杂着硬硬的死痰。这样的咳嗽持续了大约20分钟，他不停地咯痰，大约咯了150毫升，感觉把肺里的所有脏东西都咯出来了。

这次咯完痰后，丁某某一下子感觉很轻松，好像背上的沉重感减轻了。这次之后，咳嗽咯出的痰就变成了白色的，持续了一个多月的咳嗽症状慢慢消失了，感觉脸色也变白了很多。

蔡医生点评：肺主皮毛，肺干净了，皮肤自然就变白了。如果想美白，很多人要从肺上的调理着手。

大小便有腥臭味

比起其他排病反应，让丁某某有点不好意思描述的是大小便的恶臭，之前也感觉小便有点臭，但吃药后，他发现小便非常臭，味道很大，有一股很重的腥味。每次上完厕所，都要冲很多水，总感觉冲不干净。大便也有一股很明显的腥臭味，这个刺鼻的腥味是之前没有的。他不知道具体是什么毒素被排出来了，但他确信这个腥味一定是身体的毒素排出来的结果。一段时间之后，他已经不再去关注了，"多冲几遍马桶就是了，应该是排得越多对身体越好。"这样的腥臭味，直到停药前才完全消除。

头痛过后，记忆力慢慢恢复

大约是2016年5月，丁某某感觉头痛，头部两边像有一根线勒着，牵扯着整个头痛，每次疼起来，都会疼半天才好。一个月内，这样的疼痛出现了三次，之后就没有再出现过。

但这几次疼痛过后，感觉头脑好像清爽了不少，记忆力在慢慢恢复，读书的速度，对内容的识记能力都在慢慢提升。

蔡医生点评：排病过程中，大部分疼痛是身体自我调整的表现，不必惊慌。

身体的改变比排病反应更明显

丁某某总结，他的排病反应虽然来得很快，但不算明显，并没有让他遭受多大的痛苦，但是吃药后身体的改变，自己却感觉非常明显。

大约接受排病治疗四个多月的时候，他感觉头晕的症状很长时间没出现了，并且精力好像也好了很多，一量血压，让他有点吃惊，130/70mmHg，血压降下来了。后来他经常监测，发现血压一直维持在130-140/70-80mmHg，没有上升，直到现在都很稳定。

同时，曾经让他非常焦虑的饥饿难耐的感觉也消失了。2015年底，弟弟妹妹回云南探亲，全家开车去西双版纳、红河游玩了一圈，这几天饮食几乎都不规律，但他却一次都没出现过饥饿难耐的感觉。开车回来的路上，他一路体会着身体好转带来的变化，有时故意很晚才吃饭，想看看身体的反应，但发现都没有问题。

之后，朋友聚会的时候，他偶尔也会喝点酒，喝完后也担心血压会不会再高回来，但发现一次也没有。这样的变化让身边的朋友都难以置信，三四个月时间，他的血压恢复了正常，饥饿难耐的感觉也消失。对于接受了"终生服药"的人来说，这样的效果是不可思议的。

一圈一圈地瘦，腹部和脸最明显

丁某某最明显的变化是变瘦了，接受排病治疗的这一年，不断有朋友问他："你怎么又瘦了？"他以前76公斤，与很多这个年龄的人一样，腹部肥胖、肩背厚，肩膀摸起来硬邦邦的，有些僵硬，经常感觉肩痛，肩膀扯着手臂痛，还以为得了肩胛炎。他的肩背很厚，自己感觉走路都好像是横着走的。但他以为，这是之前练武的结果，是身体结实的表现。

吃药后，他发现腹部一点点小了，肩背也越来越薄，特别是那次咯痰过后，肩背的沉重感减轻了很多，并且，肩膀和手臂的疼痛感似乎也消失了。最明显的是脸和肚子，每过一段时间就感觉小了一圈。

蔡医生告诉他，这是体内垃圾被代谢出去了，才会越来越瘦，之前的肩背硬不是身体结实，而是垃圾堆积太多所致。到现在，丁某某的体重一直维持在68公斤左右，周围人都感觉他年轻了。

影响职业形象的口臭问题没有了

此外，就是他的肤色和口气的变化，这两个直接影响到他的职业形象的问题是他最关心的。尽管现在嘴唇皮肤颜色还有点深，但已经慢慢透出红润来了，脸色也越来越干净，之前总感觉是乌的，像洗不干净的感觉，现在已经显出年轻时候的底色来了。

接受排病治疗前，丁某某一直觉得口干、口苦、口臭，有段时间感觉口特别苦，肝区也有隐隐的疼痛感，呃逆的时候有非常明显的类似于味精的味道。他之前练武，一直有吞津的习惯，但2010年后，他感觉明显的口干，口腔里没有唾液，吞不了。

口臭是丁某某最在意的，因为对当翻译的人来说，这个问题的影响很大。以前口臭很严重，自己都能闻到。他感觉是胃上的问题，去检查，结果是幽门螺杆菌阳性，但医生开的西药并没有多少用。接受排病治疗后，他感觉口臭没有了，爱人也告诉他口臭没有了，但直到2016年5月第一次接受采访的时候，丁某某口干、口苦的感觉还有，尤其是早上起床的时候，会感觉口苦。到2017年中旬，这样的症状就消失了，2017年10月停药前，他已经感觉整个身体状况恢复了健康。

感觉小腿有酸麻胀气往下走

2016年9月，丁某某感觉自己的膝盖处好像有气胀着，酸、胀、麻的感觉，腿上没有力气，大约持续了一天，他感觉这团气慢慢往下走，膝盖变得轻松了，他能明显感觉到这团气走到了小腿后侧，那个部位开始酸麻胀，再往下走，小腿又轻松了，然后这团气到了足弓，就感觉到足弓痛，有时穿带点跟的鞋子，都会感觉足弓痛加剧。大约六天左右，感觉这团气通过足底从体内排出去了，双腿变得非常轻松。

丁某某留意观察两条腿气的走动，感觉右腿的气往下走得要慢一些，左腿走完了右腿还没走完，右腿明显感觉比左腿木、沉重。

蔡医生点评：这是膀胱经的淤堵被疏通，能够顺畅排泄浊气的表现。因为患者之前练过功，能够感觉到这个疏通的过程。

天气渐渐凉下来，但他感觉自己的手脚都是温的，他能明显感觉到足底的涌泉穴和手心的劳宫穴在一阵阵地冒热气。

接受排病治疗前，他的手脚会一层层地蜕皮，脚底会起水泡，脚丫会烂掉，每年都要用"贵州神奇"泡脚。接受排病治疗后，到现在手上的蜕皮一点也看不到了，脚上的各种问题也几乎没有了。他总结，这应该是自身气血能量足了，微循环好了，脚底的真菌就寄生不了。

生活里不可思议的改变

丁某某感觉全身的状况改善太多了，现在觉得精力旺盛，有点年轻时的感觉了。

还有，他也不知道为什么，吃药之后，慢慢地，对吃的欲望没有了，以前爱吃肉，常常开车很长时间只为了去吃一口好吃的，现在却没有了这个欲望，只要能吃素，他都会选择吃素。

更多的人事纷争，他也不想去参与，只想专心地做点有意义的事情，比如将这本《中医排病论》翻译成泰文，告诉更多的人正确的认知和理念。

现在，除了给学生上课、吃药、锻炼，丁某某最主要的心思都花在学习中医上面，尽管难度很大，但他一定要将这本书翻译出来，让那些正忍受病痛折磨的人，不要再走上"终止服药"的不归路。

病案五：易某某

肝病排病治疗五年半：感觉身体心理都在节节开窍

基础病案：

易某某，男，45岁。口干、口苦，肝区隐痛不适二十年，加重十五年。2009年发现高血压，血压150/110mmHg，曾服降压药。腰椎3、4节膨出。

就诊时患者体型肥胖，面色灰黑，面部眉毛后半段脱落，脱发严重，双手掌灰黑，像有一层硬壳包裹，肝区有压痛，因腰椎3、4节膨出，走路歪斜。

接受中医系统排病治疗五年半，肝区疼痛及不适症状恢复正常，体形恢复正常，腰椎恢复正常，双手、面色红润，眉毛、头发再生，查肝功能指标正常。2016年3月停止服药。

采访时间： 2016年6月

一边拼命锻炼一边可劲造，大病将起

2000年，易某某快30岁了，一个男人最好的年华，他一边拼命锻炼，打网球、羽毛球、游泳、长跑、踢足球，一边陪客户通宵麻将，爱喝酒、爱吃肉、爱冰淇淋。30岁不到的人，已经有了50多岁的感觉，身体发胖，整天乏力，那时葛优的"北京瘫"还没走红网络，易某某已经是各种瘫，坐下的姿势都是瘫软在沙发上的，动不动就想躺下休息。

眼看着身体一直在走下坡路，他自我安慰"这是为了工作"。于是，从19岁开始养成的生活习惯一切照旧，熬夜，凌晨2点睡，中午起床，喝酒，喝到断片；吃肉，每星期家中最少要买4公斤羊肉，每天深夜烧烤不断；渴了、口干了就来一个冰淇淋。这些习惯直到2016年才完全改过来。

其实早在二十五六岁的时候，他已经感觉经常性地口苦、舌燥，肝区隐隐地不适，不知道是闷、胀还是钝痛，从那时开始，他大量囤积田七花精和舒肝散，特别是舒肝散，每次买都是10盒，有时一天之内不计多少包地喝下去，开始还感觉有些用，后来都不知道有用没用了，反正想起来就冲几包。

2000年的一天，易某某突然感觉头剧烈地痛，并有眩晕的感觉，他用温水连续吞服了八包头痛粉下去，但头痛并没有止住。这样剧烈的疼痛持续了三天，他不知道哪儿出了问题了，有点慌。三天后，头痛好了，但从此，他感觉自己的身体彻底垮了。

这一年过后，他的身体一天天胖起来，皮肤越来越黑，自己都感觉乌糟糟的，双手先是越来越黑，慢慢像覆了一层壳，看上去像洗不干净的感觉。此外，肝区的不适感似乎更严重了，随时感觉闷闷的，时不时地，能感觉隐隐地痛，早上起来就开始口苦、口干，喝再多水都不管用。

2009年到2010年，一年多的时间，一到下午，易某某就感觉头晕，想睡，眼睛花。一量血压，150/110mmHg，他开始吃医生推荐的降压药。吃完降压药，头晕眼花的症状得到缓解，但他知道这不是长久之计，因此稍微好一点就停药了。

最让易某某焦虑的是，他眉毛的后半部分慢慢少了，直至完全脱落，眉毛只剩下前半部分，短短的一小段，眉棱骨是乌黑的；此外，他的头发大片脱落，尤其是头部两侧，脱落得很厉害，他不敢留长发，随时都是板寸。他看过面相的书，上面说眉毛断了，生命也就危险了。他不迷信，但知道这肯定是自己的身体出了大问题导致的，但西医的检查各项指标却还没有到给他判致命大病的地步，他不知道这个指标会什么时候突然达到，也不知道达到后是否还有治愈的希望。

排病治疗头两年没任何反应，煎熬只有自己知道

2010年10月，易某某通过朋友介绍认识了蔡医生。蔡医生告诉他，他的肝脏很差，已经接近肝硬化的程度，治疗的时间会很长，如果认真吃药，认真配合，也需要四五年。尽管易某某已经知道自己的肝脏肯定有问题，但还是被吓到了。因为见证了朋友的慢性病因接受排病治疗彻底治好的过程，易某某坚定了无论如何都要坚持治疗的信心。

但是，坚持远比易某某想象的要难得多，第一年，整整一年，他每天按时服药，两天一付，到哪儿都带着个大保温杯，但什么反应都没有。没有他了解过会出现的各种排病反应，他的各种症状也没有任何改善，该瘫软乏力的还是瘫软乏力，该头晕的还是头晕，该烦闷的还是会烦闷。

易某某在思茅，蔡医生在昆明，无法经常见面沟通，他便每天跟蔡医生通电话，最多的时候一天八次，了解自己的病情，谈自己的感受，学习排病原理。他认真阅读蔡医生推荐的书籍，慢慢不再那么焦虑了。

到了第二年，易某某仍没有出现"传说中的"排病反应，只是感觉想吐、头疼、随时低烧的感觉。他仍坚持着每天与蔡医生的电话沟通，蔡医生告诉他，他这个病需要的时间很长，肝病是最需要耐心的，因为肝病会影响到周围脏器，需要把周围脏器都调理一遍，为肝脏做好治疗准备，就像打仗一样，做好准备才能发动进攻。

这样的电话沟通整整持续了三年。因为第三年，他的排病反应排山倒海地来了，他这时也有点慌，每天与蔡医生沟通症状，谈自己的感受，再学习出现这些症状的原理。这三年的电话沟通，他感觉自己"已经成了半个医生"，已经会用自己的例子和学习到的排病原理去引导周围的人。

蔡医生点评：患者属阴性病，已经很严重，但症状却并不明显，这是

排病論

一个系统问题，从血液到脏器都出现了一系列问题，脏器功能，尤其是肝脏功能的衰减，导致无力净化血液而血液污浊，血液污浊反过来又损伤脏器，在一系列问题中，肝脏的问题最为严重，治病思路是围城打援，先从血液治起，清理血液，补足气血，血液干净了，气血充足了，才能慢慢改善脏器功能，减轻肝脏负担，进一步使肝功能得到改善。此外，在治病过程中，医患沟通对病情的发展往往起到决定性的作用。

排病反应来了，头痛头晕到快倒下

从2013年年底开始，易某某开始接受一波又一波的排病反应，他都有点记不得那些症状出现的时间顺序了，但对每一个症状带来的排病体验都记忆犹新。

服药第三年的一天，易某某感觉头晕、眼花、恶心想吐，头痛剧烈，像有人用大锤在敲击自己的头部，感觉站立不稳，想倒下去的感觉。他马上让人将自己送回办公室，喝一杯红糖水后倒头就睡，睡了两小时后，这个症状就过去了。

接受排病治疗的这几年，这样的症状出现了五六次。易某某说，如果是以前，肯定感觉是大病来袭，必须送医院了，但接受排病治疗后，知道这是排病症状。并且，这些症状能在两小时后消失，他自己总结，"这是身体经过前两年的调理积累，体能增强，已经接得住正邪相争的这个过程了。"

蔡医生点评：治疗慢性顽固性疾病，医患沟通很重要，在开始的三年中，与患者进行了数百小时的电话沟通，才树立了患者的信心，并让他对排病症状有了很多认知，这些症状来临时，心中才不会慌张。治病不只是技术问题，医生须与患者共同面对，陪伴其排病，进行心理疏导，才会事半功倍。

但是，头痛这个反应，却跟随了易某某将近三年，从吃药第三年开始，他就开始头痛，像有人掐着他的头，时断时续地一直疼，直到2015年底才慢慢好转。

高烧，像是在忍受"人生的酷刑"

从第三年开始，之前持续了将近两年的低温烧，变成了高烧，这样的高烧，几年中出现过好多次，每次的体温都在39℃左右，伴随高烧而来的感觉，让他像在受"酷刑"。

第一次发热，易某某感觉头痛，浑身无力，恶心，走路不稳。这样的症状持续了两三天后，开始腹泻。"吃什么拉什么，感觉肠子都快拉碎了，整天都守着马桶。"这次之后，易某某感觉自己瘦了一圈，整个身体都像是轻快了一截，头脑好像也清明多了。但这个瘦只是暂时的，他马上就会感觉什么叫忽胖忽瘦，留个话头，后面会讲。

让易某某感觉难受的是，每次发热都感觉冷得发抖。一方面是头痛，头昏，另一方面是冷得发抖，这样的高烧过程，他形容是"人生的酷刑"，但每次发完热，身体都会感觉轻快松爽一大截。

易某某自己总结，发热的过程如此痛苦，应该是自己体内寒湿太重。在接受排病治疗之前，大约有十多年了，他已经不会感冒，有时在外面淋雨一个上午，最多感觉头有点痛，睡一觉起来又没事了。他现在已经知道，那其实已经是身体没有能力与寒湿邪气抗争的表现了。

蔡医生点评：慢性顽固性疾病的排病反应会反复多次出现，医生要树立病人的信心，要引导他感受排病，也要让其明白，这样的排病是在偿还他多年生活方式积累的病因。

15天的胸闷难受后，咳出一大块硬硬的异物

其实，让易某某真正感到"人生酷刑"的反应还在后面。

易某某在接受排病治疗前，有多年的吸烟史，并且每天的吸烟量很

排病論

大。接受排病治疗的第三年，他开始咳嗽。有一段时间，他每天都在咳痰，随时随地地咳痰，咳出的都是大块大块的黄痰，硬硬的，有时候也会有灰黑色的死痰。

他清楚地记得，最严重的一次是扁桃体发炎，伴随着发热，体温一直在38℃左右。开始的十多天，一直是轻微的咳，嗓子痛到连喝水都吞不下去，胸口一直闷闷的，不会出汗，连大小便都很少，整个人都闷着不清爽，非常难受。

这样的发热咳嗽持续了十多天，到第十五天的时候，突然一阵猛烈的咳嗽，感觉整个人都被这种咳嗽震动起来了，像是有气冲击着喉咙，像要把什么推出来似的。他抑制不住地狂咳，咳了一会，感觉明显地有异物被咳出来了，吐出来后一看，是一块又黑又硬的东西，像痰，但又感觉不是。这个异物接近一个小核桃那么大，灰黑灰黑的，非常硬，用牙签戳不动。

这个异物咳出来之后，整个人一下子感觉轻松了，胸口的烦闷突然就没有了，头脑清晰起来。"原来闷了这十五天，就是这个东西在里面作怪。"

易某某想起来原来拍片，肺部有个钙化点，他想，不会是这个钙化点被咳出来了吧？过了半年左右去重新检查，原来的钙化点真的不见了。他难以相信，通过吃药排病可以将肺部代谢不了被包裹起来的异物排出来。

这次之后，易某某感觉咳嗽没那么难受了，大约有一年左右的时间，他每天都要咳一阵黄痰。原来感觉肩背非常僵硬，去推拿根本推不过去，用再大的力也没有感觉，肩背的皮肤摸上去凉冰冰的，咳痰过后感觉肩背薄了，有了酸痛的感觉，皮肤也慢慢变得温热起来了。

发胖起来又瘦掉，发胖起来又瘦掉

采访的时候，易某某已经很瘦，体重保持在68公斤，穿S码的衣服。很难想象，他以前是一个81公斤，穿L码的胖子。

就是从接受排病治疗的第三年开始，有一年多的时间，易某某忽胖忽瘦。第一次发热、腹泻后，易某某感觉自己瘦了，但那样的瘦只维持了几个月，他很快又胖起来，但这样的胖，准确来说更像是发泡，因为最直观的感觉是肩背摸上去没有以前硬了，有一层软软的脂肪，好像是泡胖起来的感觉。

没胖几个月，易某某感觉自己又瘦下去了。正在高兴，想不到一两个月后，身体又开始发泡胖起来了，然后再瘦下去。如此往复循环，很多次，直到他再也摸不到肩背部硬梆梆的感觉了，他的身材才算彻底瘦下来，保持在68公斤。

这个过程他觉得很吃惊，原来人要瘦下去，不会是一条直线地往下掉，会经历如此多的反复。

蔡医生点评：发胖起来，是身体稀释垃圾毒素，使机体脂肪的密度变小，流动性增强，便于将其代谢出去的表现。

全身起红疹，像纹身一样

易某某还有一个很典型的反应是起疹子，排病治疗的几年中，反反复复的起，大约有三四次，每次都持续很长时间，有时是几个月。

一开始只是大腿内侧、臀部，大片大片的，开始的几次呈紫红色，后来的几次，慢慢变成了鲜红色，并且大片的皮疹蔓延到全身，感觉像湿疹。2015年底是皮疹最大面积爆发的一次，手臂、大腿、胸腹部等，"就像纹身一样"，在身上覆盖了一层。有时候也觉得很痒，抓破了会有点黄水，慢慢就好了。

每次起完皮疹，易某某都感觉像蜕了一层皮似的新生，体内那些烦闷、钝痛的感觉会减轻一些。当然，不只是起疹，这几年中，每次排病症状出现后，易某某都感觉自己有了一些变化，有时是身体上的轻快感，有时是心理上的某种顿悟，身体和心理像是一下一下地开窍，慢慢回到了对身体、对人生的正确认识上来。

蔡医生点评：患者的肝脏和血液都有问题，积累了很多毒素，皮肤是很好的毒素代谢通道，用起疹的方式将这些毒素代谢出去。

长出新眉，感悟到身体发生的很多变化

易某某说，五年半的治疗经历能坚持下来，是因为自己能一点点用身体去感受各种变化。

吃药后很长一段时间，他感觉自己整个人都在散发着膻腥味，他觉得这个膻腥味，是以前吃羊肉太多积累下的味道。他能具体地闻到自己的肚脐发臭、耳朵发臭，并看到自己的眼睛红。总之，感觉全身的每个脏器都在通过不同的通道在排毒。直到现在，他觉得自己的耳后还有一点淡淡的腥臭味。

他之前的眉毛只有前半段，吃药后慢慢长出来了。以前头发大片脱落，吃药后又开始浓密起来了。

他的手掌，之前看上去很脏，像敷了一层污物，又干又燥，但现在，他伸出手说，"你握握这只手，再看看，它那样柔软，那样粉嫩。我以前可是很害怕跟人握手的。"

他说，他的脚原来不会臭，几天都可以不洗袜子，但头脸要洗得勤，因为很油。接受排病治疗三年后，他需要一天洗两次脚，不然脚上总有味道。"蔡医生告诉我，毒素从脚上排出来了，所以我的脸和头都没那么油了。"他以前有轻微的灰指甲，喜欢去足疗店修脚，"现在每次去，修脚师傅都会告诉我，我的脚越来越柔嫩了。灰指甲没有了。"2016年春天，他的脚底长了三个月的水泡，但他一点也没在意，"炸了就完了，长得越多越好，长得越多，证明排出的毒素越多。"

他刚来看病的时候，因为腰椎3、4节膨出，走路都是歪的，吃药后慢慢好了。"你看，我现在是不是很挺拔？"他突然站起来，"连个子都长

排病論

高了。"问他怎么知道自己长高了，他说跟朋友比较得来的。

蔡医生点评：很多患者在疾病状态下，骨关节得不到滋养，间隙会粘连、变窄、弯曲，得气血滋养后，关节得以修复，身高也相应变高。患者的经历也证明，人体是可以自我修复的，骨骼关节的病变是可逆的。

还有高血压，自从接受排病治疗后就没管过这个问题，反正现在是彻底没有症状了。

五年半的排病治疗，懂得了什么才是身体真正的需求

2014年，在蔡医生的影响和治疗下，易某某彻底放弃了肉食，开始吃素。他认为这是自己这段治病经历中最大的收获。这样的放弃并非有意而为，并不是用毅力达到的戒断。

吃药几年后，他感觉对油腥有了一种恶心的感觉，慢慢不想再吃肉了。原来一顿没有肉都不行，现在偶尔吃一次肉，三个小时内身体就会作出反抗，要么腹泻，要么整天感觉恶心不舒服。

他自己总结，原来吃下去那么多的动物尸体，增加了自己的寒湿气，现在把这些污浊之气排干净了，身体干净，肯定受不了它们再次进入了。

他说，其实吃素最大的好处是让他发现生活可以很简单，以前一直觉得只有物质才是最重要的，"身体好后，才懂得了精神至上"。想不明白的事情，他会慢慢去想明白，悟懂。每一次的悟懂，都是一次心理上的开窍。

现在，他放弃了打球、爬山、跑步等运动，在蔡医生的指导下，每天起床后站桩，做平板支撑，睡前打坐（原来连单盘都不可以，现在能做到双盘了）。至于吃的，很简单，更多的时候是顺应身体，有时吃得很多，有时不吃或吃得很少。

现在打坐喝茶的时候，他感觉自己的背部热热的，丹田也是热热的，原来这些地方是不会发热的。现在感觉全身的毛孔都在打开呼吸，好像精

神状态又回到了二十多岁的样子，身上没有一块赘肉。现在也还会有发热感冒、牙龈肿痛等问题，但睡一觉就好了。

回想起过去的五年半，易某某觉得是一个让他的"身体和灵魂都重获新生的过程"，其间经历的焦虑、挣扎，很少有人能够体会，那种痛并快乐着的排病感觉，没有经历过的人也无法体会。但他还是很喜欢跟人分享自己的排病经历，希望更多人明白什么才是身体的需求。

蔡医生点评：再次强调，排病过程中，医患沟通是第一重要的，甚至比治疗还重要。与这位患者在治疗前后进行了数百个小时的沟通，才有了患者的坚持和治疗效果。

排病論

后　记

　　2014年元旦，我在家中拆收朋友帮忙从美国代购的治疗儿童便秘的一种肠道益生菌，记不得这已经是第几次购买类似的产品了，每种药管用不到两周。这一年，女儿5岁，从生下来几个月起，她就开始便秘，3岁检查结果为乙状结肠冗长。现代医学给出的彻底治疗方案是手术，切除比正常比例多出的肠道。但是，从上世纪七十年代开始，国际上接受这类手术治疗的患儿就已经寥寥无几了。为什么？不用吃"补脑片"也知道，谁会拿自己的孩子去冒险。

　　于是，我自己摸索着给孩子进行治疗，效果时好时坏，大部分情况下是好一段时间又不好了。

　　尽管改走了卖文为生这条路，但好歹也是五年中医药大学浸泡出来的，而我所能寻求的解决方案，也就是安全温和地给孩子通便，却放纵孩子吃她爱吃的西瓜、冰淇淋，甚至带着她熬夜。

　　2014年春节前几天，我已经将来自美国的肠道益生菌彻底放弃，不知道还有什么更好的办法能解决孩子的痛苦。这时，朋友介绍我认识了蔡医生。听说他治好的都是很难治的病症，我决定带女儿去试试。

　　第一次，他说，有的人手比别人长，有的人腿比别人长，有的人心脏比别人大，肠子长了一截，并不是个病，这是个体的差异，最关键的是，她的肠道推动力是否够。如果肠道推动力足够，那肠道冗长就根本不是问题。

我觉得很有道理，决定带女儿坚持下去。

其间，女儿经历过多次蔡医生提前交代会出现的感冒、发热、肚子痛、头晕等症状。大约治疗一年后，我已经慢慢不再关注她的便秘问题了，因为那得到了很大的改善。大约两年以后，我已经不会再问她在学校有没有大便，因为那几乎不再是问题了。在治疗两年半后，女儿停药，便秘问题至今很少出现。

我开始好奇，蔡医生治好女儿是偶然地误打误撞，还是某种正确思路指导下的必然？职业病让我想搞清这个问题。

这两年多里，我们也有交流，能感觉到他的见解不一般。有时与一起在他那儿治疗的病人聊天，很多人对他都很信任。但真正的了解是在他治好了女儿的病之后。

我约他做采访，发现他每一个病案的治疗思路背后都有一个系统的指导理论，他把它称之为排病理论。在反复的医疗实践中，他不断在完善这个理论，而每完善一步，治愈病人的速度又会加快一些。

排病理论，是对每一个个体的人给出一个系统方案，补足被耗损的能量，清理体内残余的垃圾毒素，修复受损的组织脏器，最终使人体回复到健康状态。

作为一个具有中医学背景的文字工作者，我无法不被震动。因为在我五年的学习中，基本上停留于背诵某种疾病用某种方，几乎所有学医者都希望自己年岁渐长，阅病无数之后，可以总结出针对各种疾病治疗的经验，越老越吃香。

这是被我们遗忘已久的中医正统。

我决定将这个采访深入下去，把这套理论记录整理下来，希望我的学弟学妹们不要再将中医这门古老的辨证论治哲学学成一种投机取巧的工具，将自己变成被工具人格驱使的实用主义者。也希望病人不再因为追求立竿见影的治疗效果而走更多的弯路。

所幸的是，这一行动获得了毕业于复旦大学的医学博士李医生的支持，她用西医的观点和研究成果，为蔡医生的排病理论提供科学佐证，并在临床上结合推行，取得了很好的效果。这也让本书的写作更加顺畅，读起来更加具有条理。

在本书的写作过程中，得到了太多人的帮助，如果没有他们，本书难以完成。在此需要特别鸣谢的是：陈天福、孙丽芬、王云江、陈红英、丁恒峰、易超、罗庆辉……

整本书的写作持续了三年多，核校八次，其间采访过的病例不下三十人，他们大多是慢性病患者，有糖尿病、高血压、肾病、癌症、肝病……他们都通过排病治疗获得了痊愈。

2019年秋，昆明

排病論